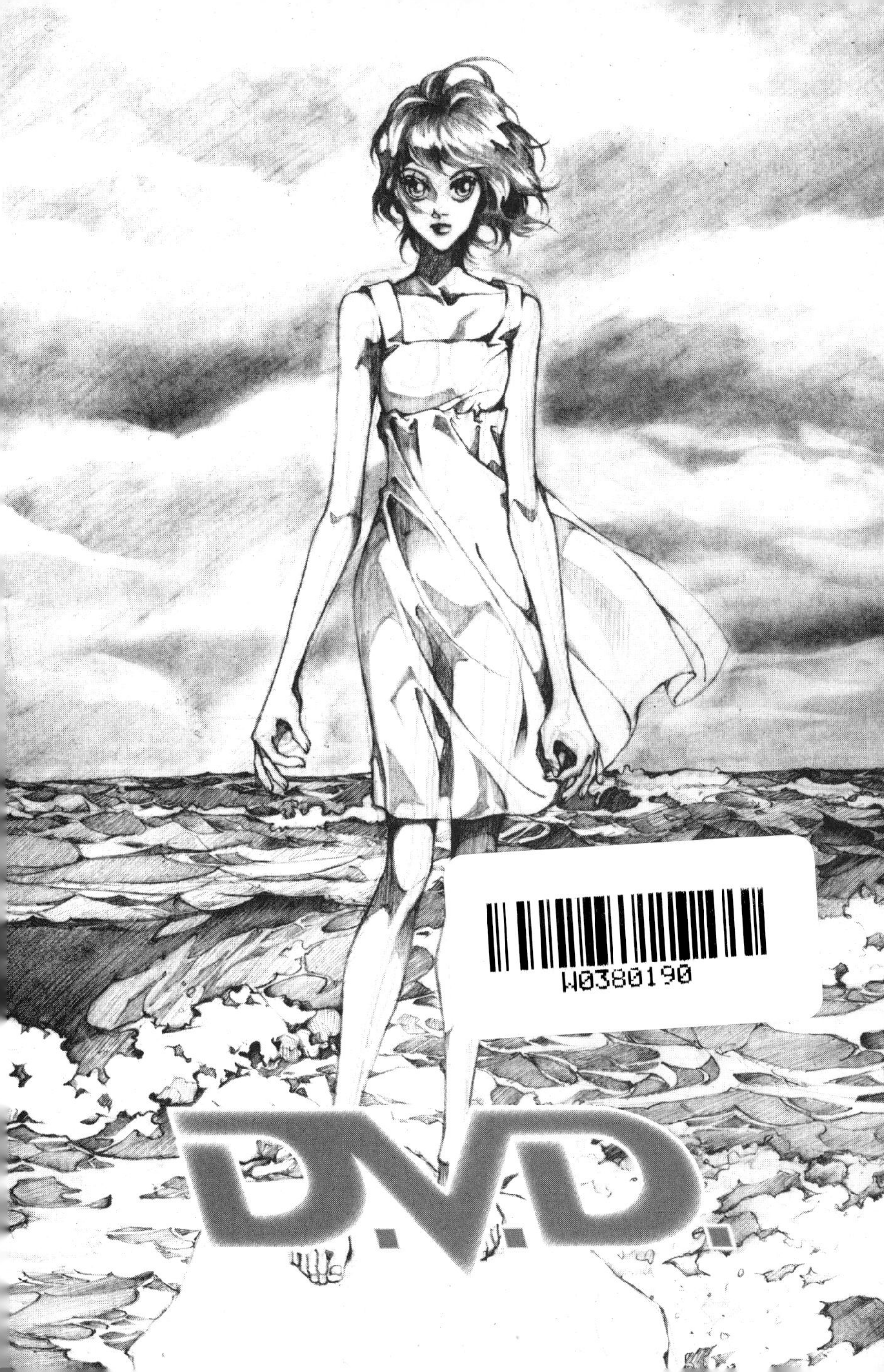
D.V.D.

Ein TOKYOPOP® Manhwa

TOKYOPOP GmbH
Bahrenfelder Chaussee 49, Haus B
22761 Hamburg

TOKYOPOP
1. Auflage, 2007
Deutsche Ausgabe/German Edition

Aus dem Koreanischen von Ralph Treffert-Myojin

First published in Korea by Seoul Cultural Publishers, Inc.
This translation rights arranged with Seoul Cultural Publishers, Inc. through Shinwon Agency Co. in Korea

Redaktion: Steffi Schnürer
Lettering: Inga Bünning
Herstellung: Inga Bünning
Druck und buchbinderische Verarbeitung:
Clausen & Bosse GmbH, Leck
Printed in Germany

ISBN 978-3-86580-507-2

www.tokyopop.de

D.V.D.

depressiv
verliebt
durchgeknallt

Kye Young Chon

7

TOKYOPOP®
HAMBURG // LONDON // LOS ANGELES // TOKYO

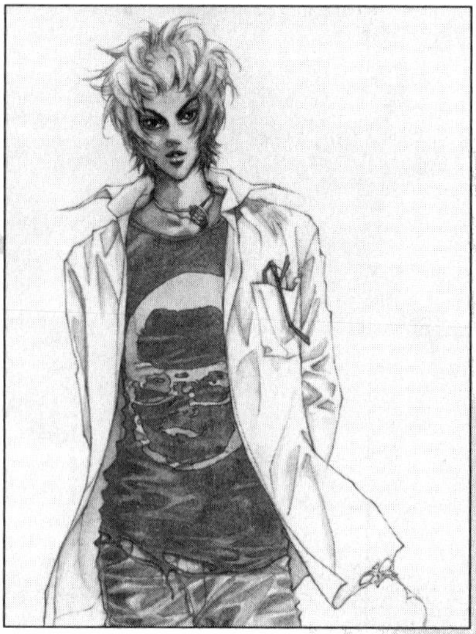

Was bisher geschah

Als ihr Freund sie nach vielen Jahren verlässt, beschließt Ddam, ihrem Leben ein Ende zu setzen. Sie gibt sich einen letzten Tag, an dem sie noch einmal das Leben in vollen Zügen genießen will. Beim Einkaufen lernt sie DJ DD und seinen Kumpel Venu kennen, die nach einer Frau suchen, mit der sie eine WG gründen können. Ddam beschließt, mit den beiden zusammenzuziehen.
Und inzwischen fühlt sie sich richtig wohl in ihrer WG. Sie hat jedoch panische Angst, dass das traute Zusammensein gestört werden könnte, wenn die Jungen von ihren Halluzinationen erfahren. Außerdem verliebt sie sich mehr und mehr in Venu. Nach einem Gespräch mit diesem, in dem er den Prozess seiner Selbstfindung zum Besten gibt, stellt sich Ddam die Frage aller Fragen: Wer oder was bin ich?
Während eines Discobesuchs konfrontiert Venu sie damit, dass er sie keinesfalls als seine Freundin ansieht. Zutiefst getroffen stellt sie ihn zur Rede, woraufhin Venu Ddams Identität preisgibt: Sie ist nur ein Geschöpf seiner Halluzinationen! Ddam versinkt in einem Meer aus Traurigkeit!

D.V.D.

depressiv
verliebt
durchgeknallt

Ddam Shim ist 18 und hat öfter Halluzinationen. Als Sa-Jang sie verlässt, will sie sich das Leben nehmen. Doch dann lernt sie DD und Venu kennen und gründet mit ihnen eine Wohngemeinschaft. In Venu verliebt sie sich Hals über Kopf, aber auch DD wird ihr ein guter Freund. Ihre Halluzinationen hält sie vor ihren Mitbewohnern bislang geheim, weil sie ihr peinlich sind.

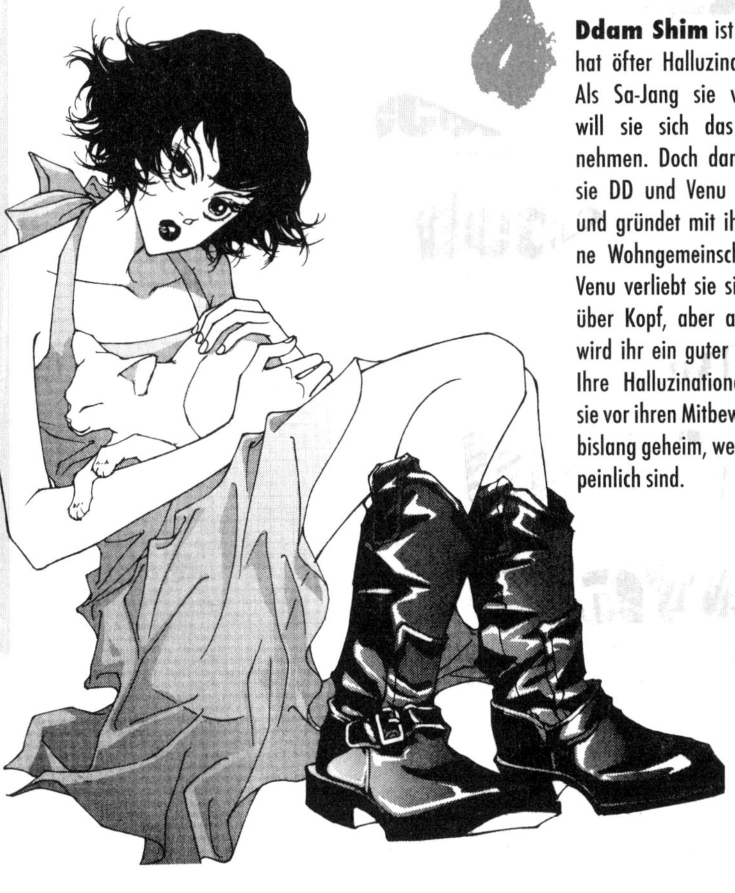

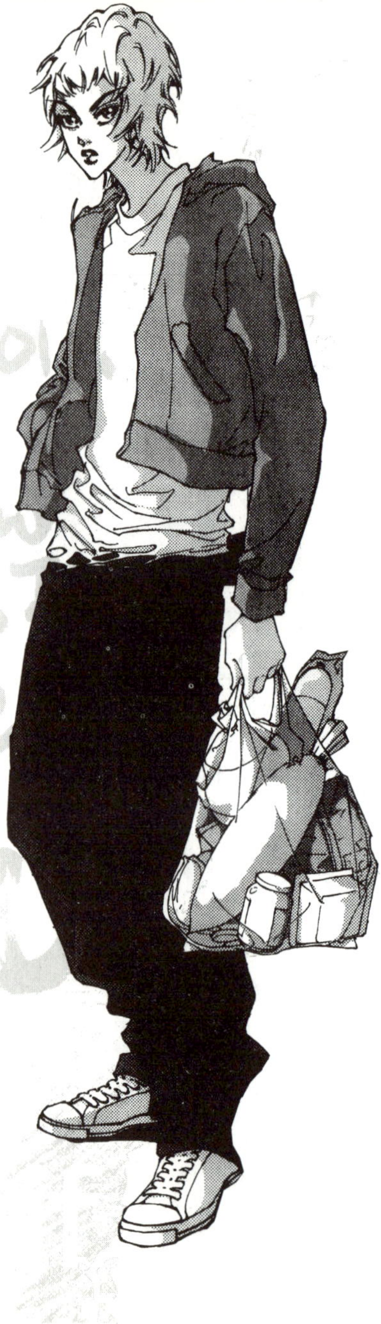
I'll die
before
I'm very
I don't know
why.
Just have
this

DDs bester Freund **Venu Gwak** ist 20 und arbeitslos. Venu fällt überall durch sein ungewöhnliches Aussehen auf, hat die verrücktesten Einfälle und ständig Stress mit seinen zahlreichen Ex-Freundinnen. Seine Gefühle für Ddam sind sehr undurchsichtig.

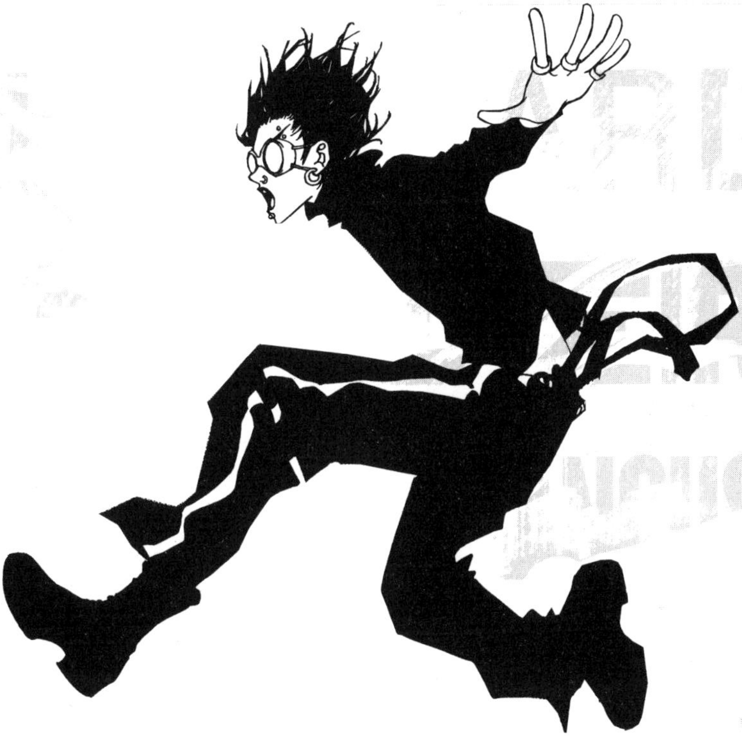

DD ist DJ, 20 Jahre alt und läuft in einem abgedrehten Punklook durch die Gegend. Er hat eine sehr enge Beziehung zu seinem besten Freund Venu. Als Ddam auftaucht, spielen auch DDs Gefühle immer mehr verrückt.

Sa-Jang Min, 18, ist seit der High School mit Ddam zusammen gewesen. Nachdem er sie verlassen hat, bereut er diesen Schritt nun gewaltig und will sie um jeden Preis zurückgewinnen.

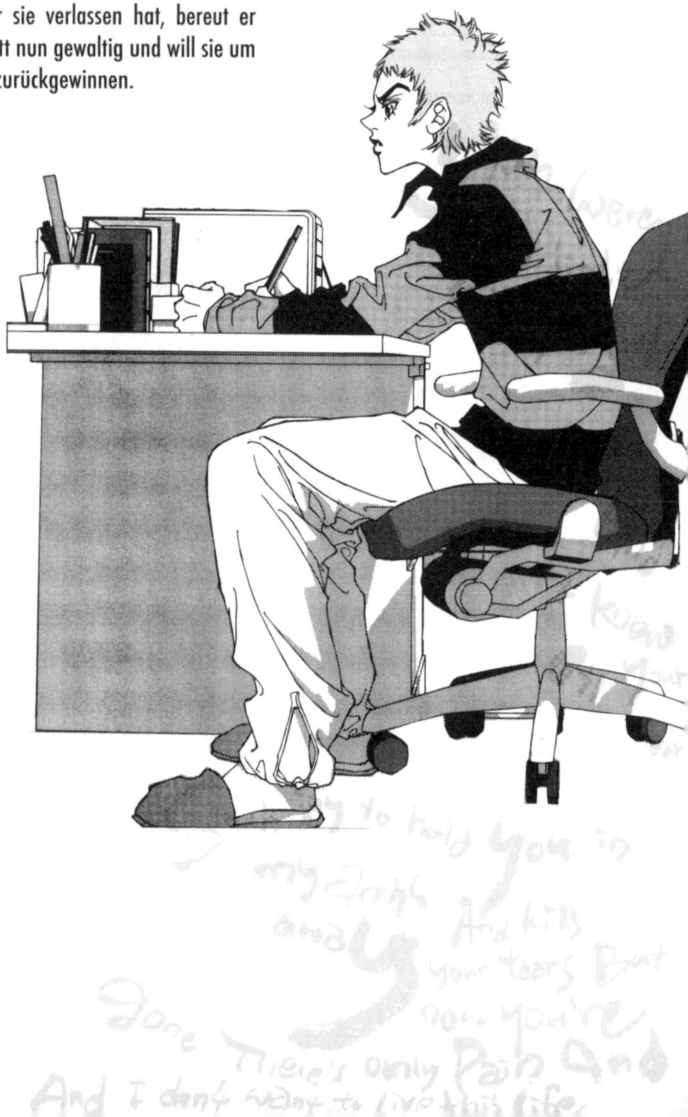

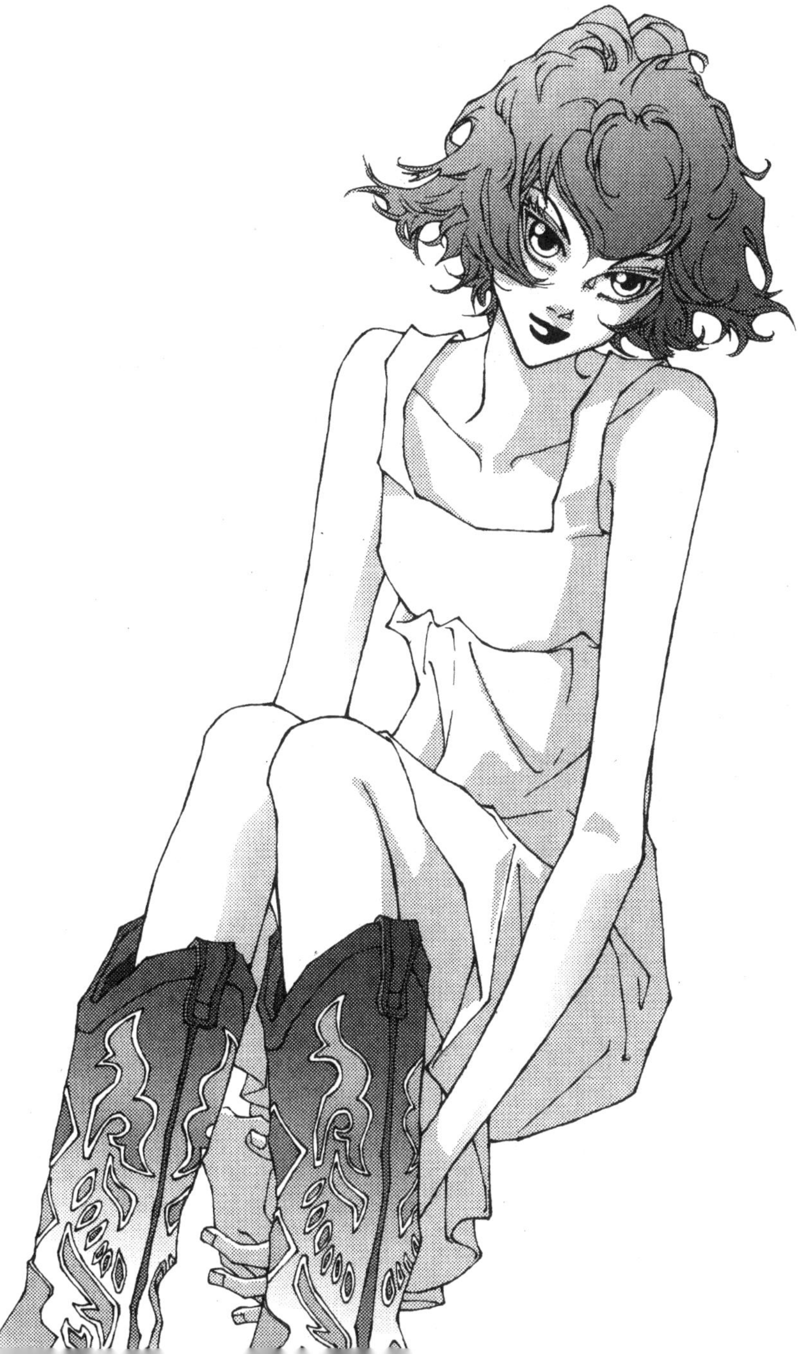

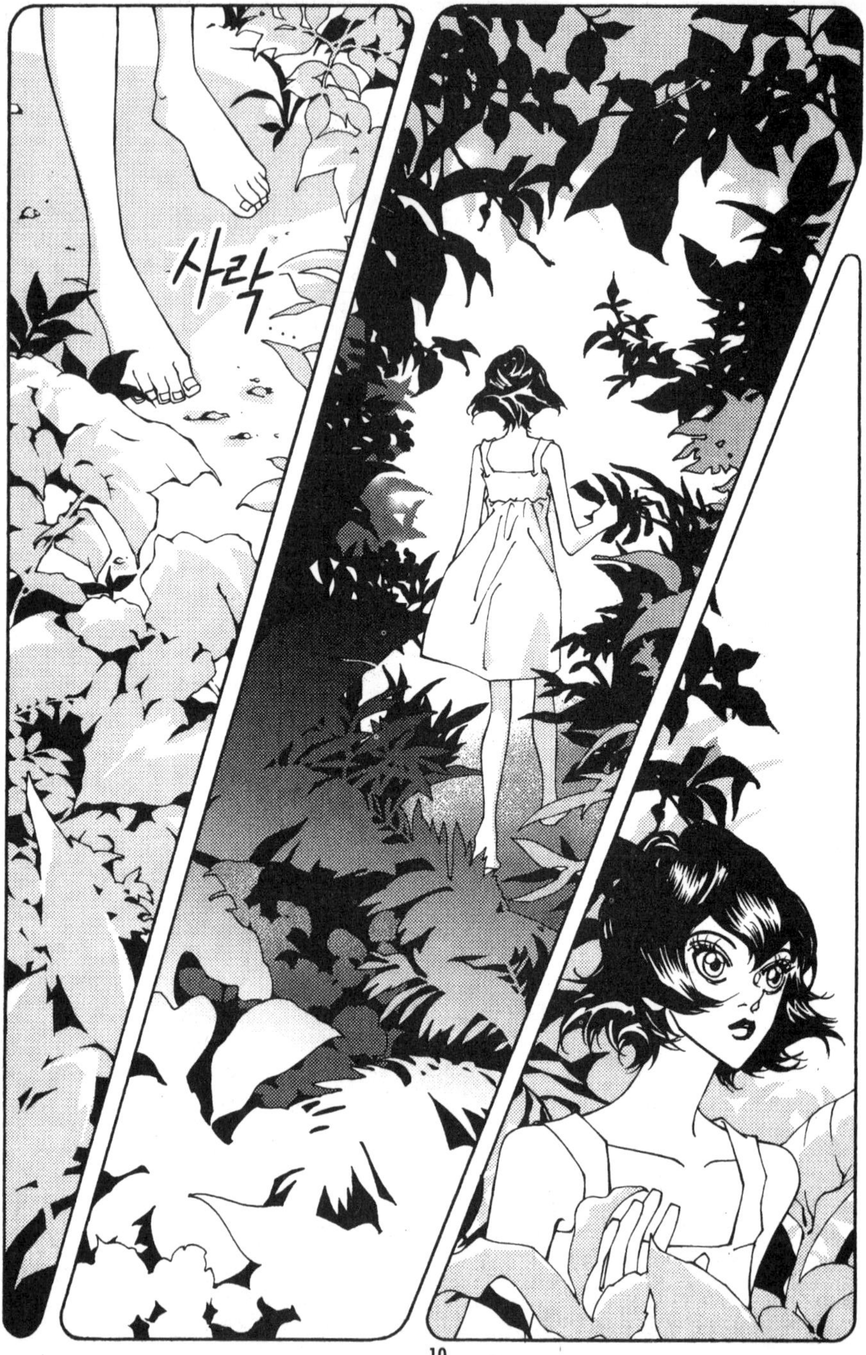
사락

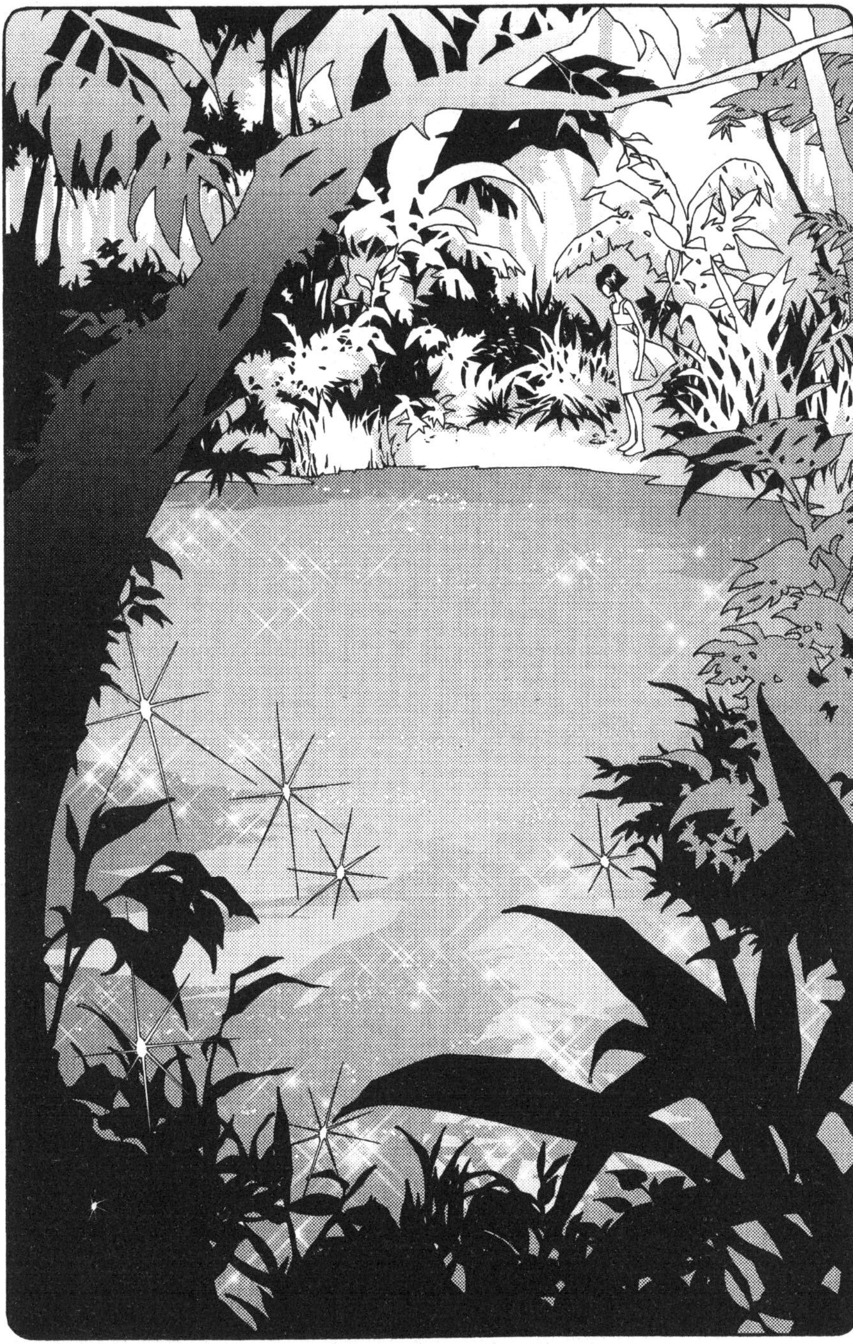

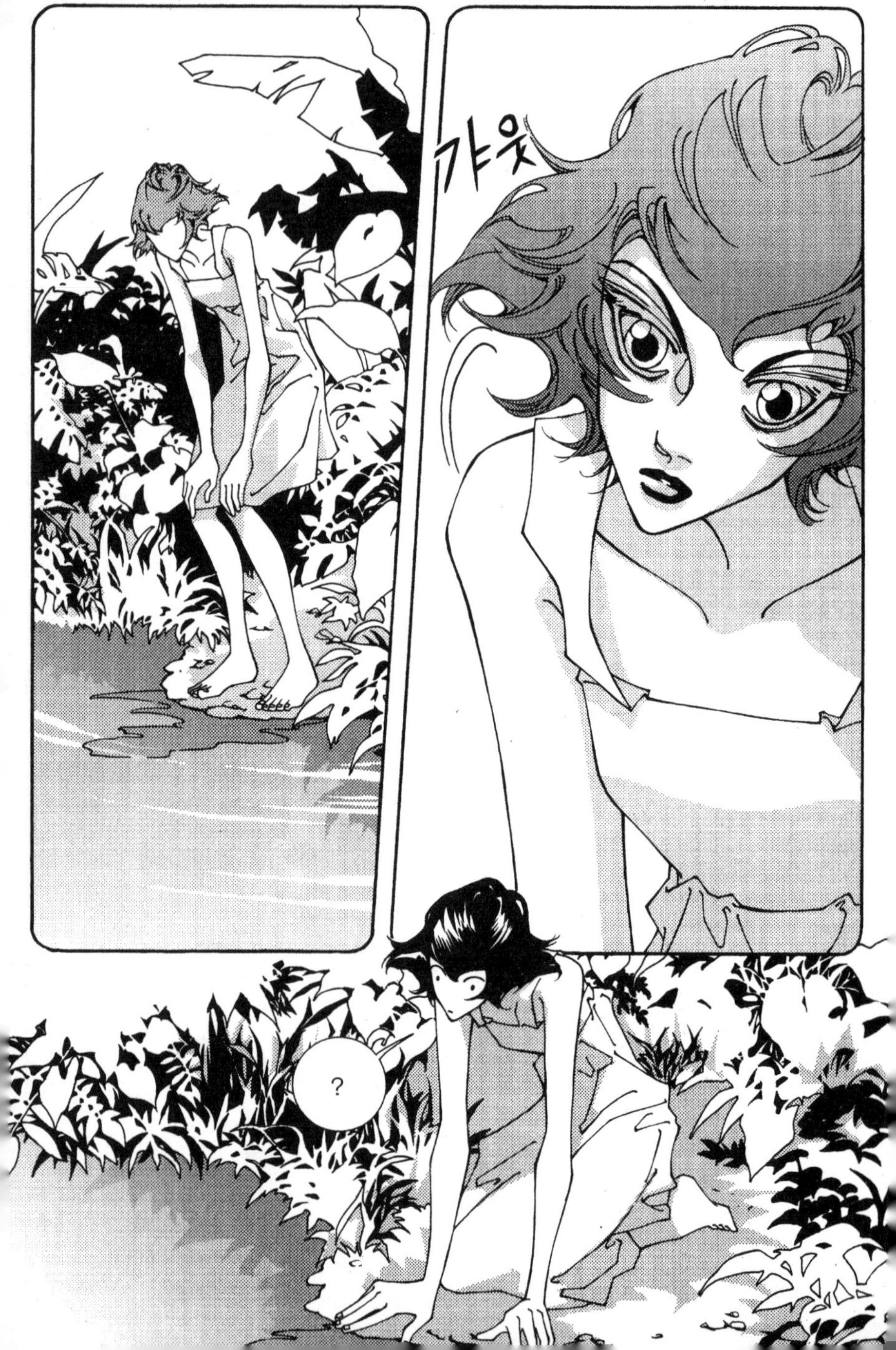

갸웃
?

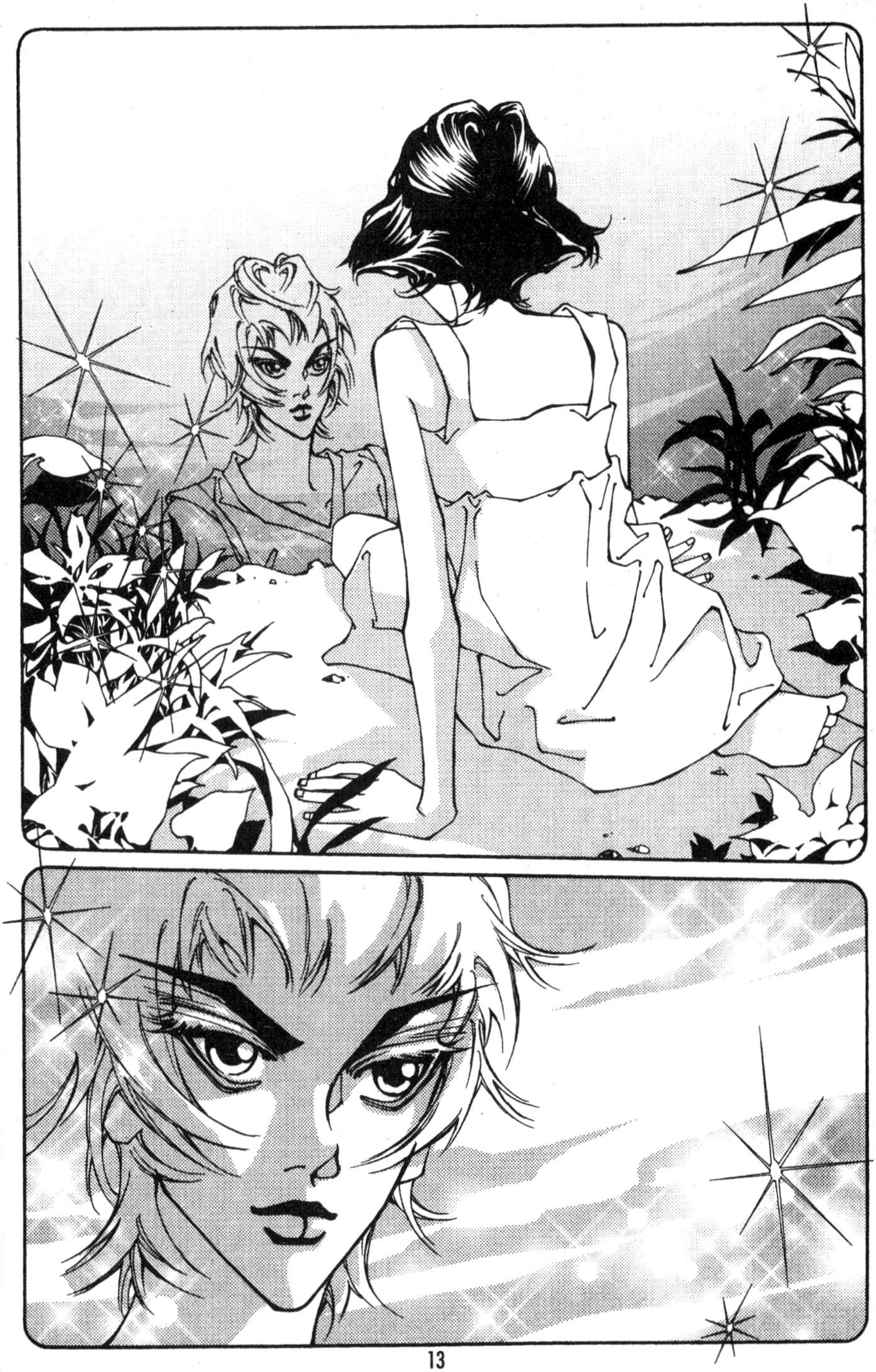

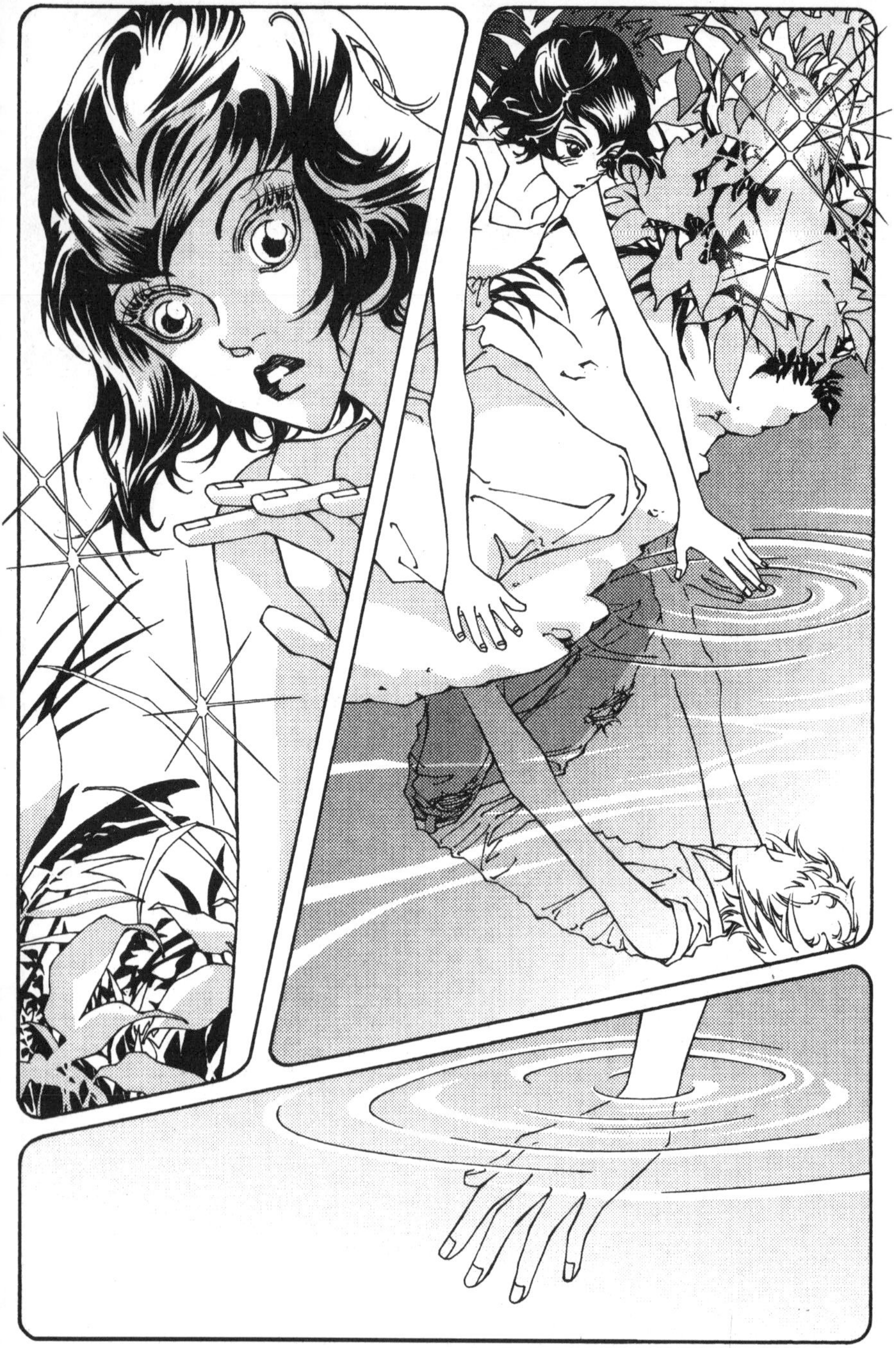

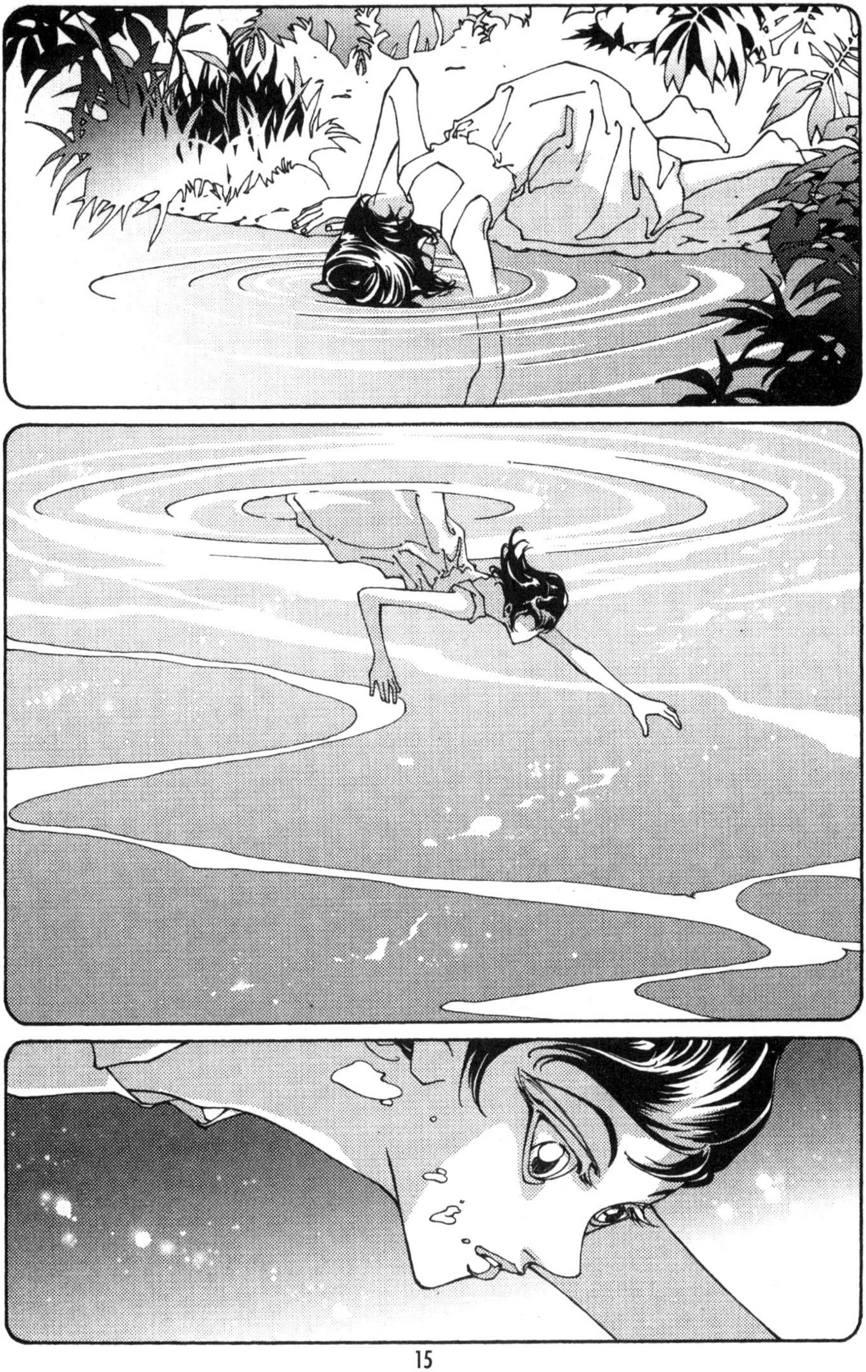

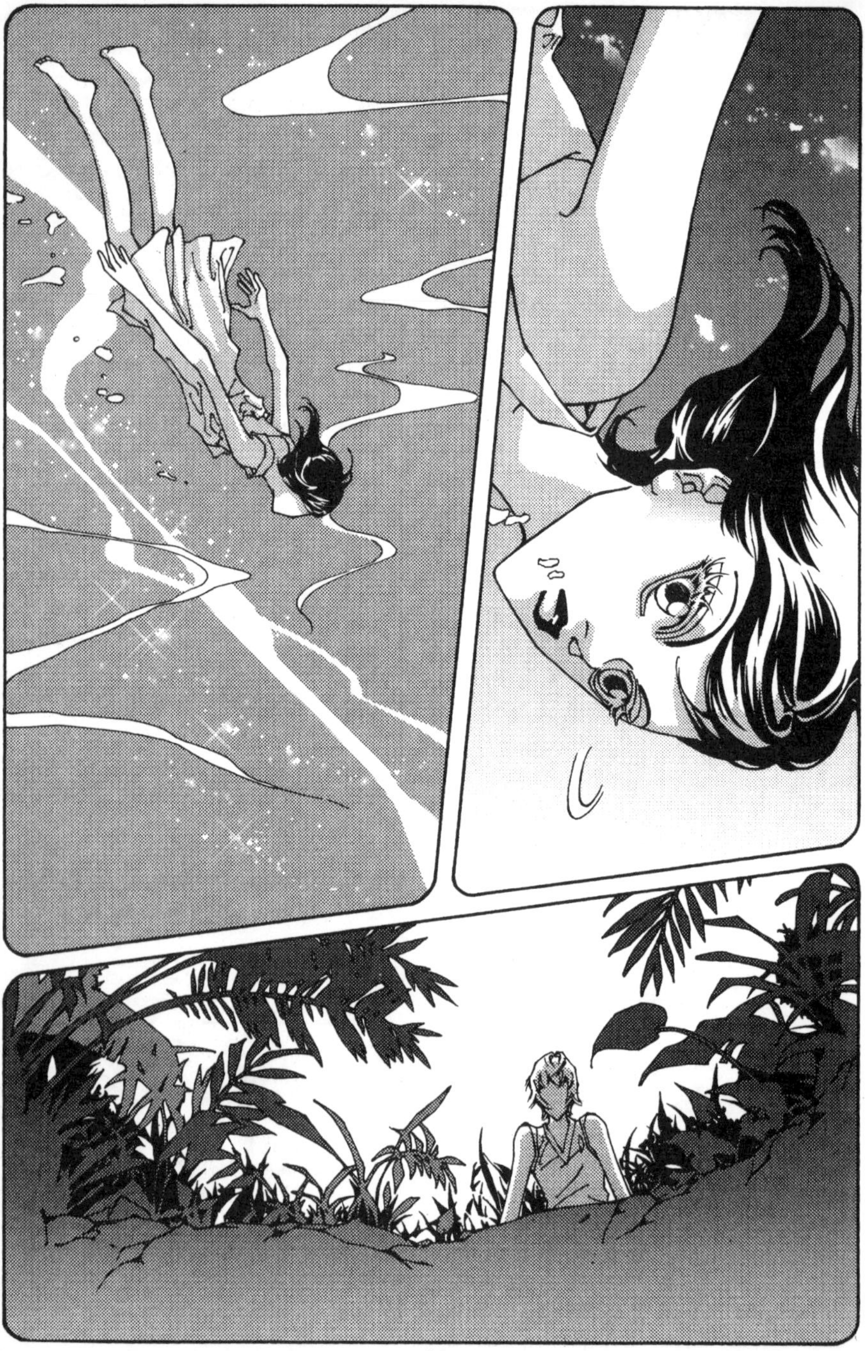

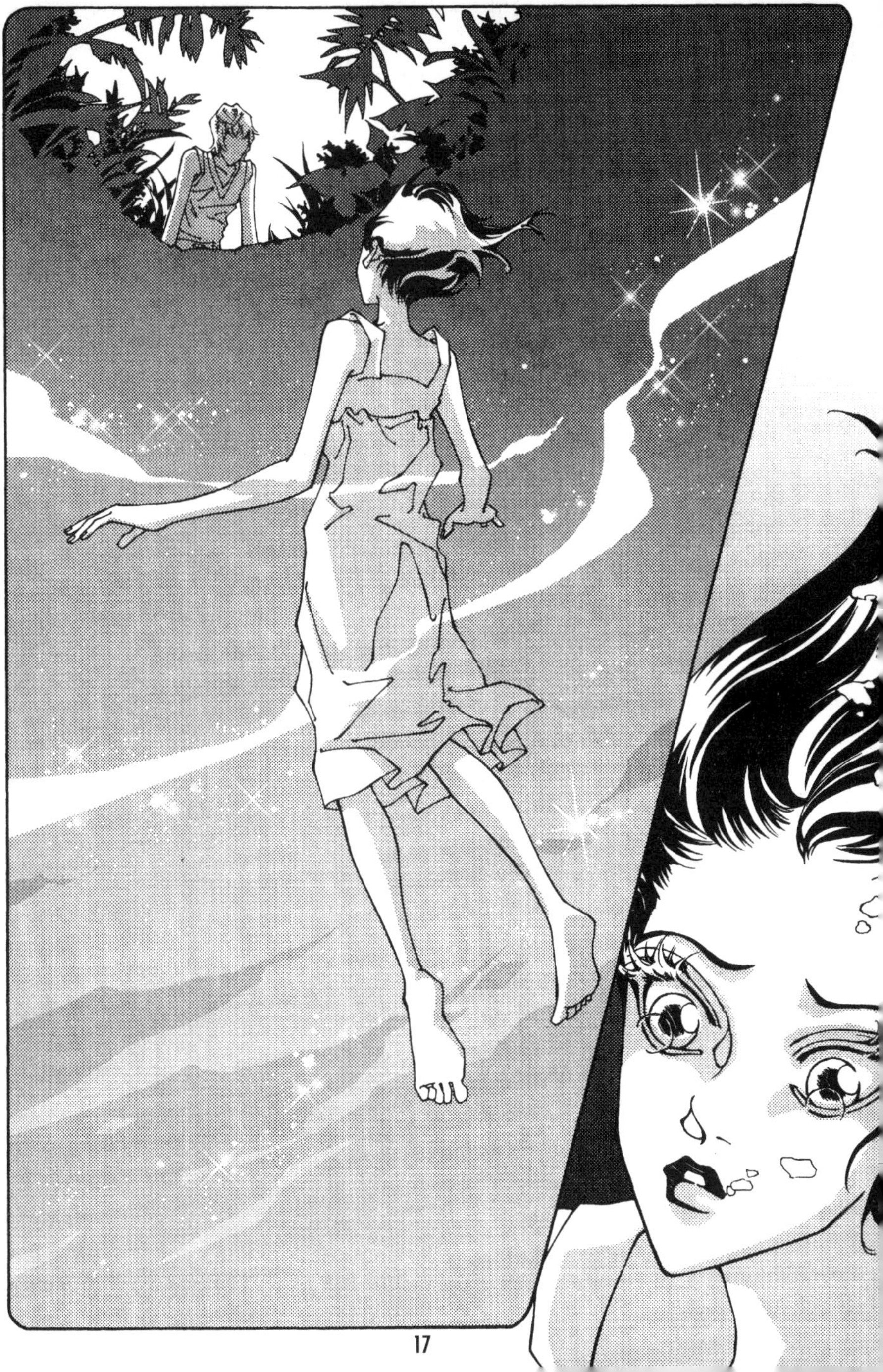

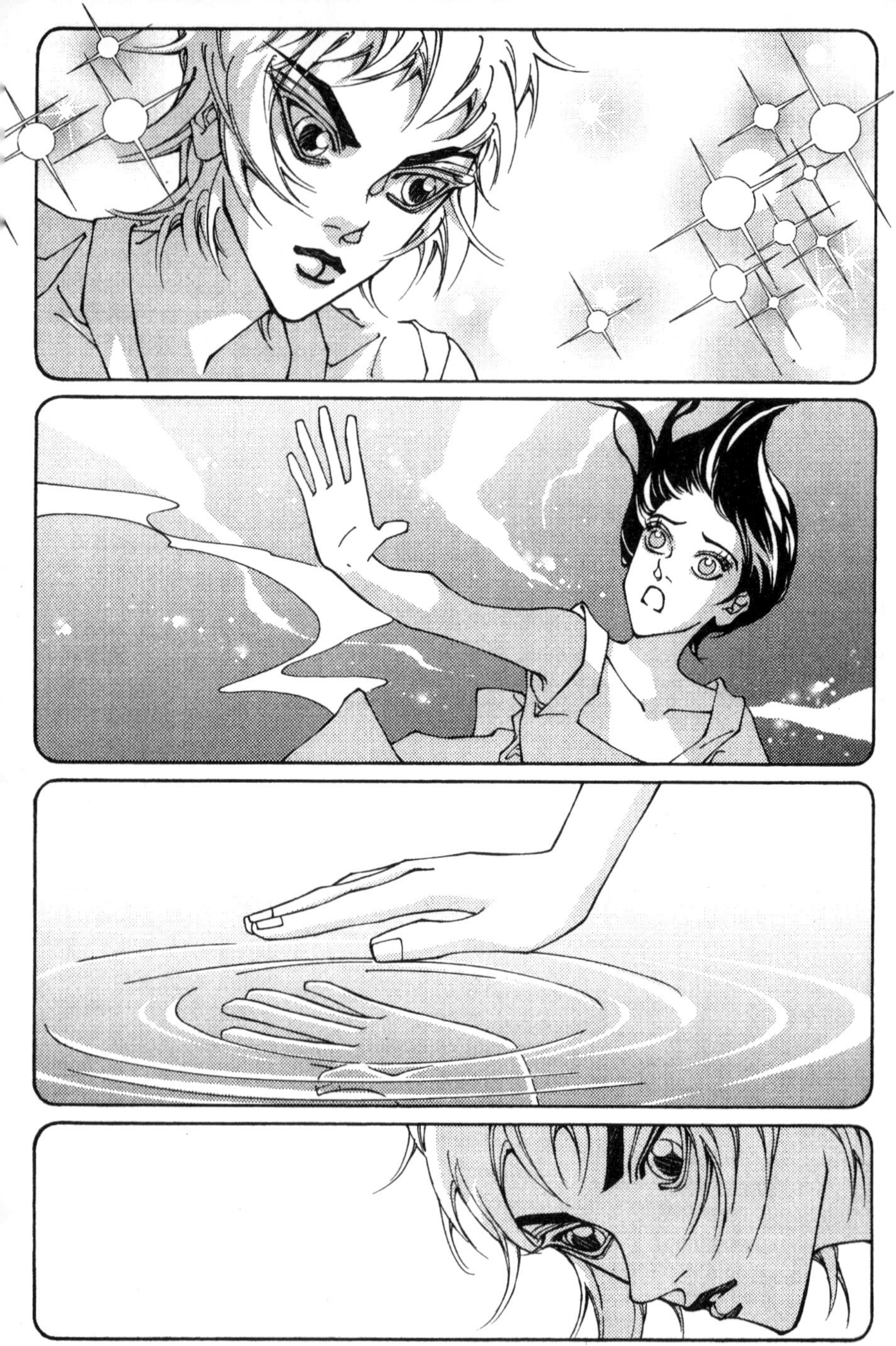

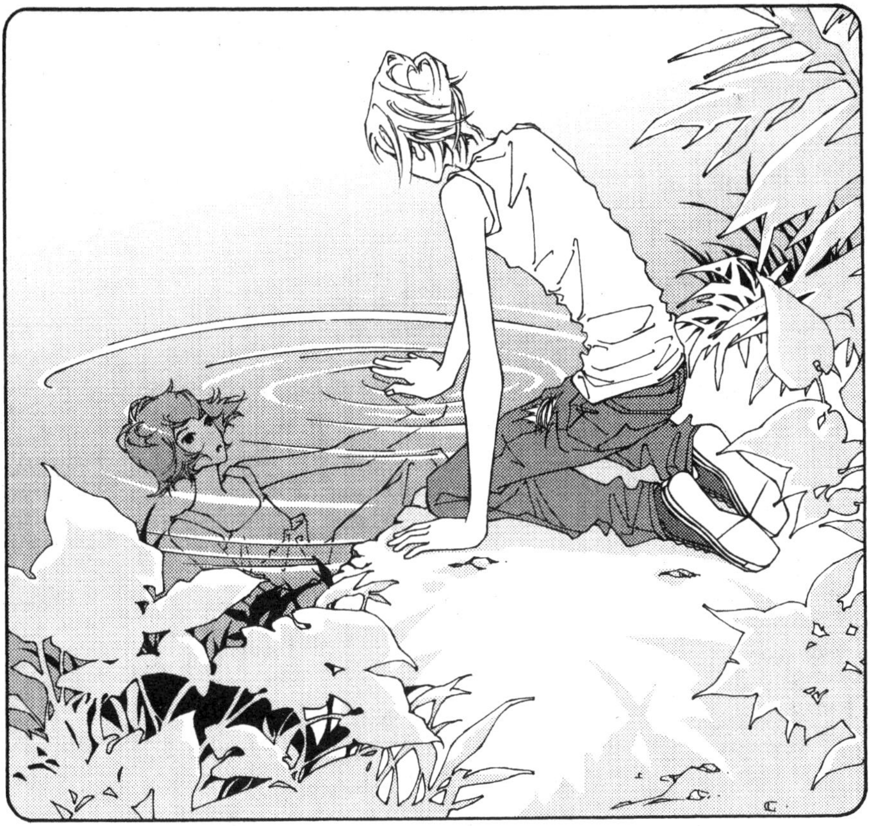
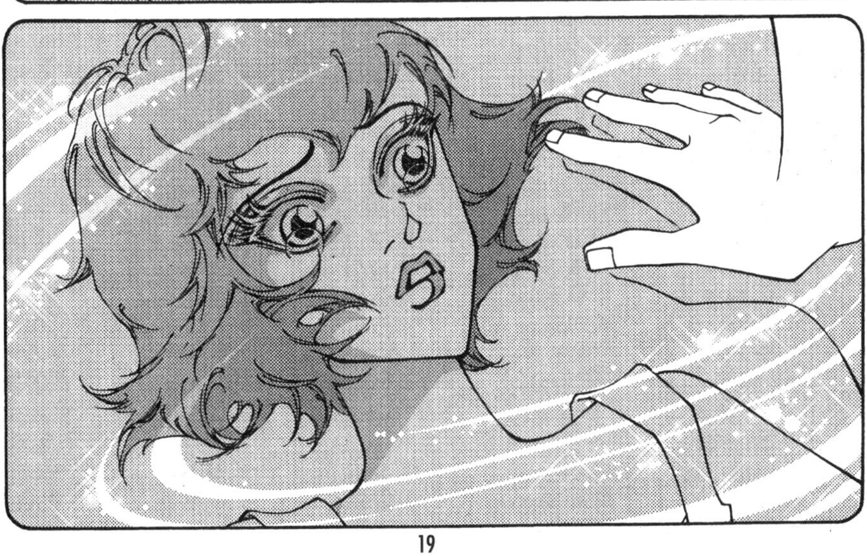

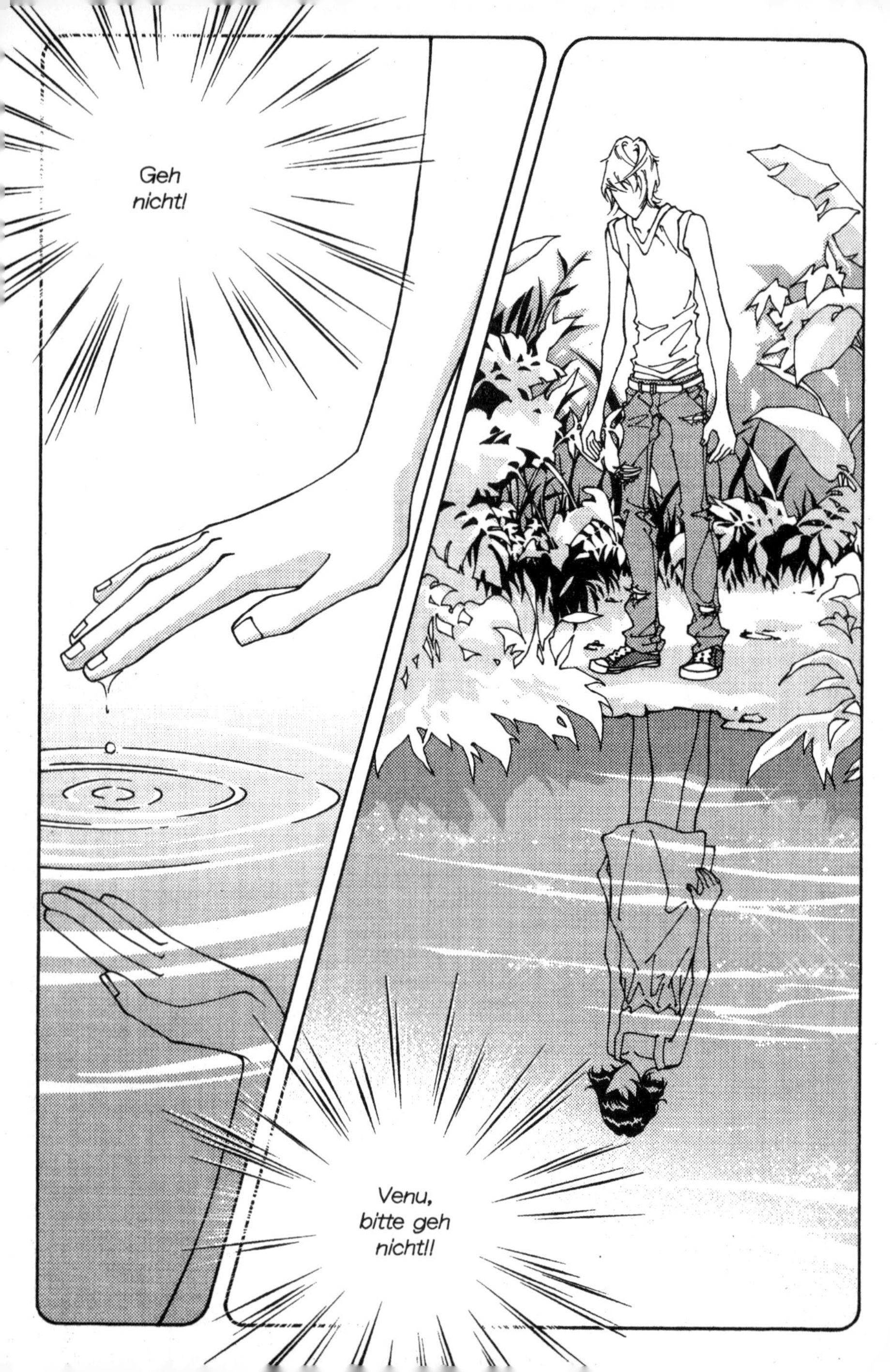

Geh nicht!
Venu, bitte geh nicht!!

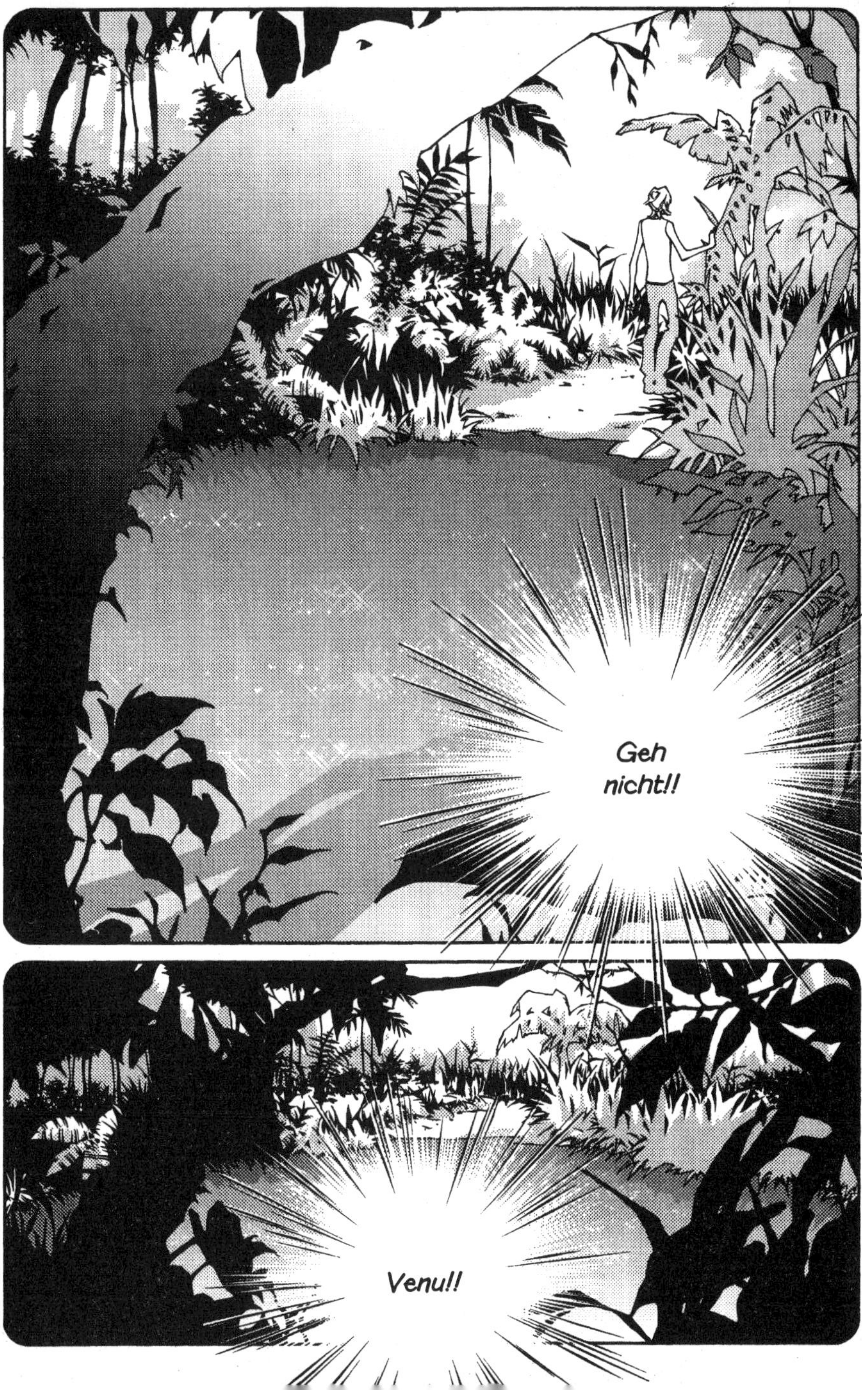
Geh nicht!!
Venu!!

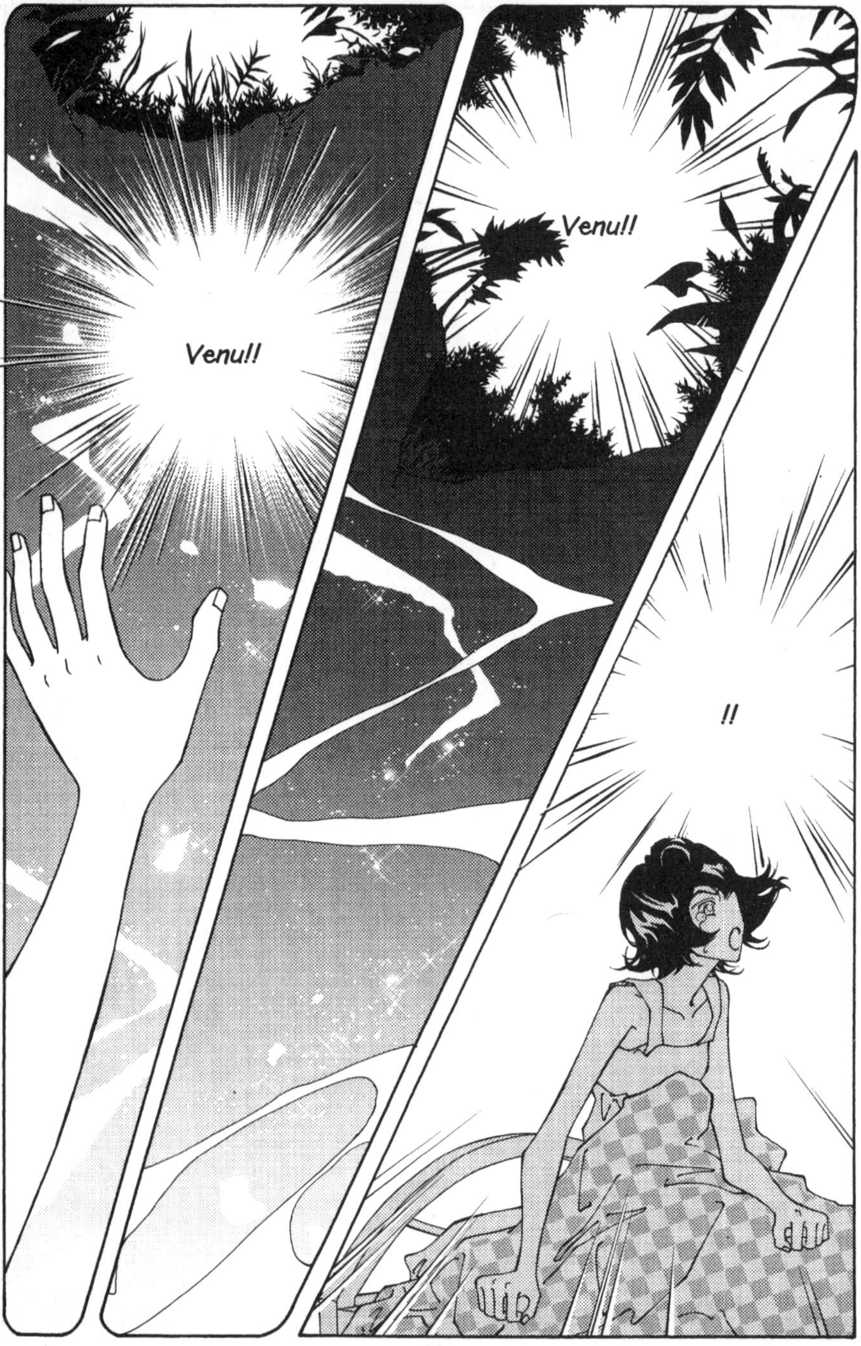
Venu!!
Venu!!
!!

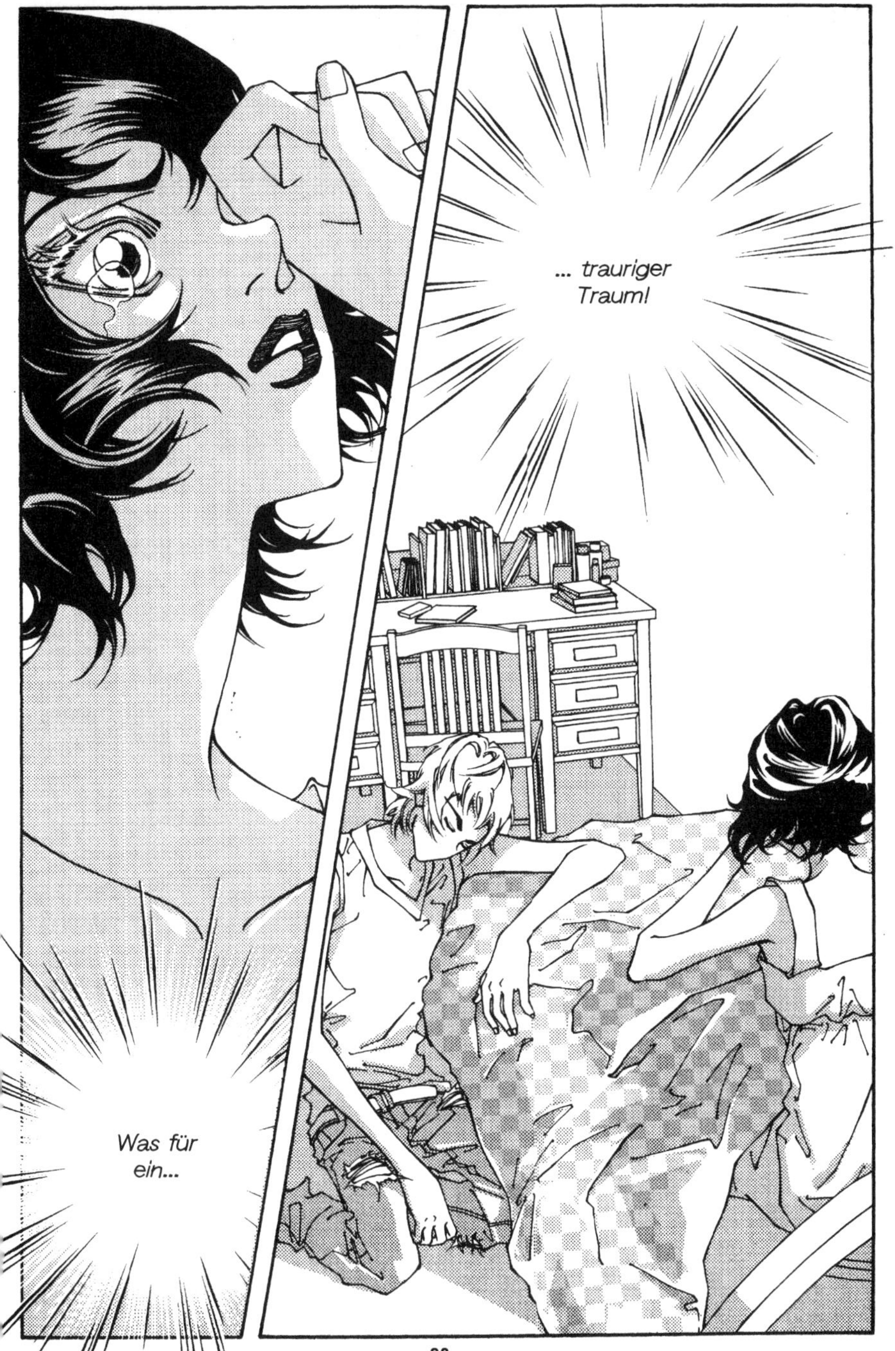
Was für ein...
... trauriger Traum!

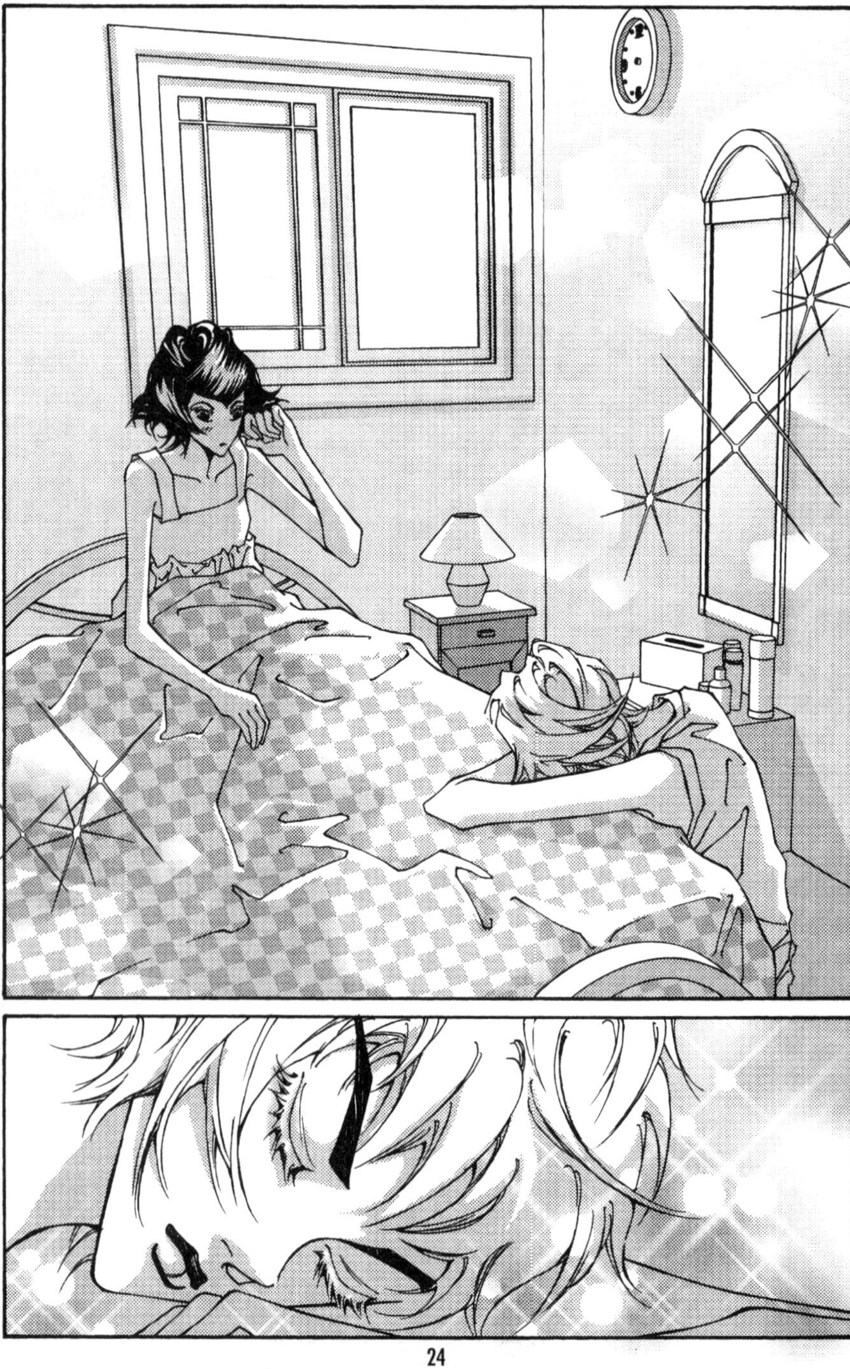

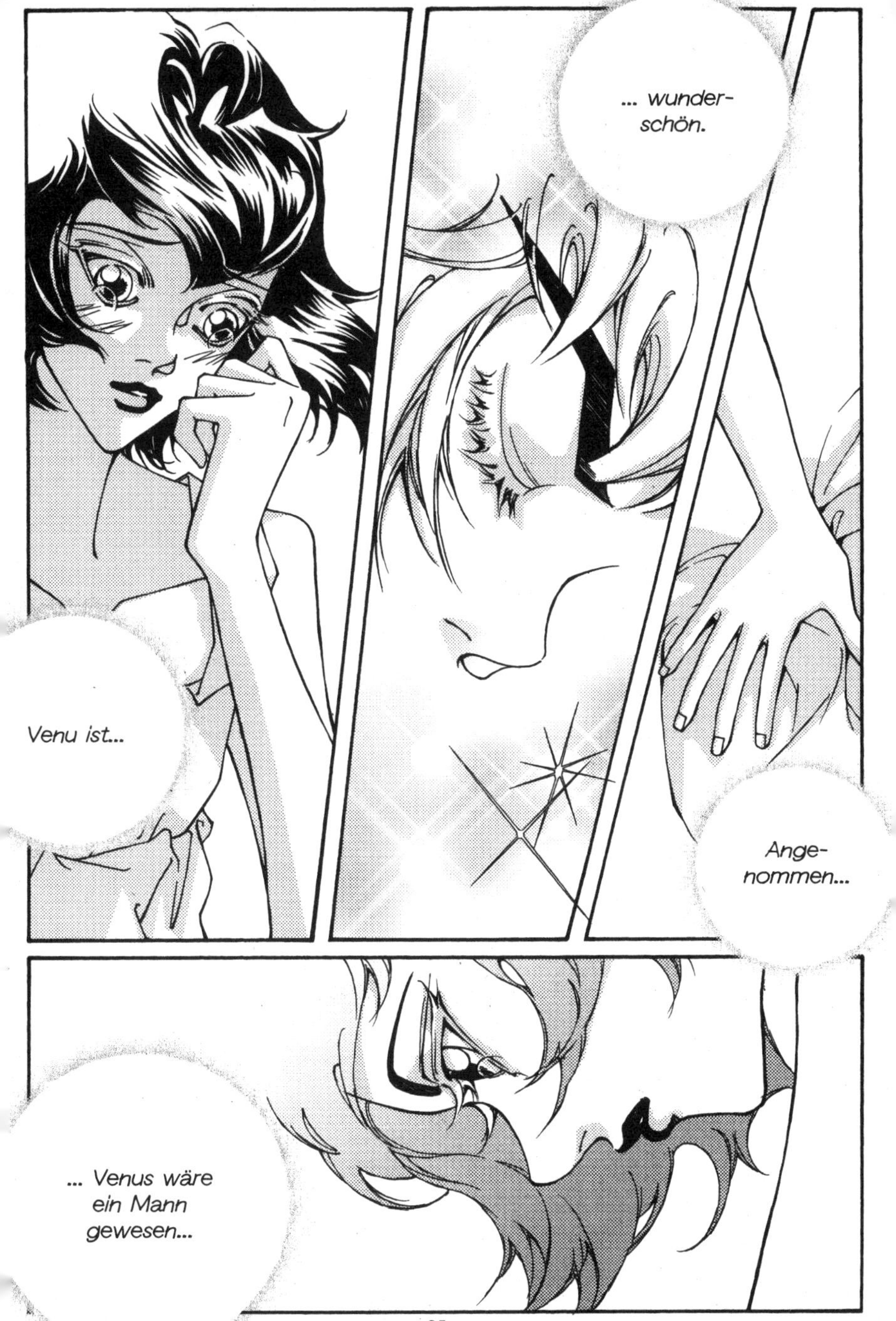
Venu ist...
... wunder-
schön.
Ange-
nommen...
... Venus wäre
ein Mann
gewesen...

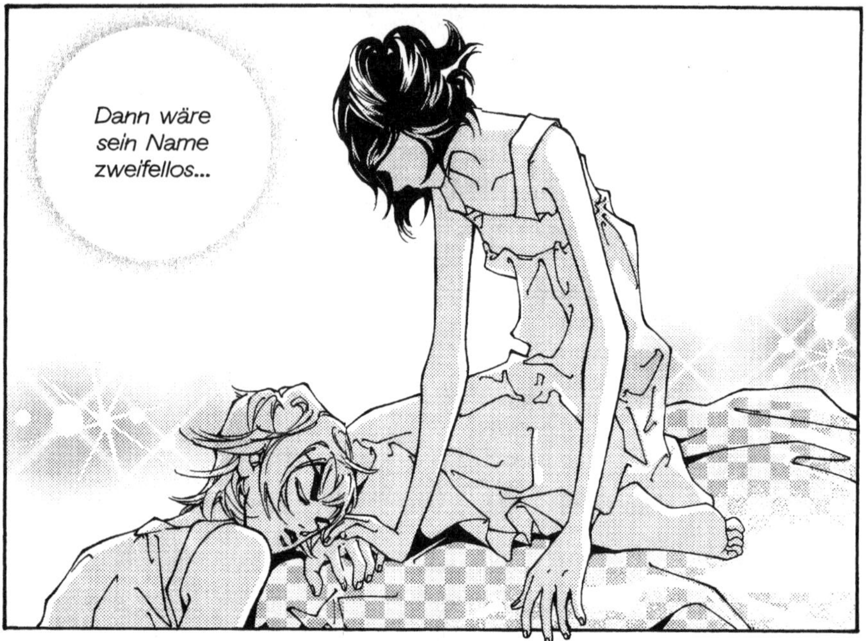
Dann wäre sein Name zweifellos...

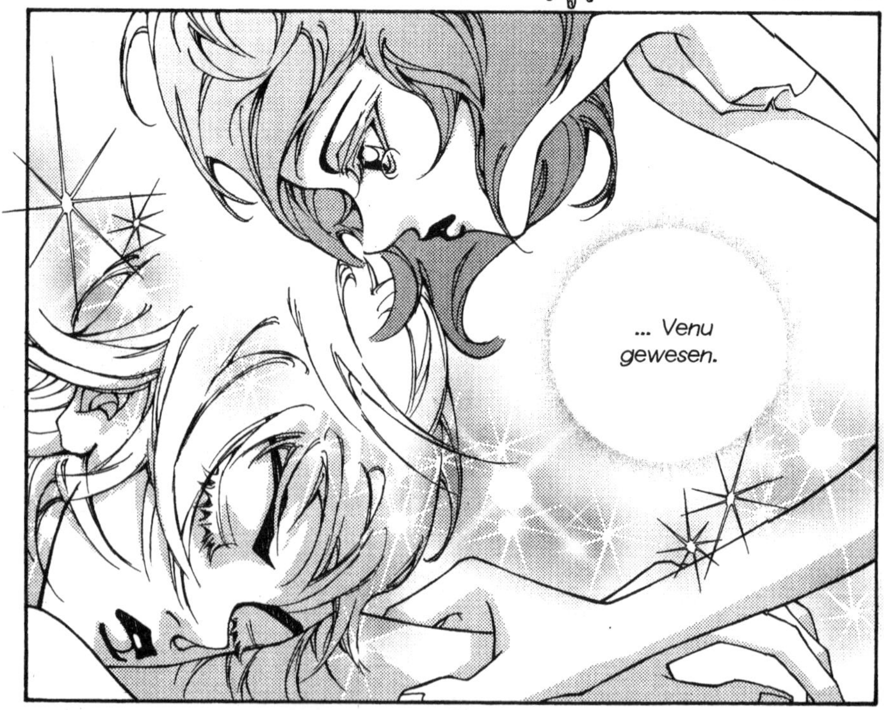
... Venu gewesen.

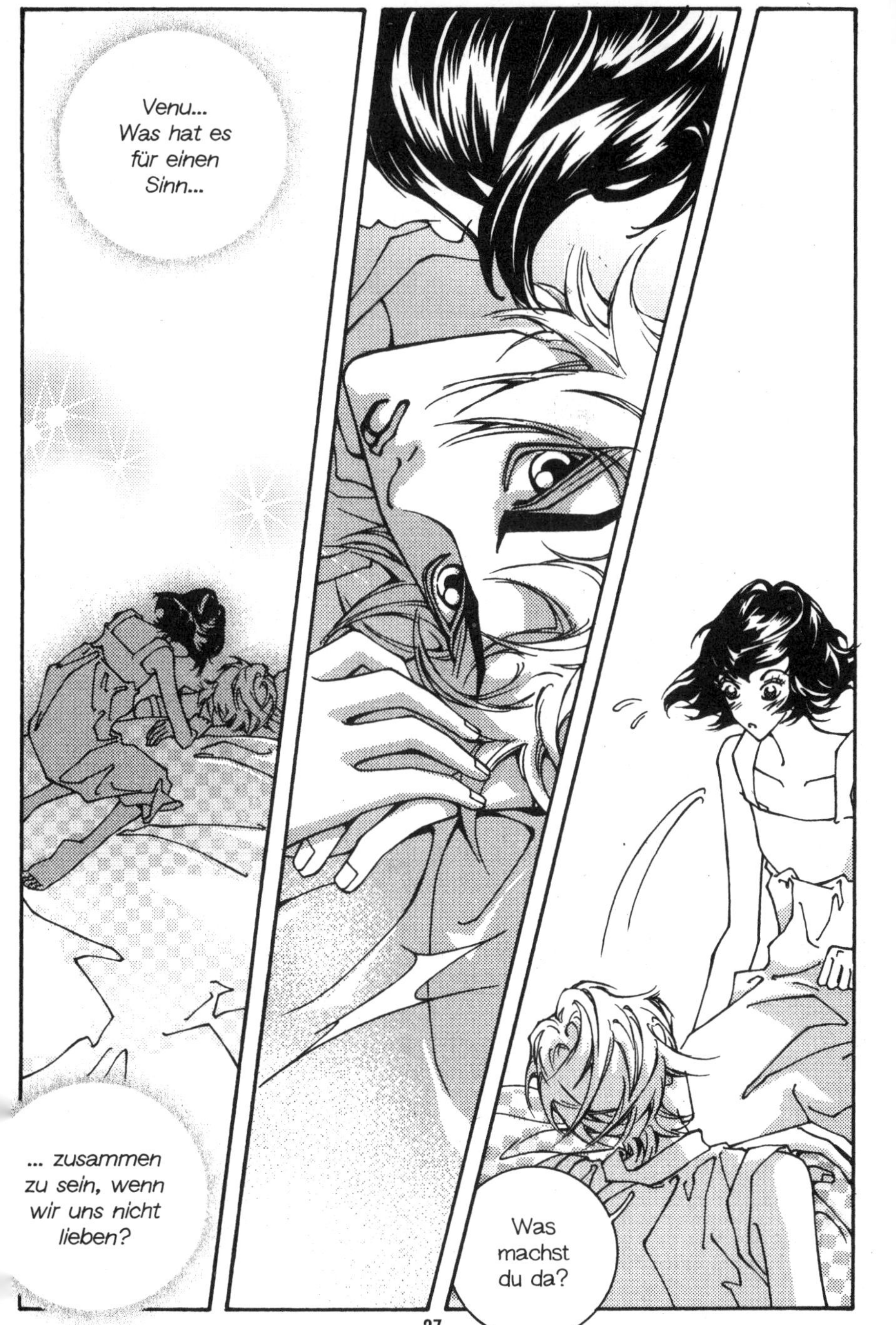
Venu... Was hat es für einen Sinn...
... zusammen zu sein, wenn wir uns nicht lieben?
Was machst du da?

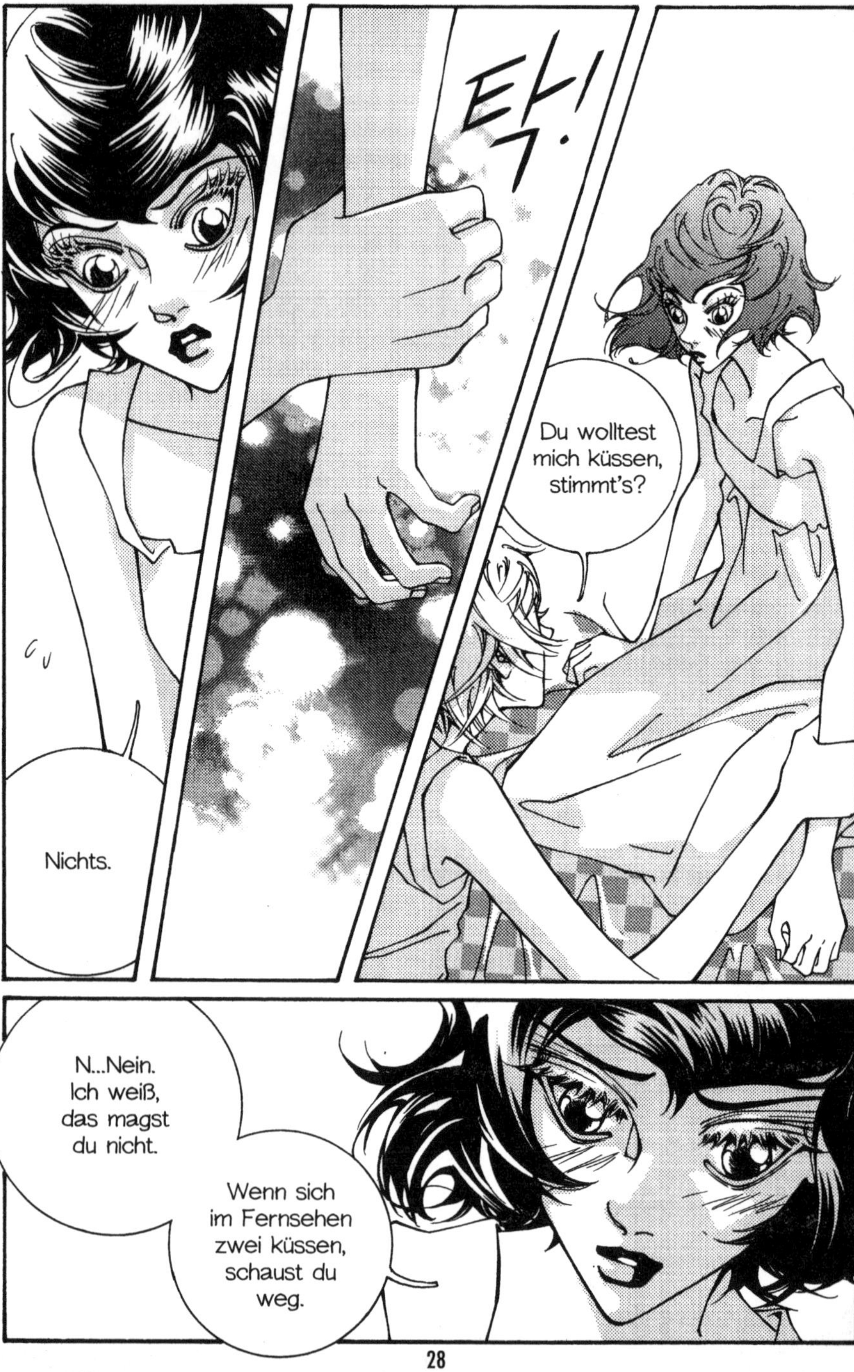
Nichts.
탁!
Du wolltest mich küssen, stimmt's?
N...Nein. Ich weiß, das magst du nicht.
Wenn sich im Fernsehen zwei küssen, schaust du weg.

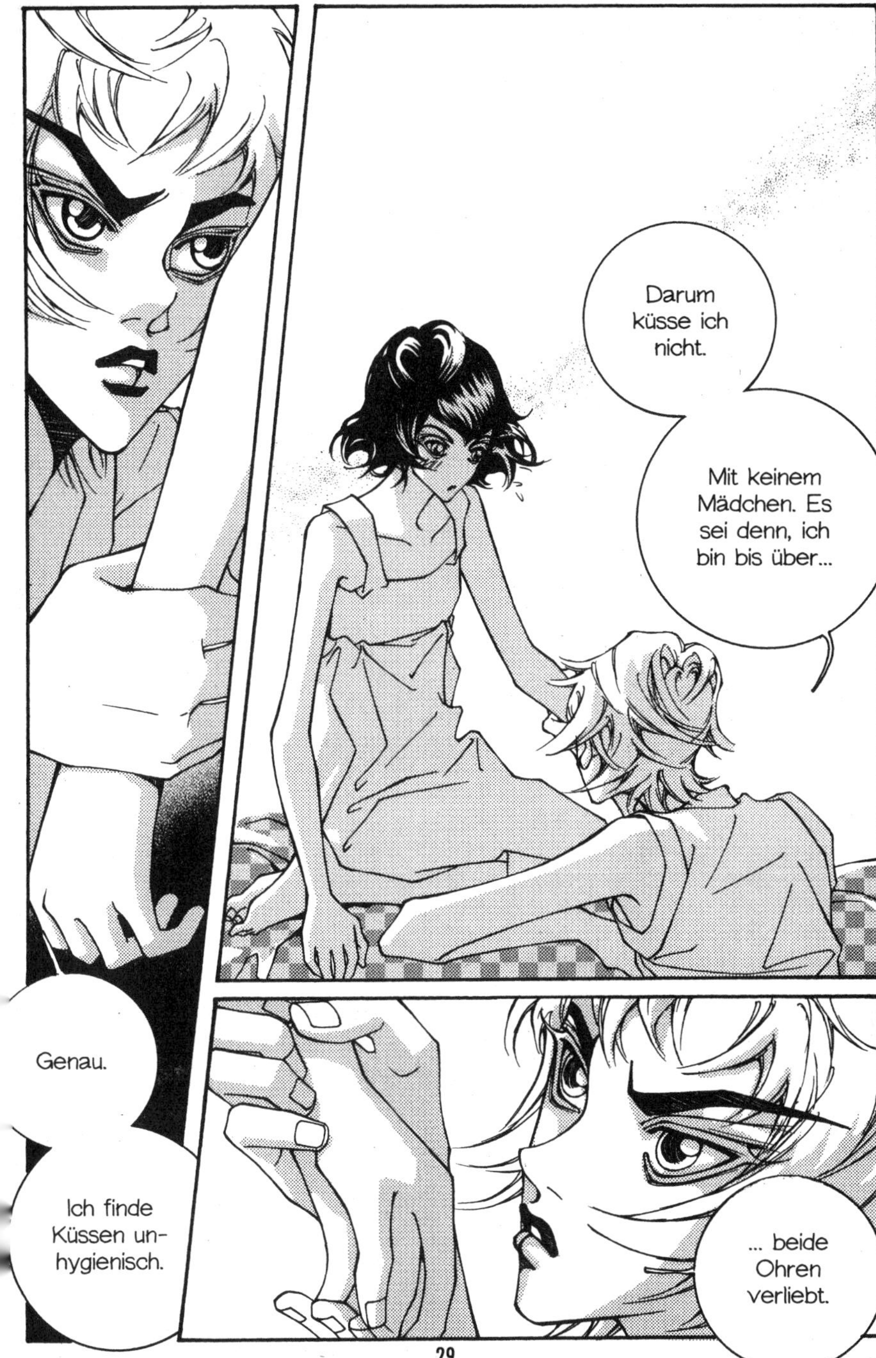
Darum küsse ich nicht.
Mit keinem Mädchen. Es sei denn, ich bin bis über...
Genau.
Ich finde Küssen un-hygienisch.
... beide Ohren verliebt.

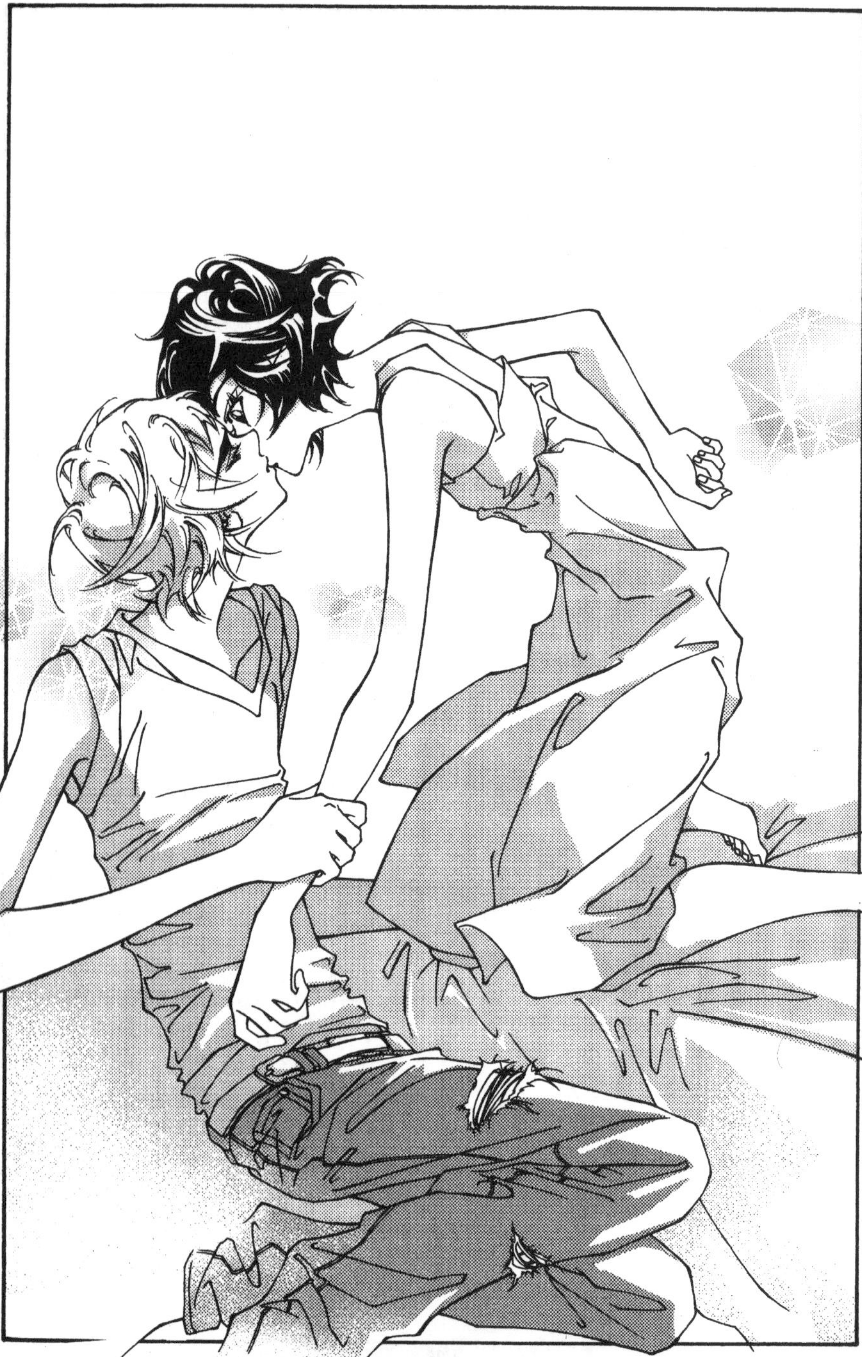

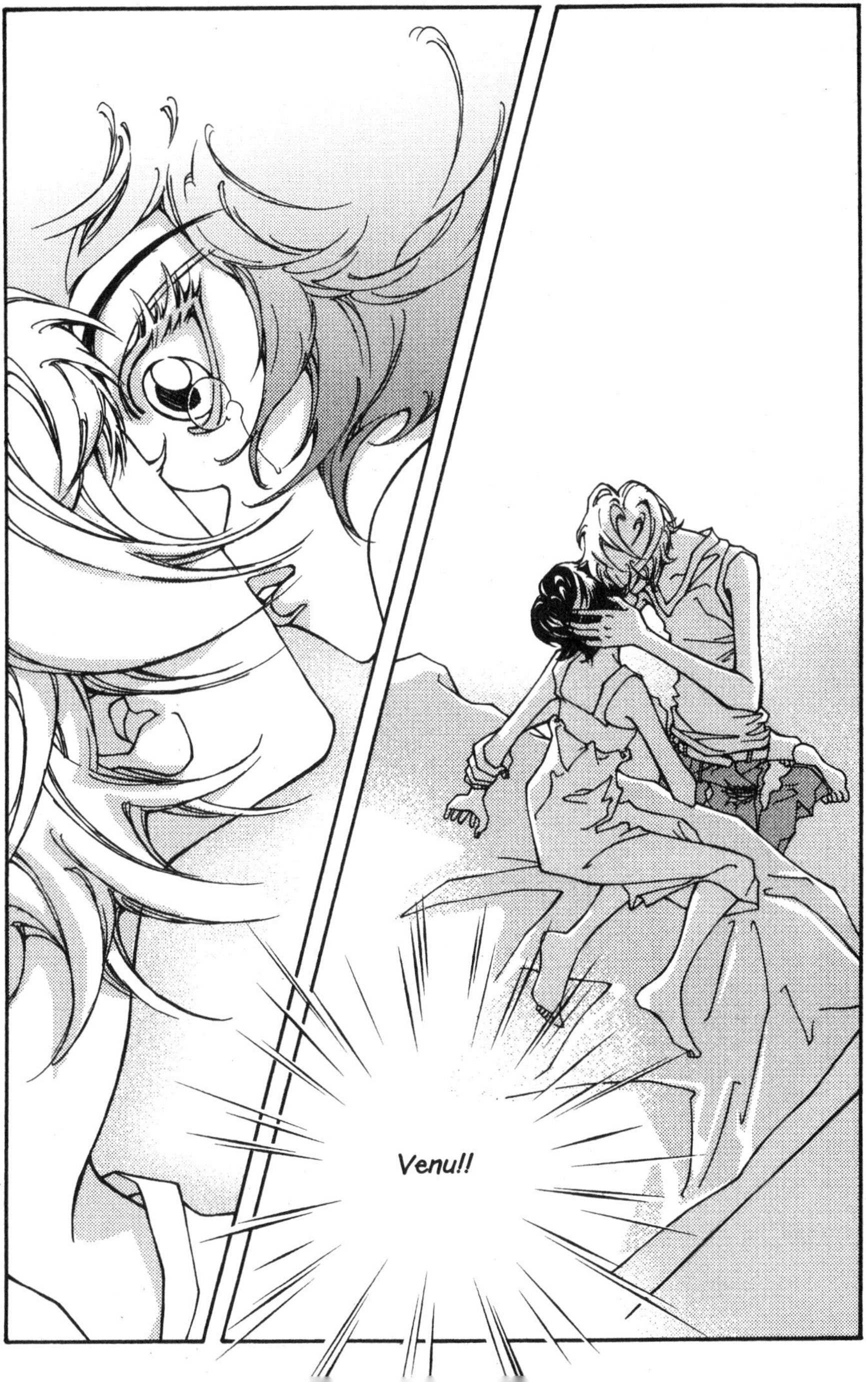
Venu!!

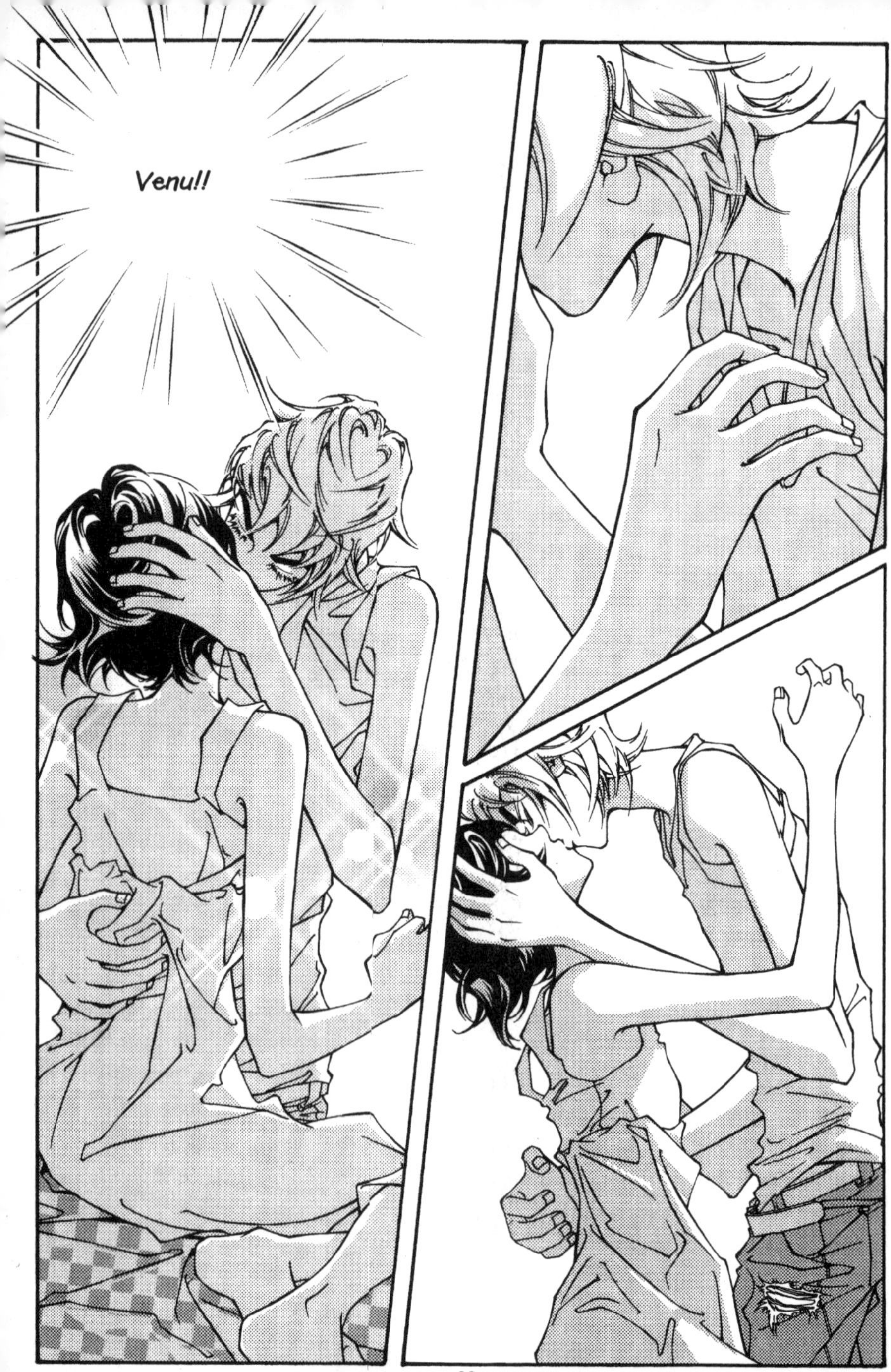
Venu!!

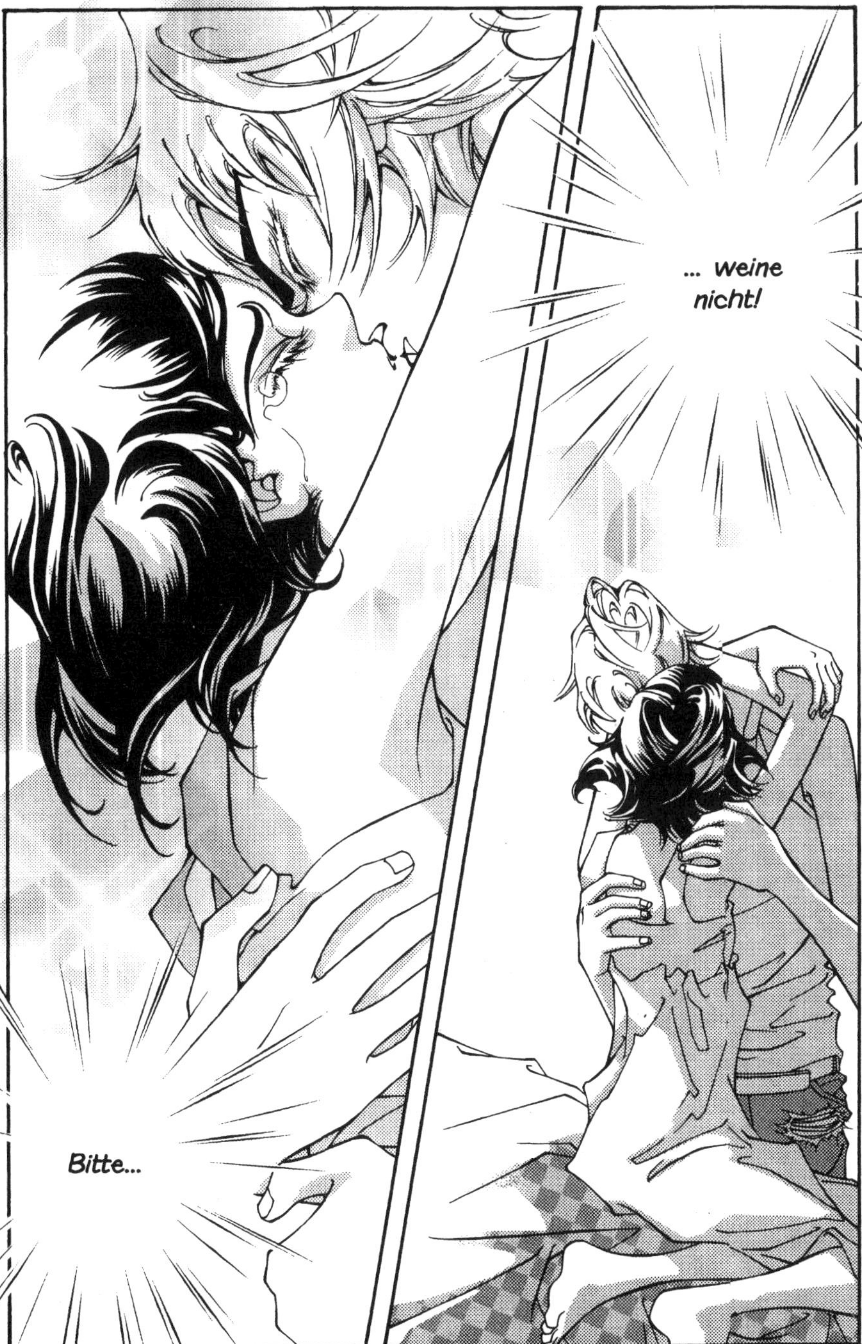
... weine
nicht!
Bitte...

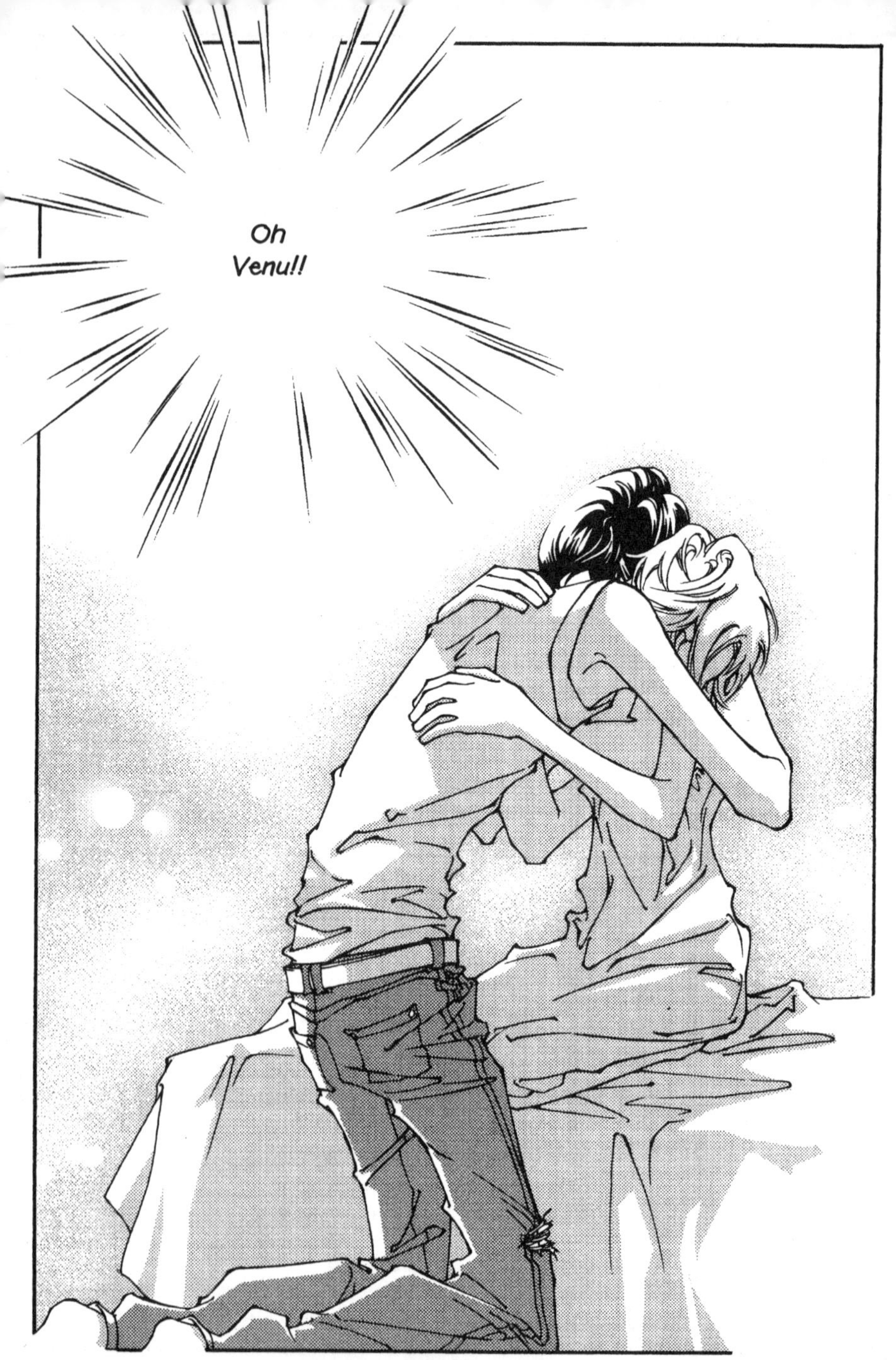
Oh Venu!!

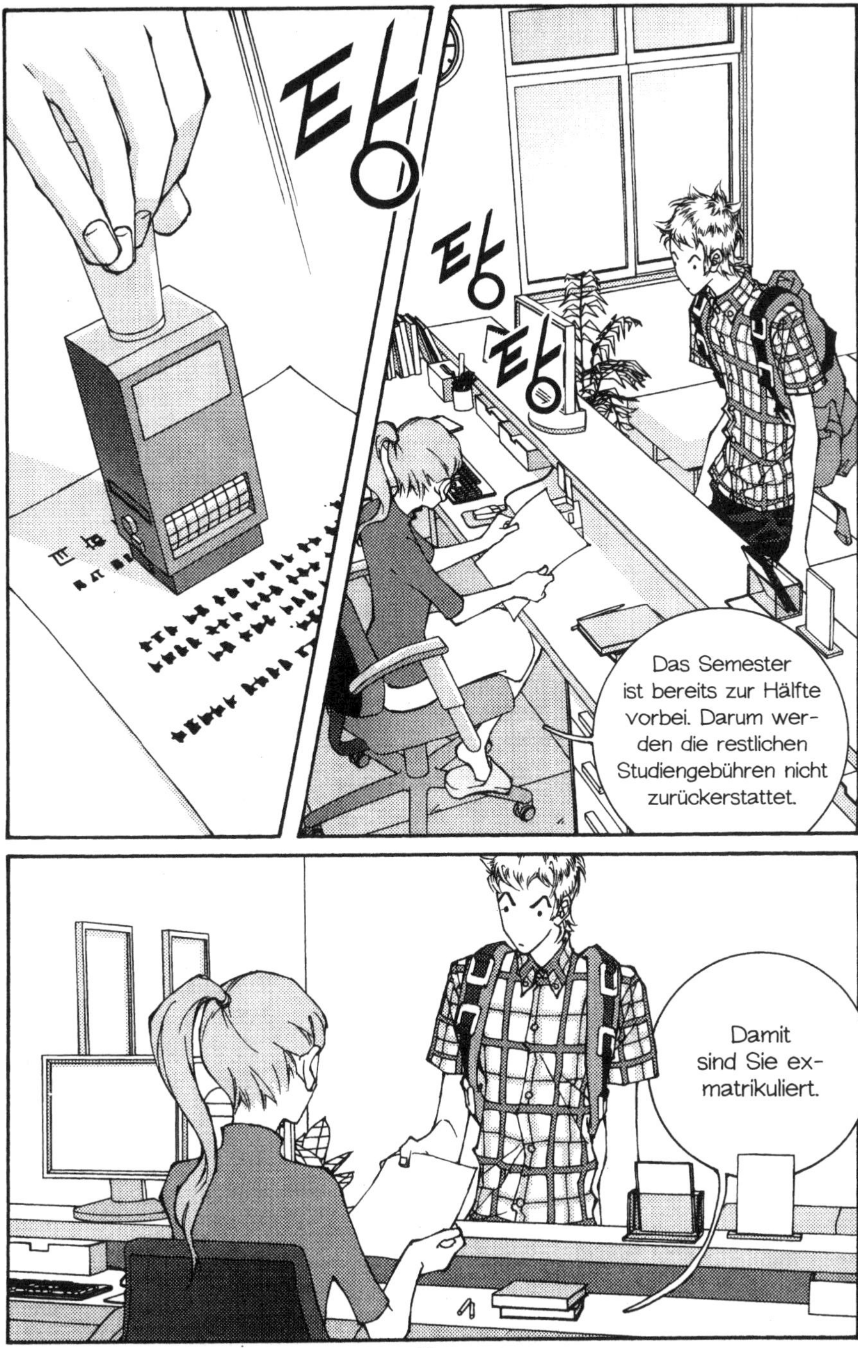
탕
탕
탕
Das Semester ist bereits zur Hälfte vorbei. Darum werden die restlichen Studiengebühren nicht zurückerstattet.
Damit sind Sie exmatrikuliert.

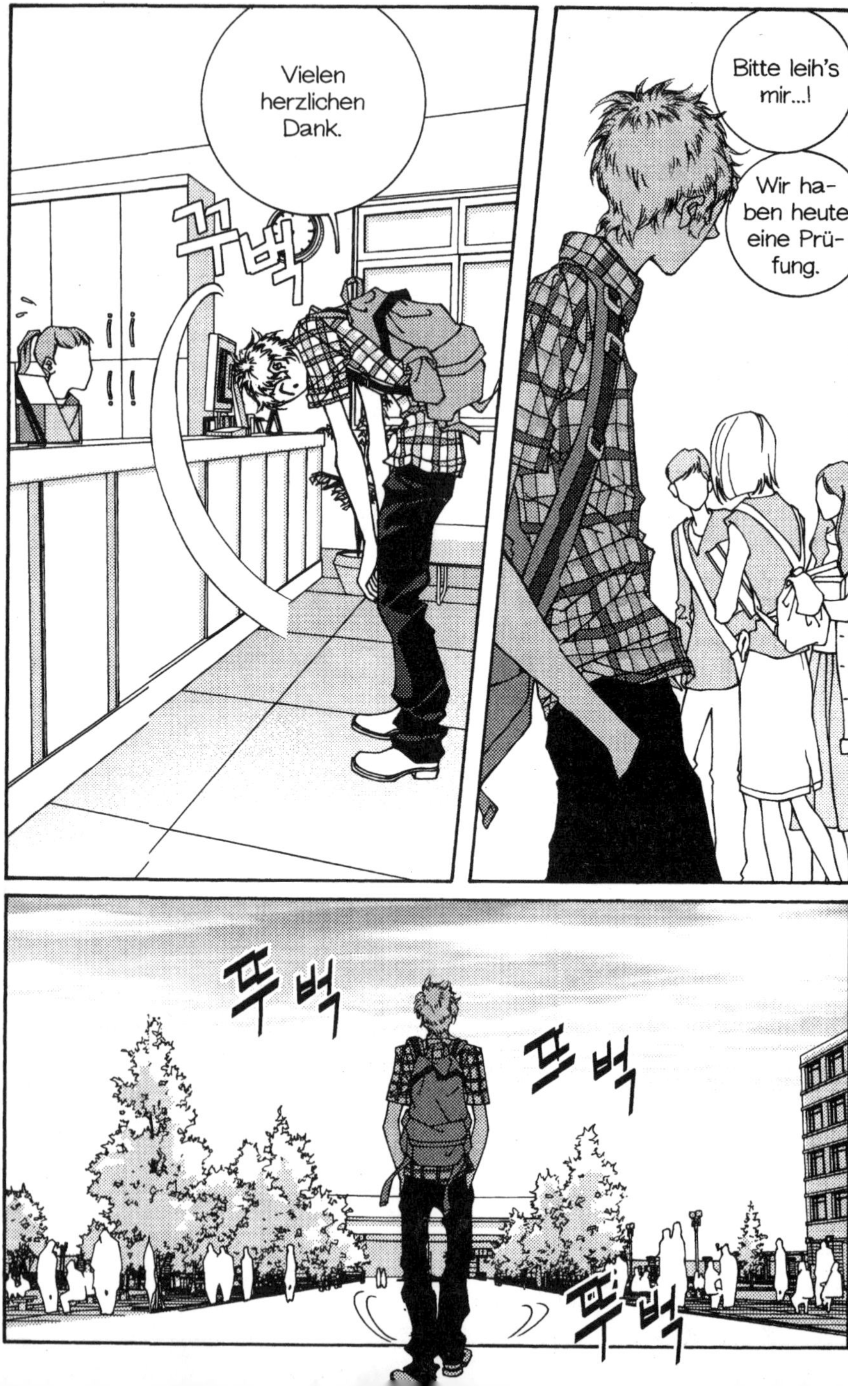
꾸벅
Vielen herzlichen Dank.
Bitte leih's mir...!
Wir haben heute eine Prüfung.
뚜벅
뚜벅
뚜벅

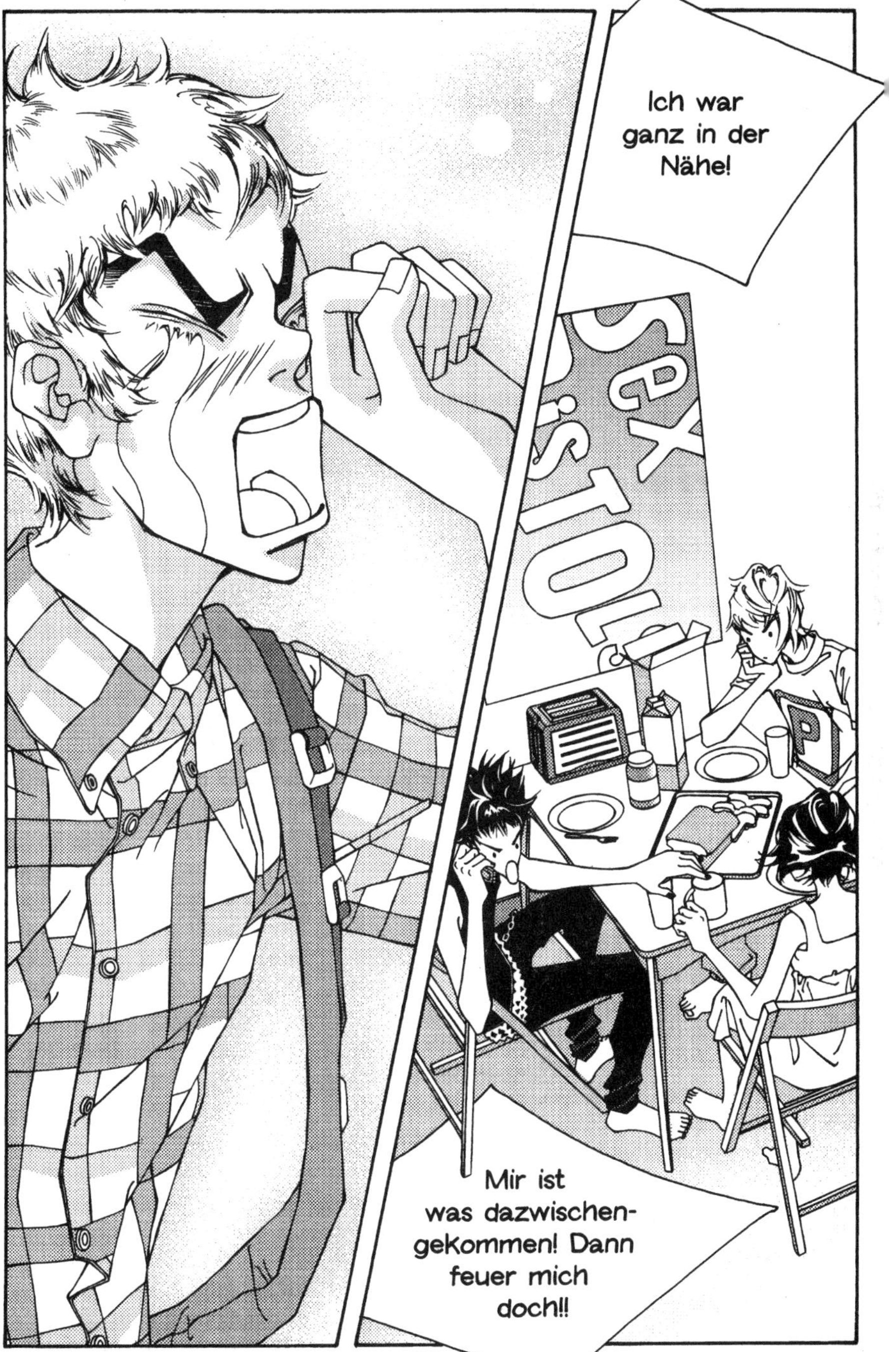
Ich war ganz in der Nähe!
Mir ist was dazwischen-gekommen! Dann feuer mich doch!!

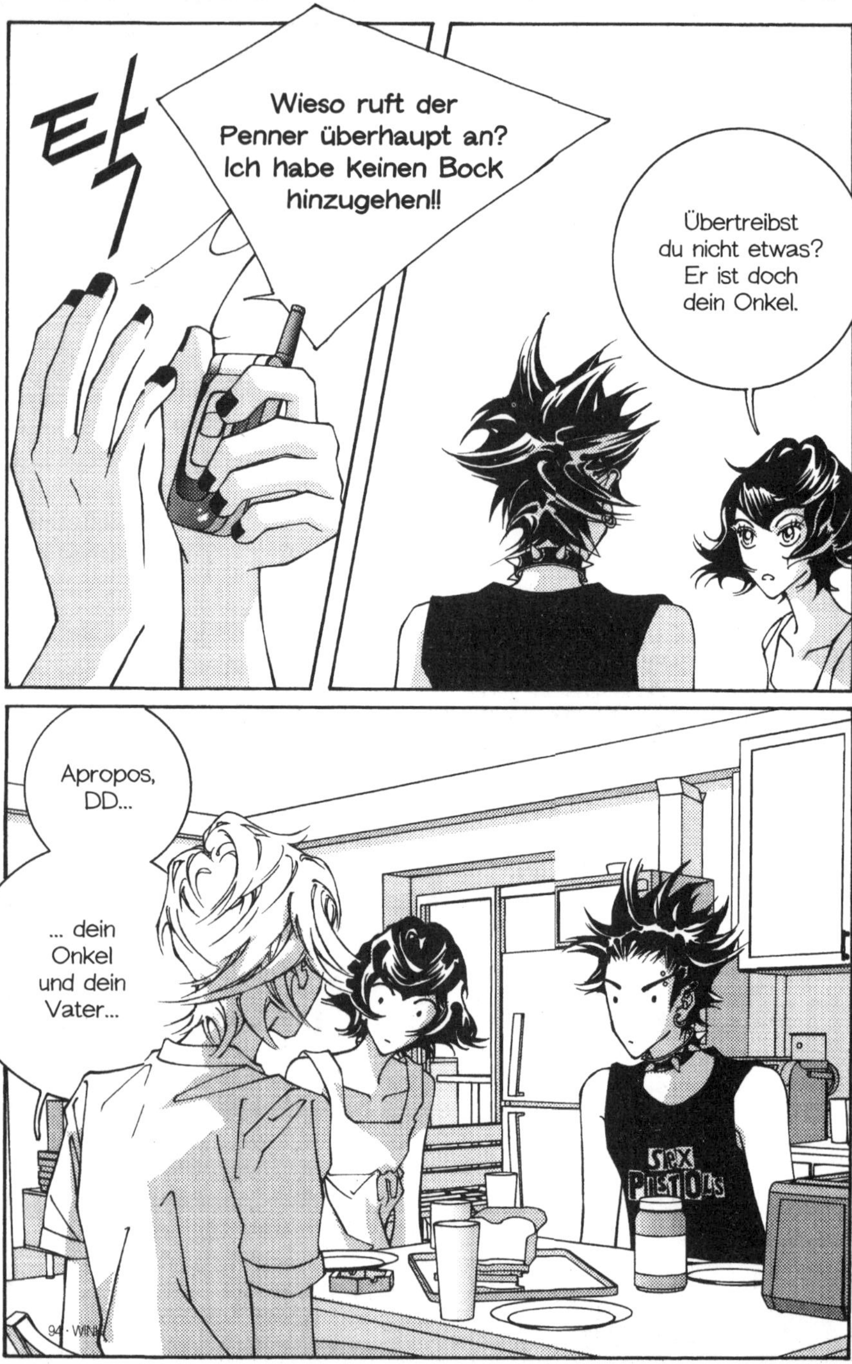
탁
Wieso ruft der Penner überhaupt an? Ich habe keinen Bock hinzugehen!!
Übertreibst du nicht etwas? Er ist doch dein Onkel.
Apropos, DD...
... dein Onkel und dein Vater...

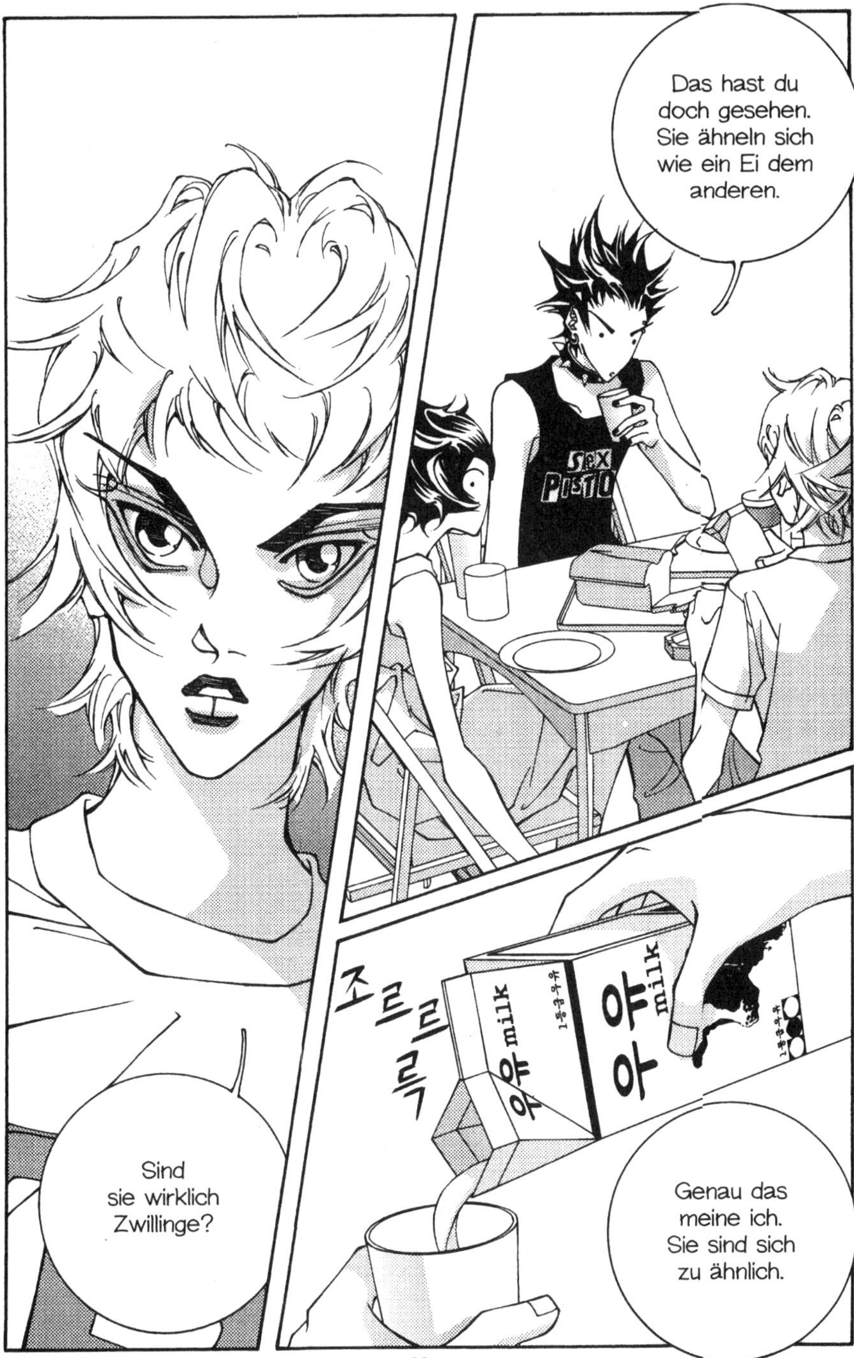
Sind sie wirklich Zwillinge?
Das hast du doch gesehen. Sie ähneln sich wie ein Ei dem anderen.
SEX PISTOLS
조르르륵
우유 milk
우유 milk
Genau das meine ich. Sie sind sich zu ähnlich.

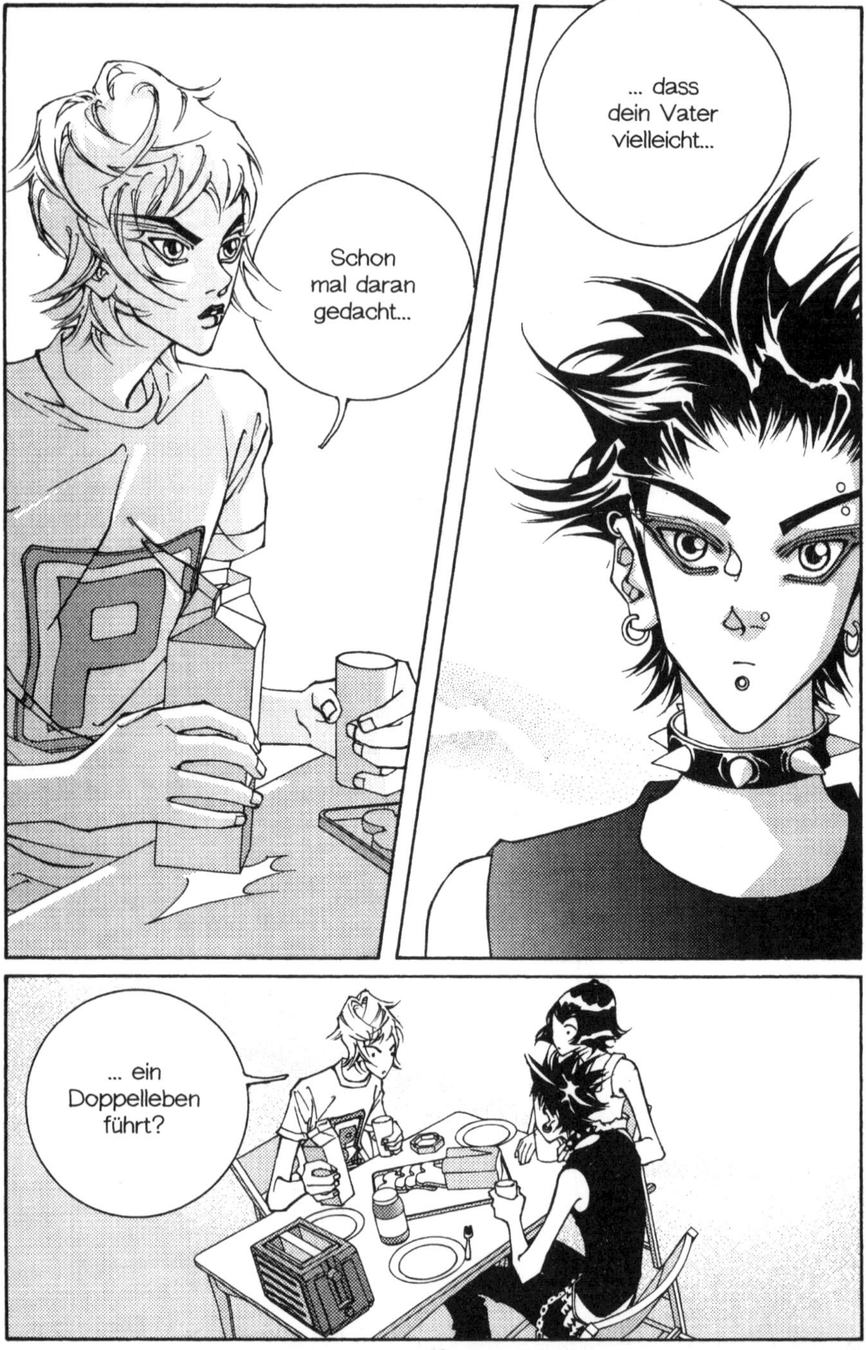
Schon mal daran gedacht...
... dass dein Vater vielleicht...
... ein Doppelleben führt?

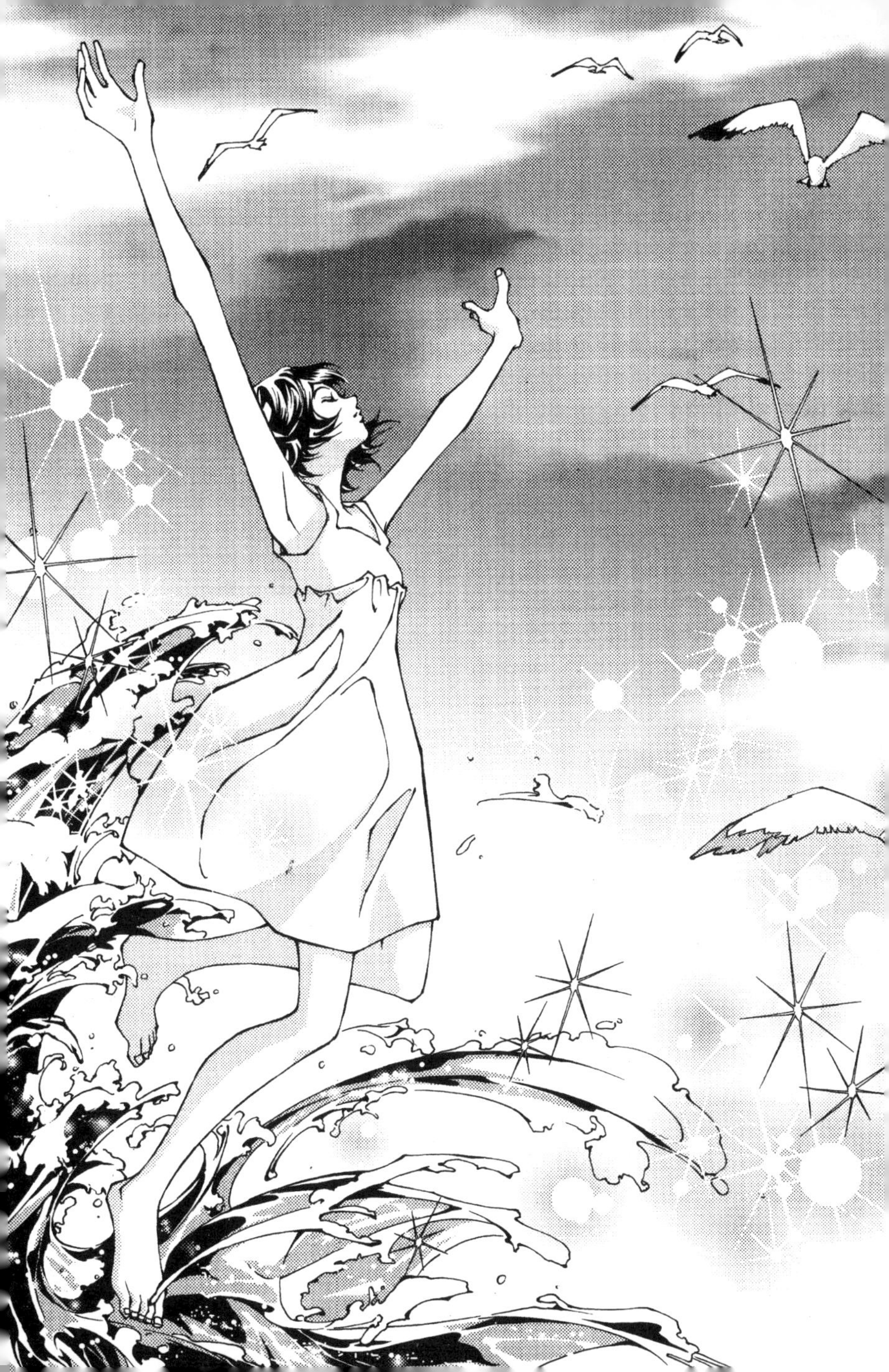

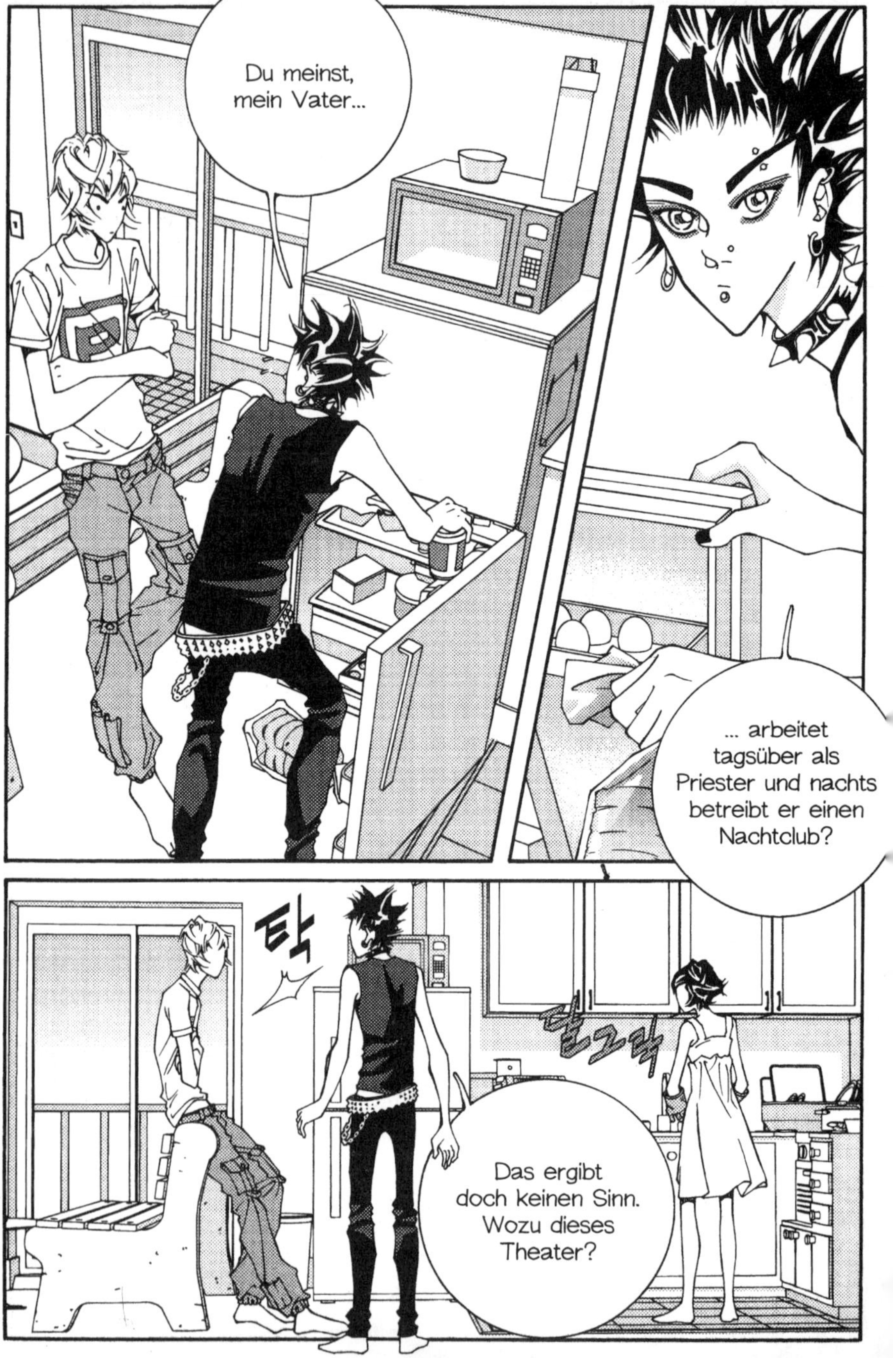
Du meinst, mein Vater...
... arbeitet tagsüber als Priester und nachts betreibt er einen Nachtclub?
탁
Das ergibt doch keinen Sinn. Wozu dieses Theater?

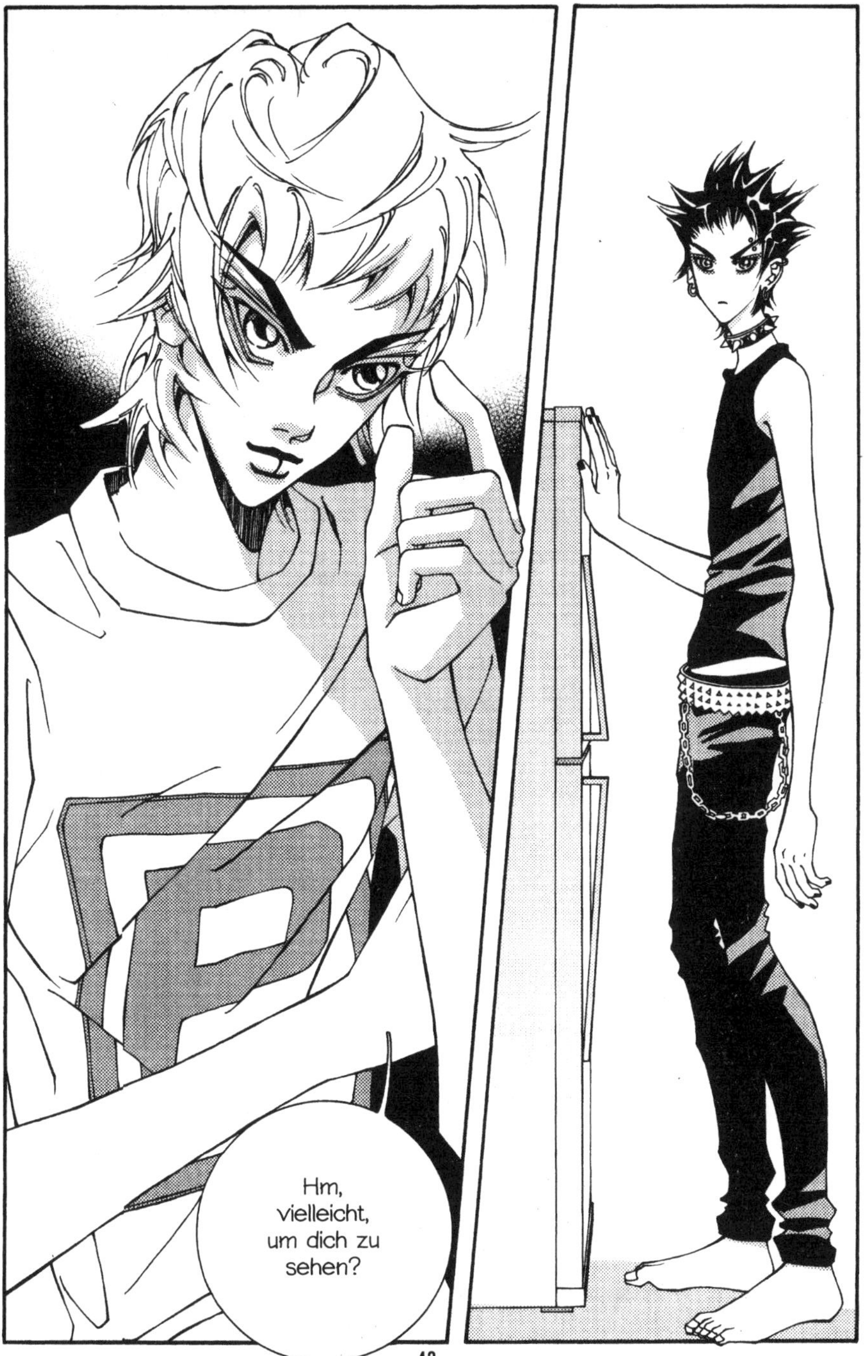
Hm,
vielleicht,
um dich zu
sehen?

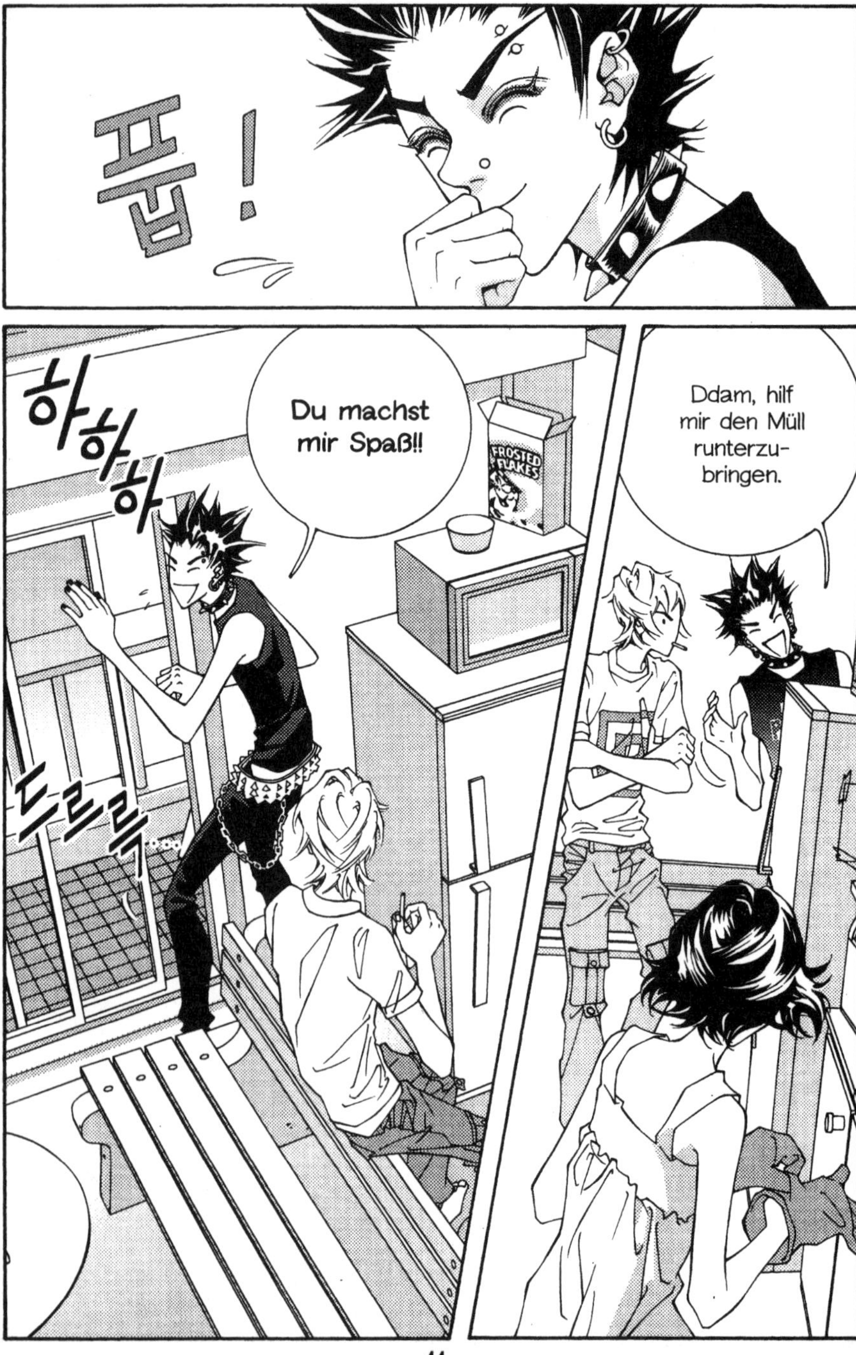
풉!
하하하
Du machst mir Spaß!!
드르륵
Ddam, hilf mir den Müll runterzubringen.

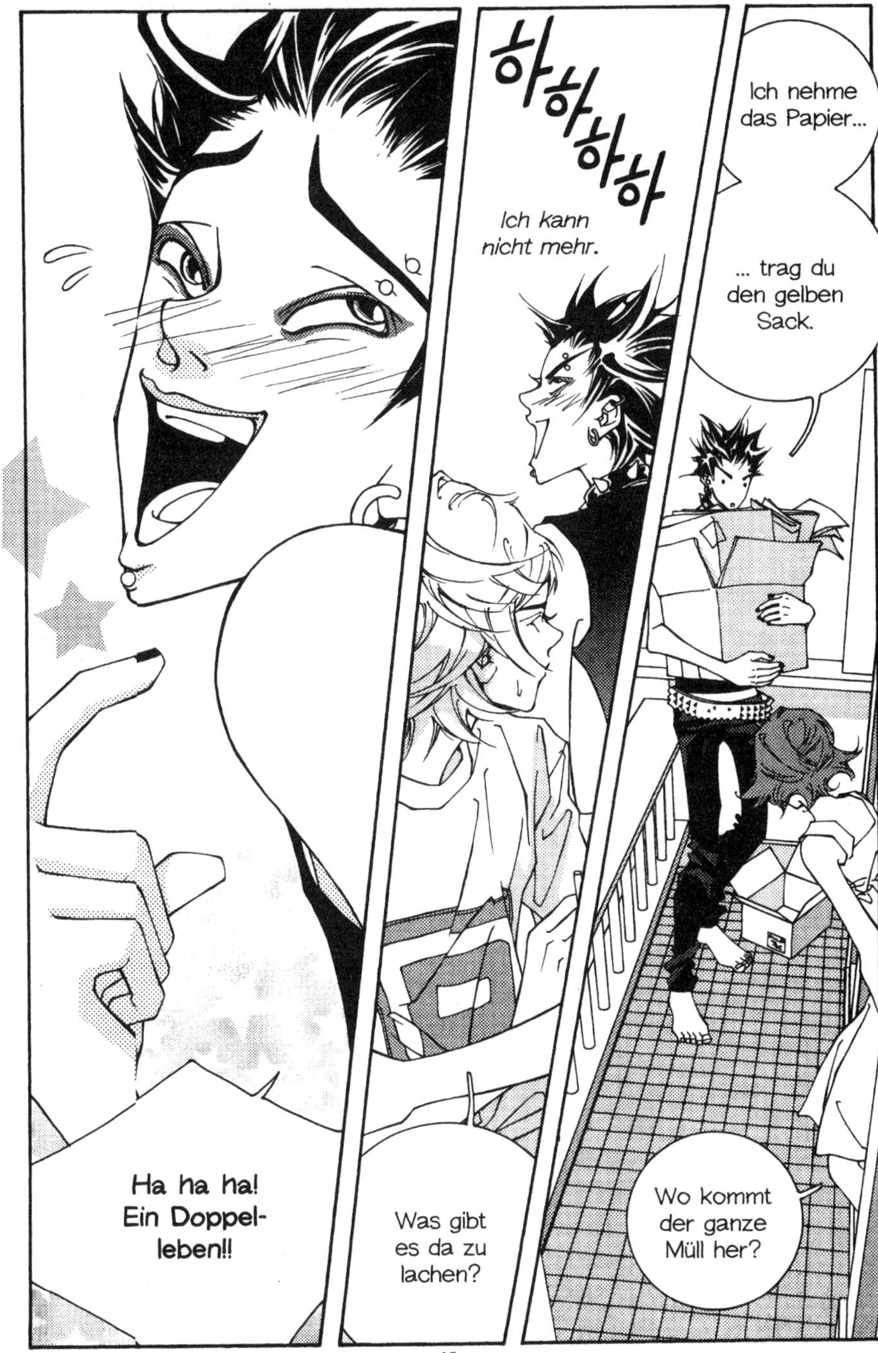
Ich nehme das Papier...
... trag du den gelben Sack.
하하하하
Ich kann nicht mehr.
Ha ha ha! Ein Doppelleben!!
Was gibt es da zu lachen?
Wo kommt der ganze Müll her?

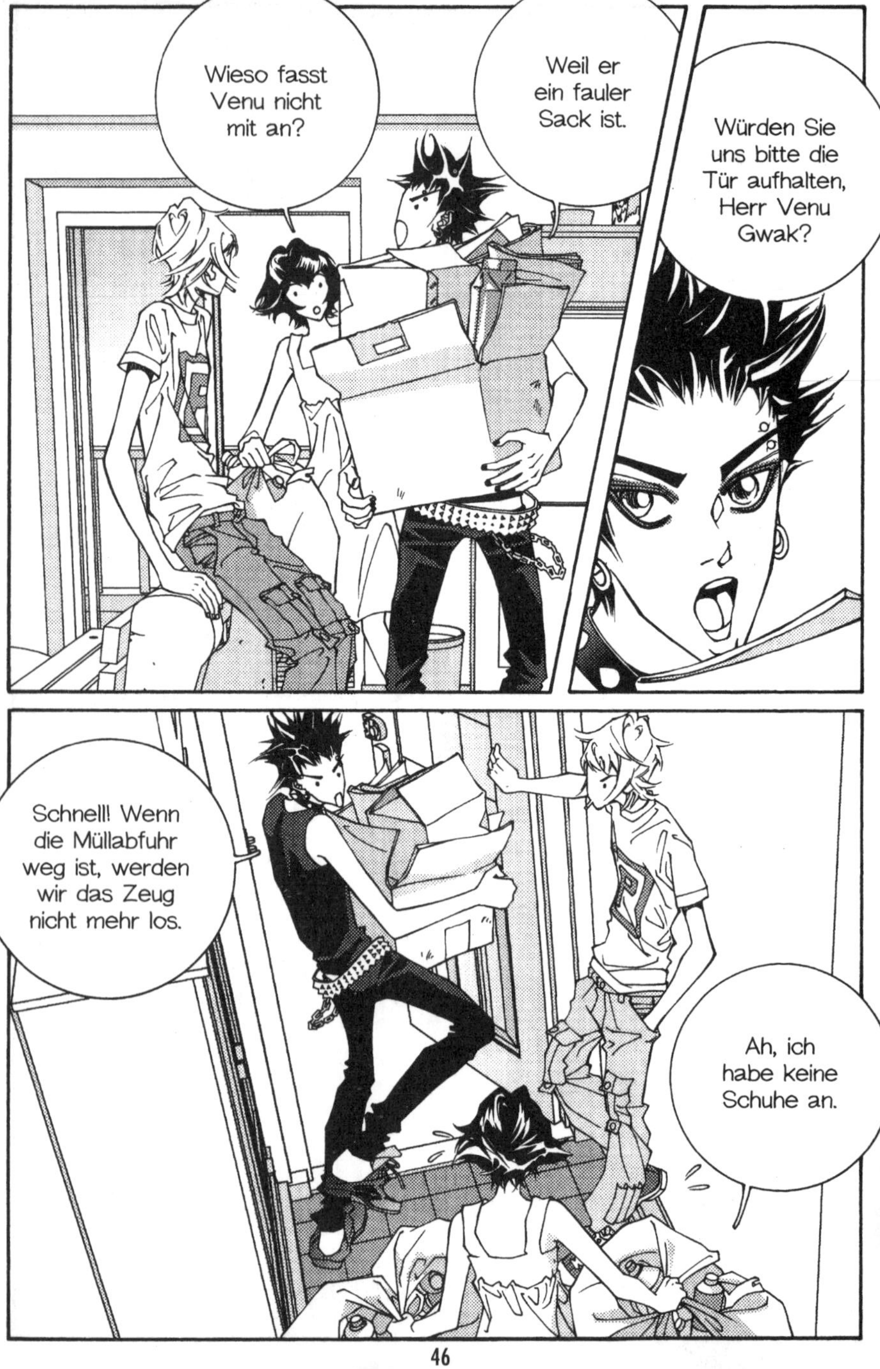
Wieso fasst Venu nicht mit an?
Weil er ein fauler Sack ist.
Würden Sie uns bitte die Tür aufhalten, Herr Venu Gwak?
Schnell! Wenn die Müllabfuhr weg ist, werden wir das Zeug nicht mehr los.
Ah, ich habe keine Schuhe an.

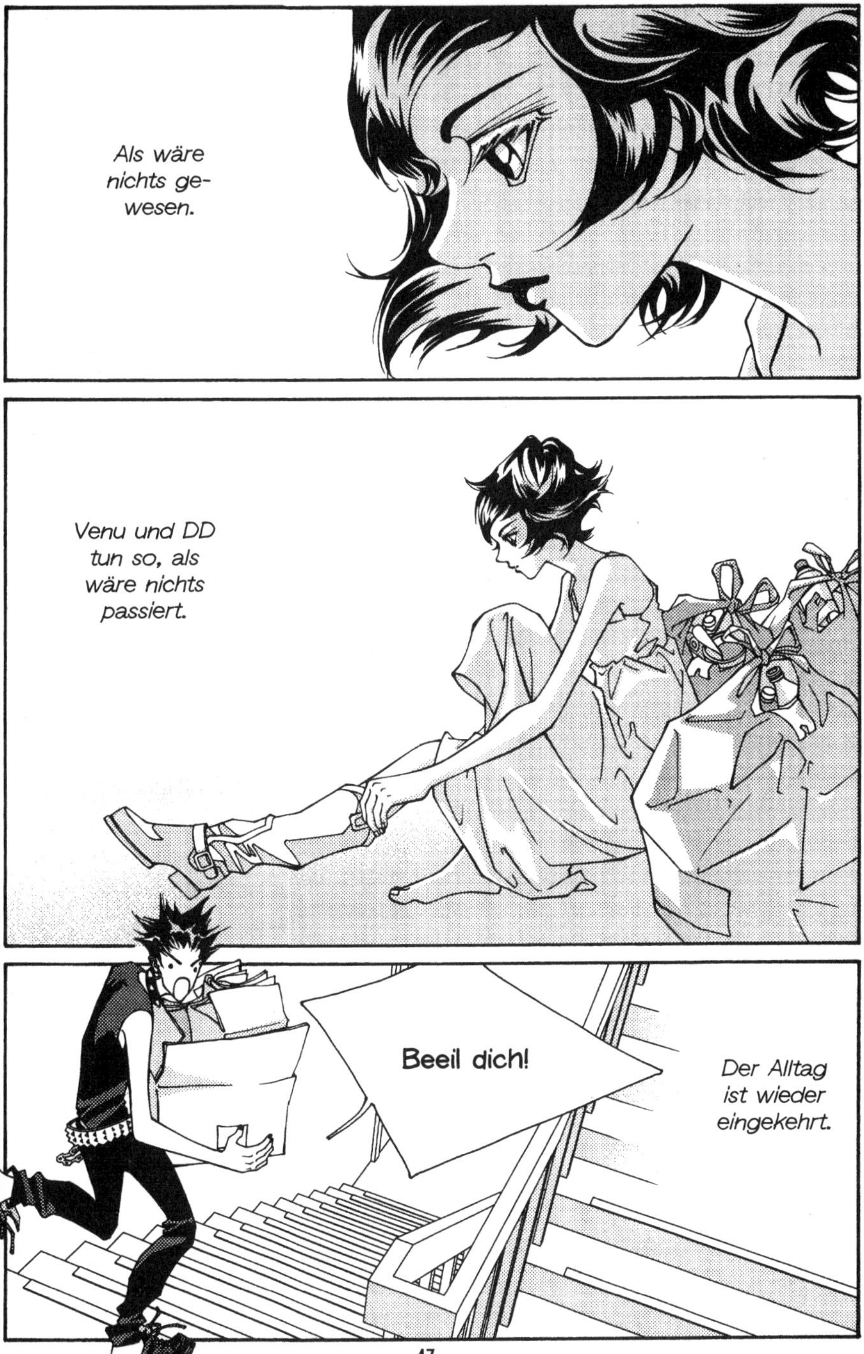

Als wäre nichts gewesen.
Venu und DD tun so, als wäre nichts passiert.
Der Alltag ist wieder eingekehrt.
Beeil dich!

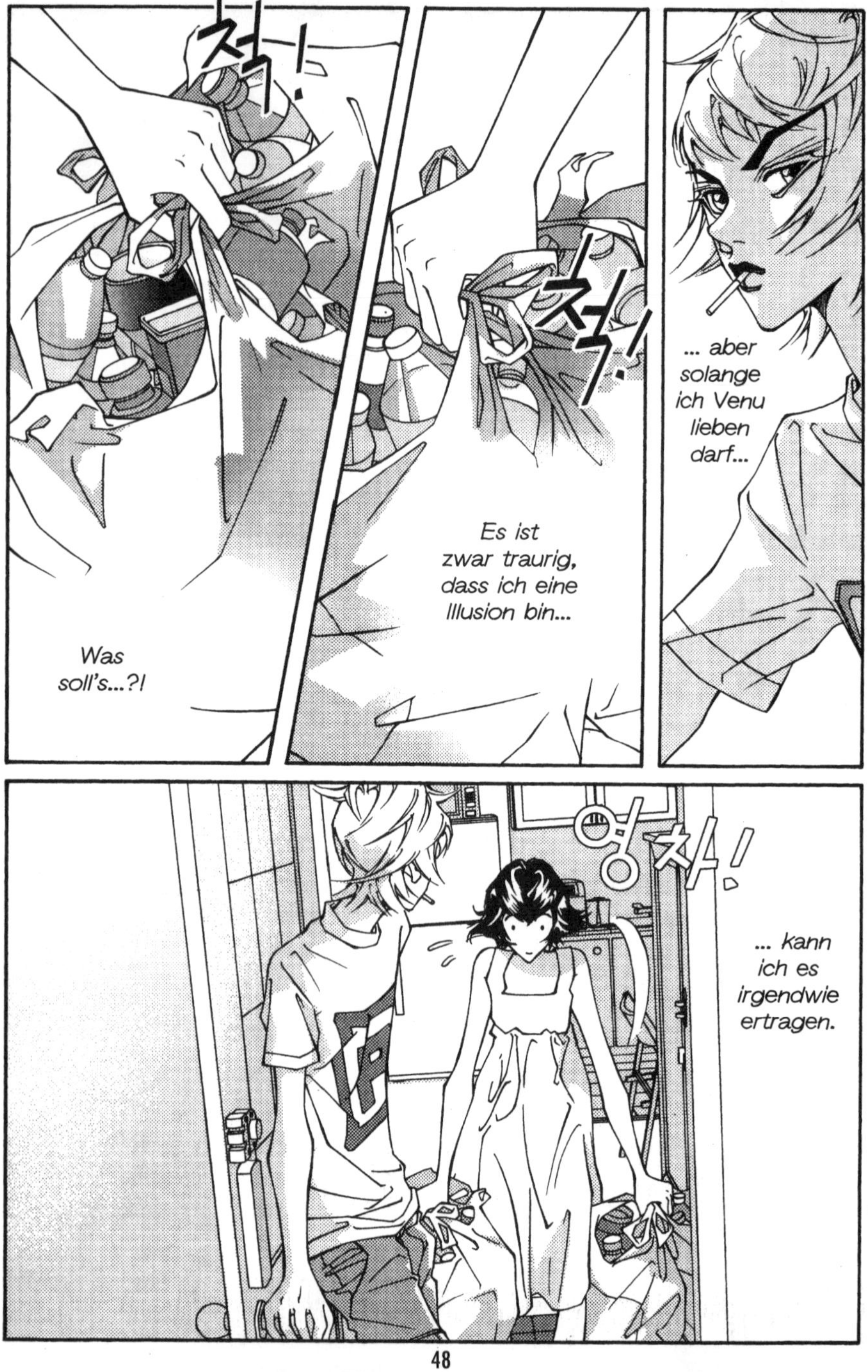

척!
Was soll's...?!
척!
Es ist zwar traurig, dass ich eine Illusion bin...
... aber solange ich Venu lieben darf...
영차!
... kann ich es irgendwie ertragen.

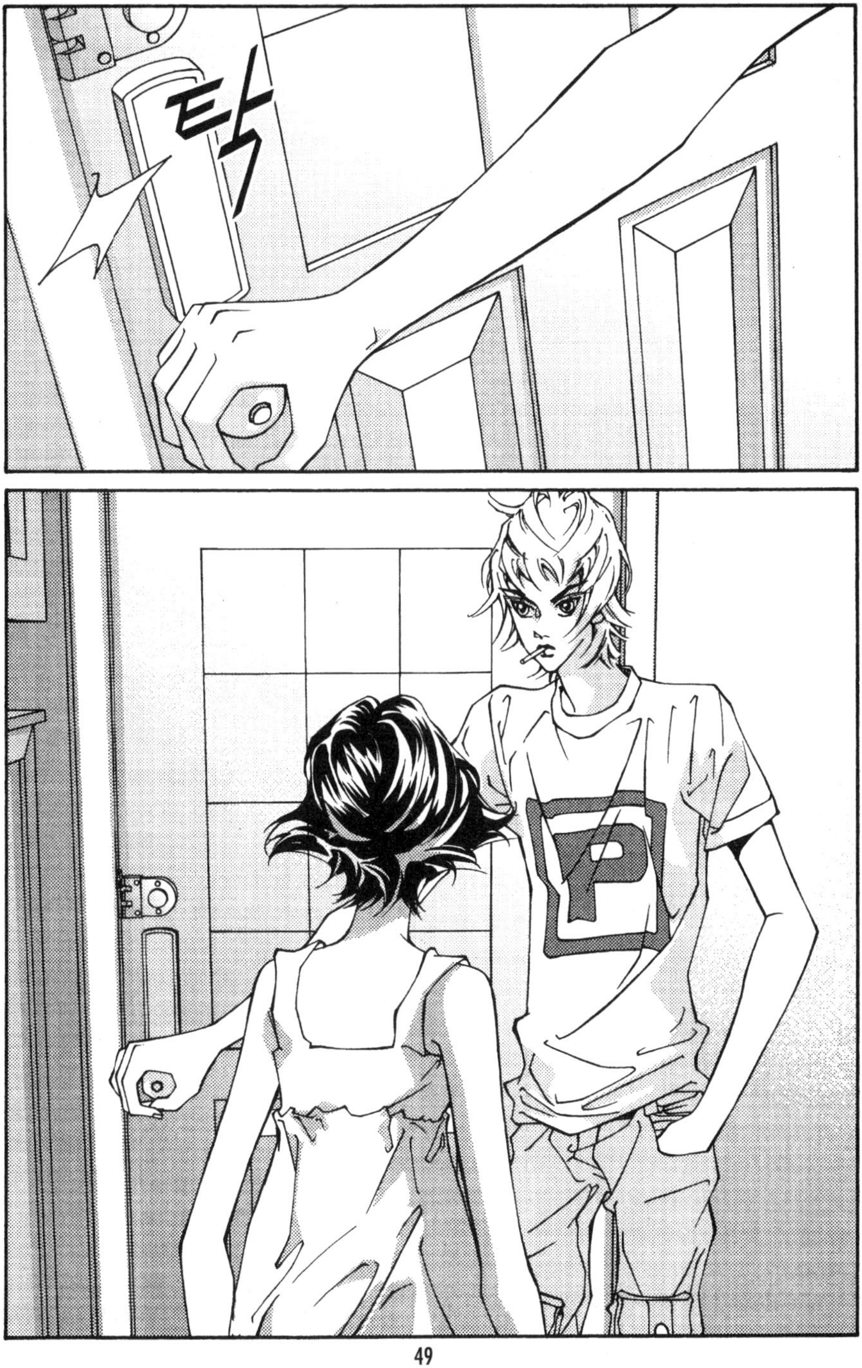
탁

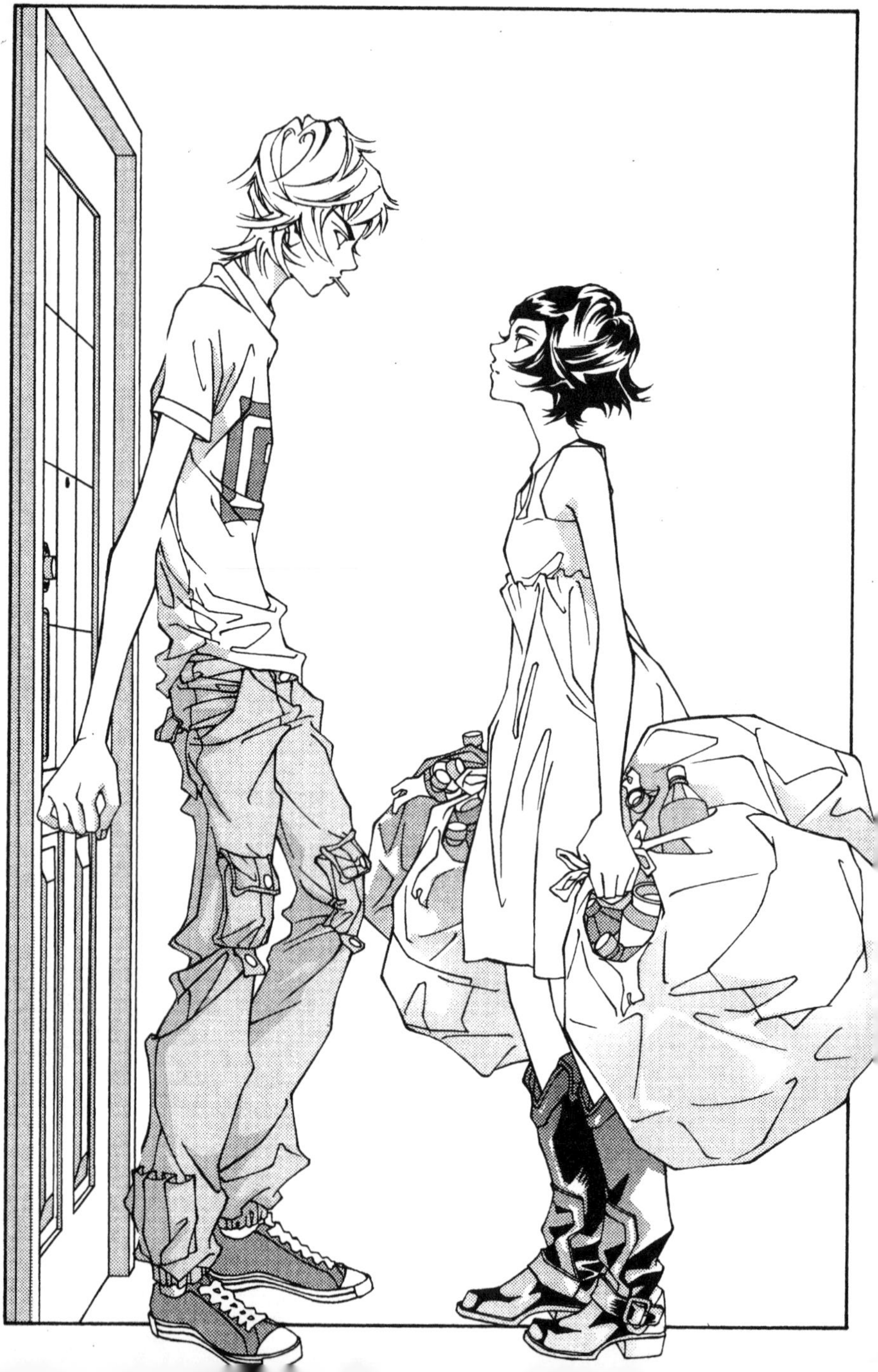

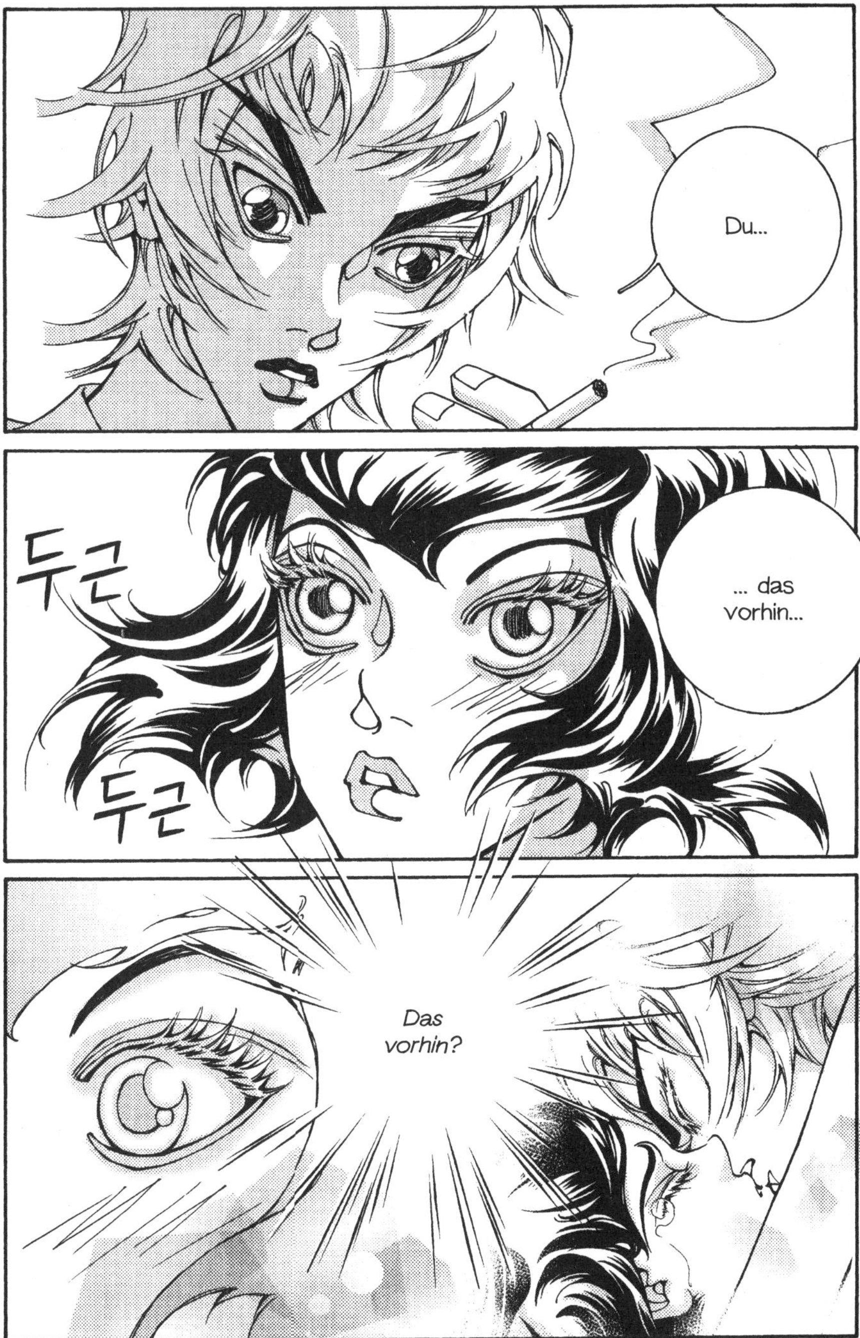
Du...
두근
두근
... das vorhin...
Das vorhin?

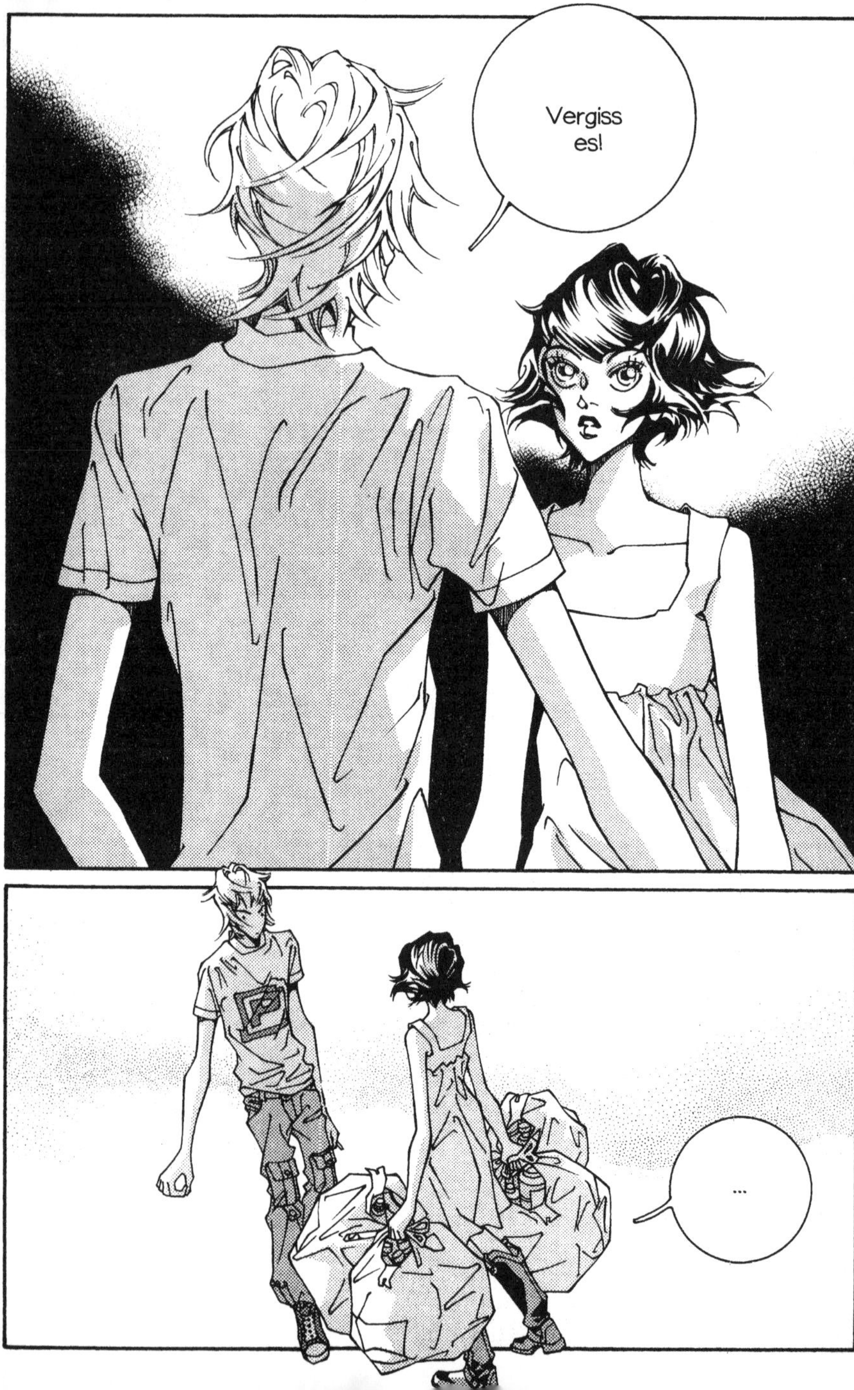
Vergiss es!
...

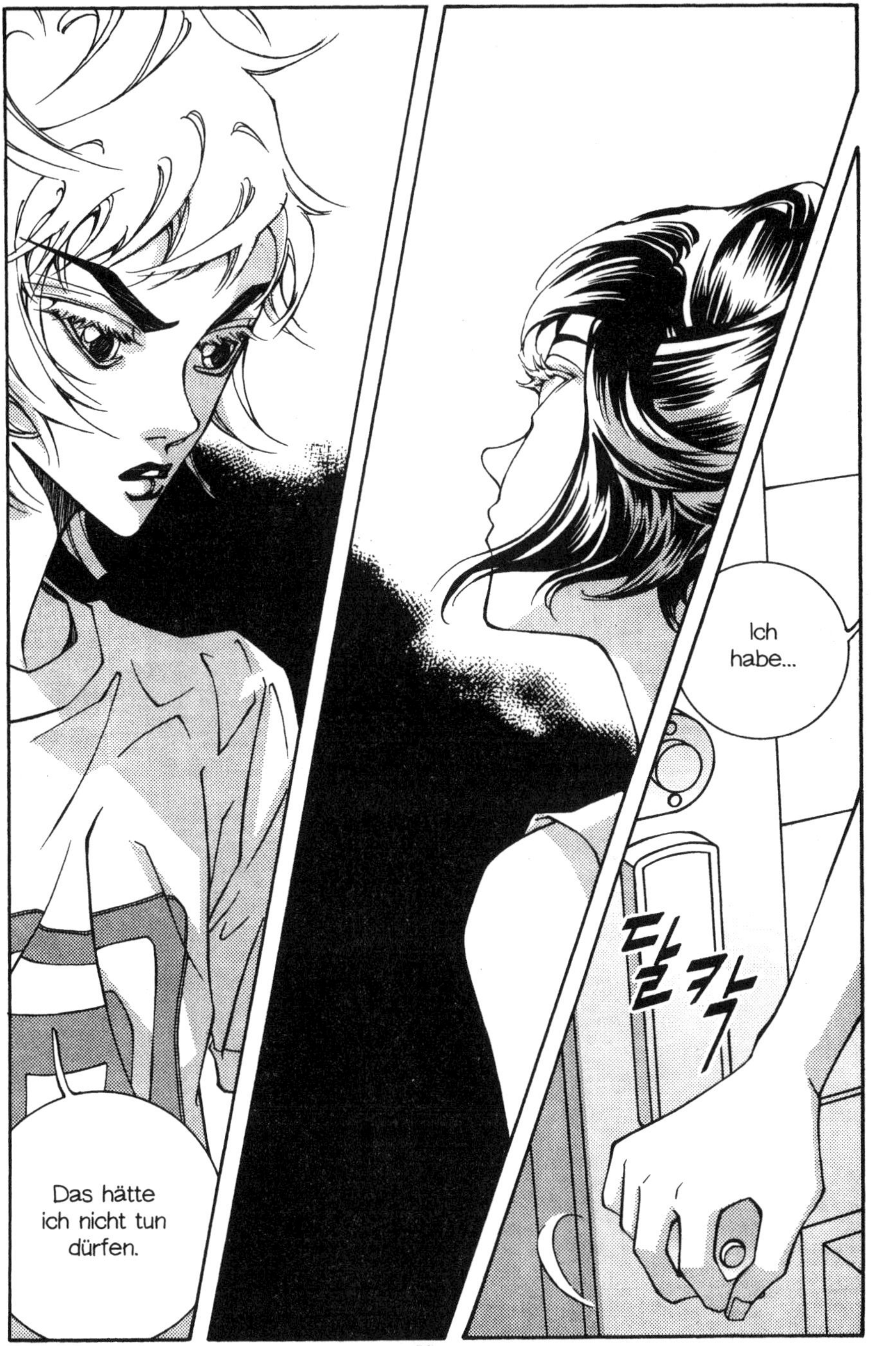
Das hätte ich nicht tun dürfen.
Ich habe...
달칵

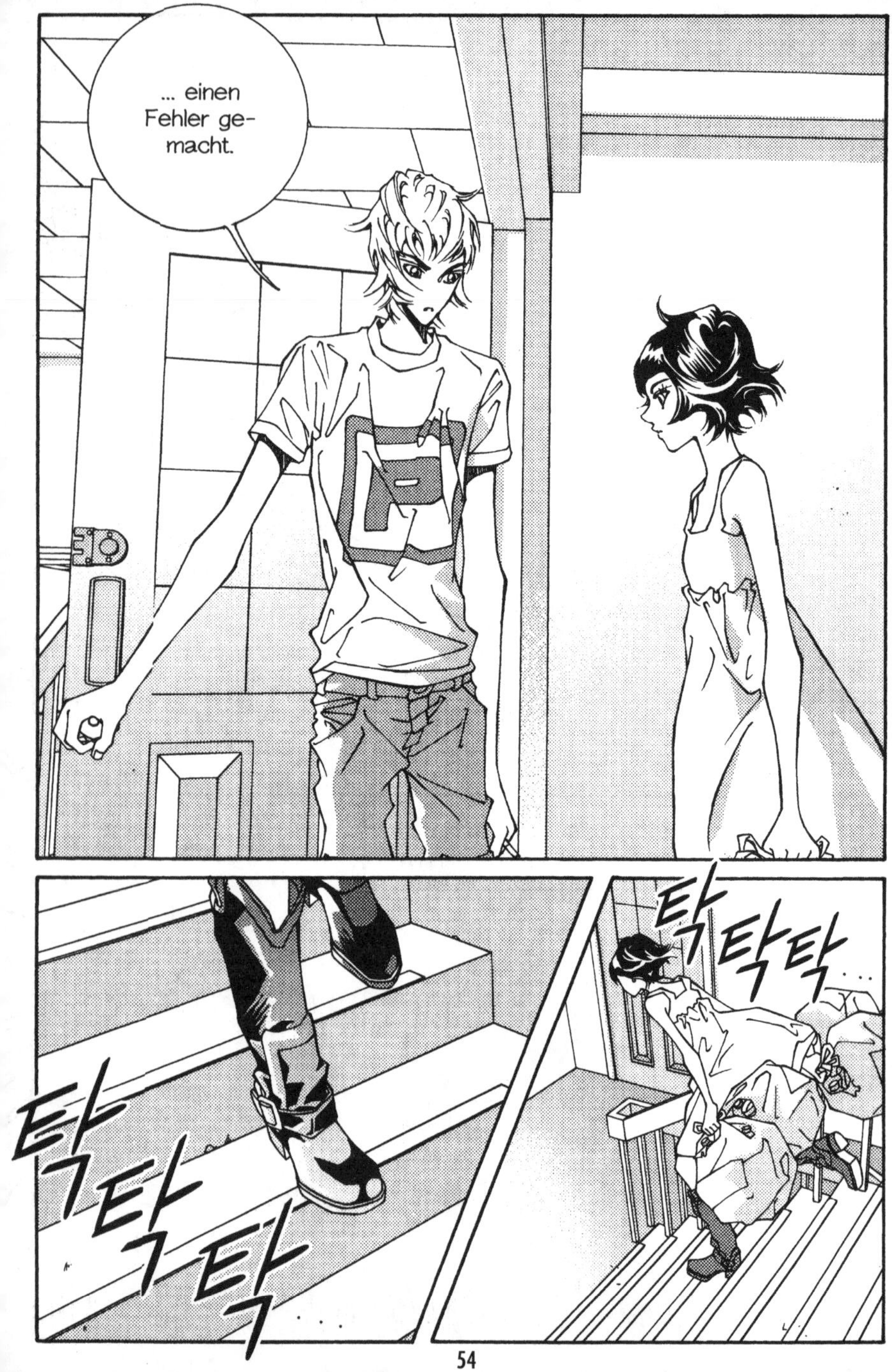
... einen Fehler gemacht.
탁탁탁...
탁탁탁...

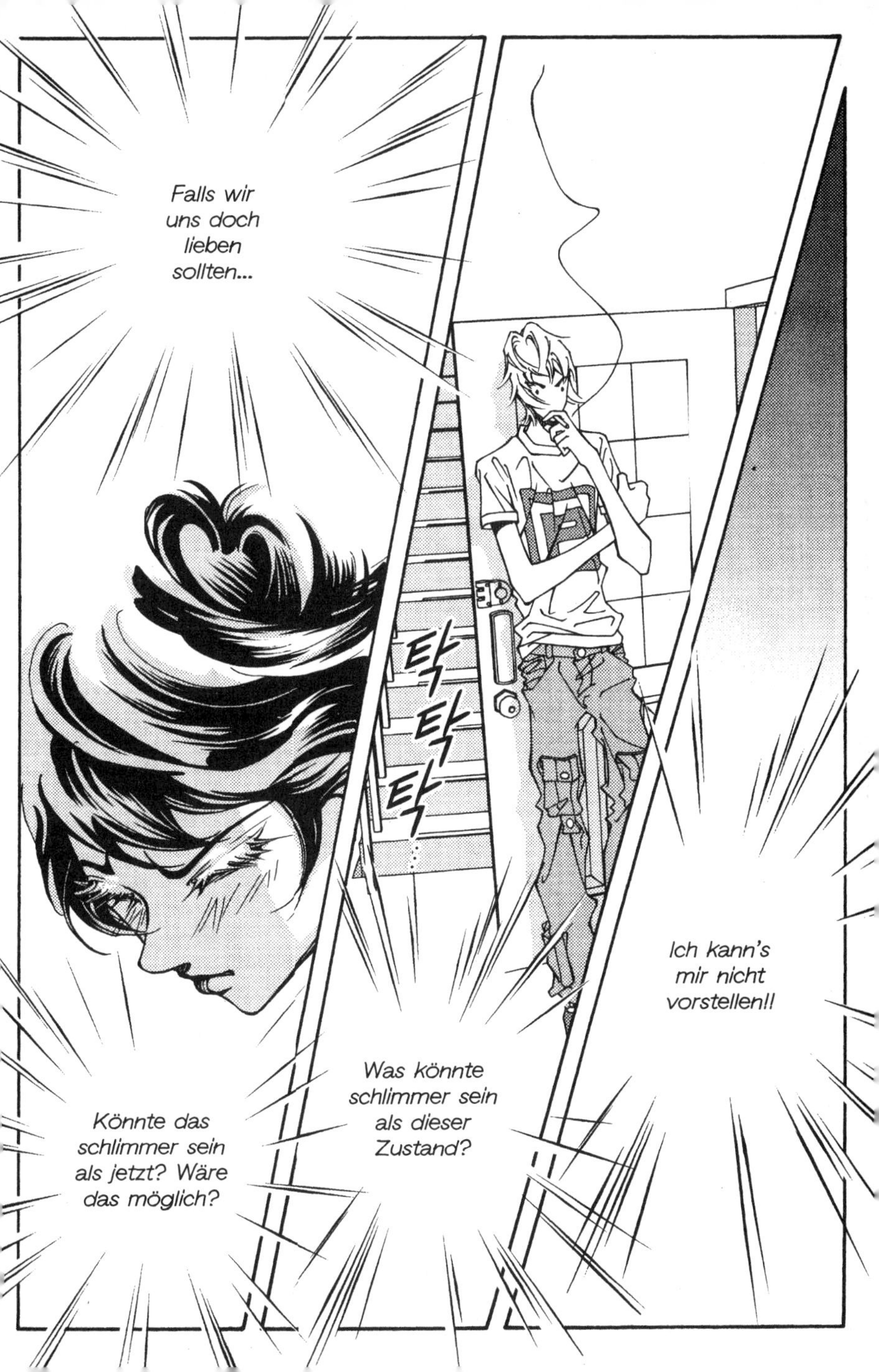

Falls wir uns doch lieben sollten...
탁
탁
탁
Ich kann's mir nicht vorstellen!!
Was könnte schlimmer sein als dieser Zustand?
Könnte das schlimmer sein als jetzt? Wäre das möglich?

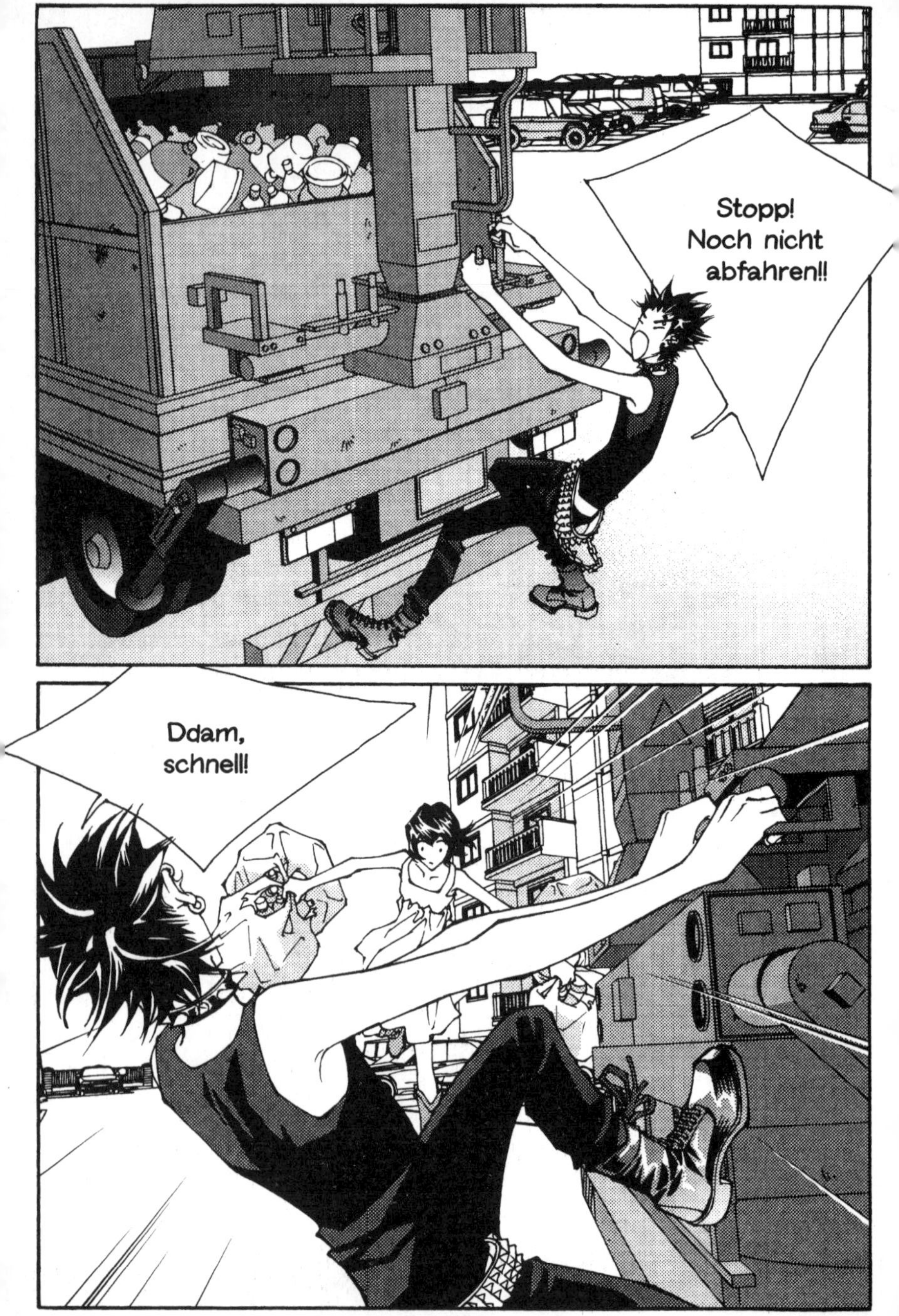
Stopp! Noch nicht abfahren!!
Ddam, schnell!

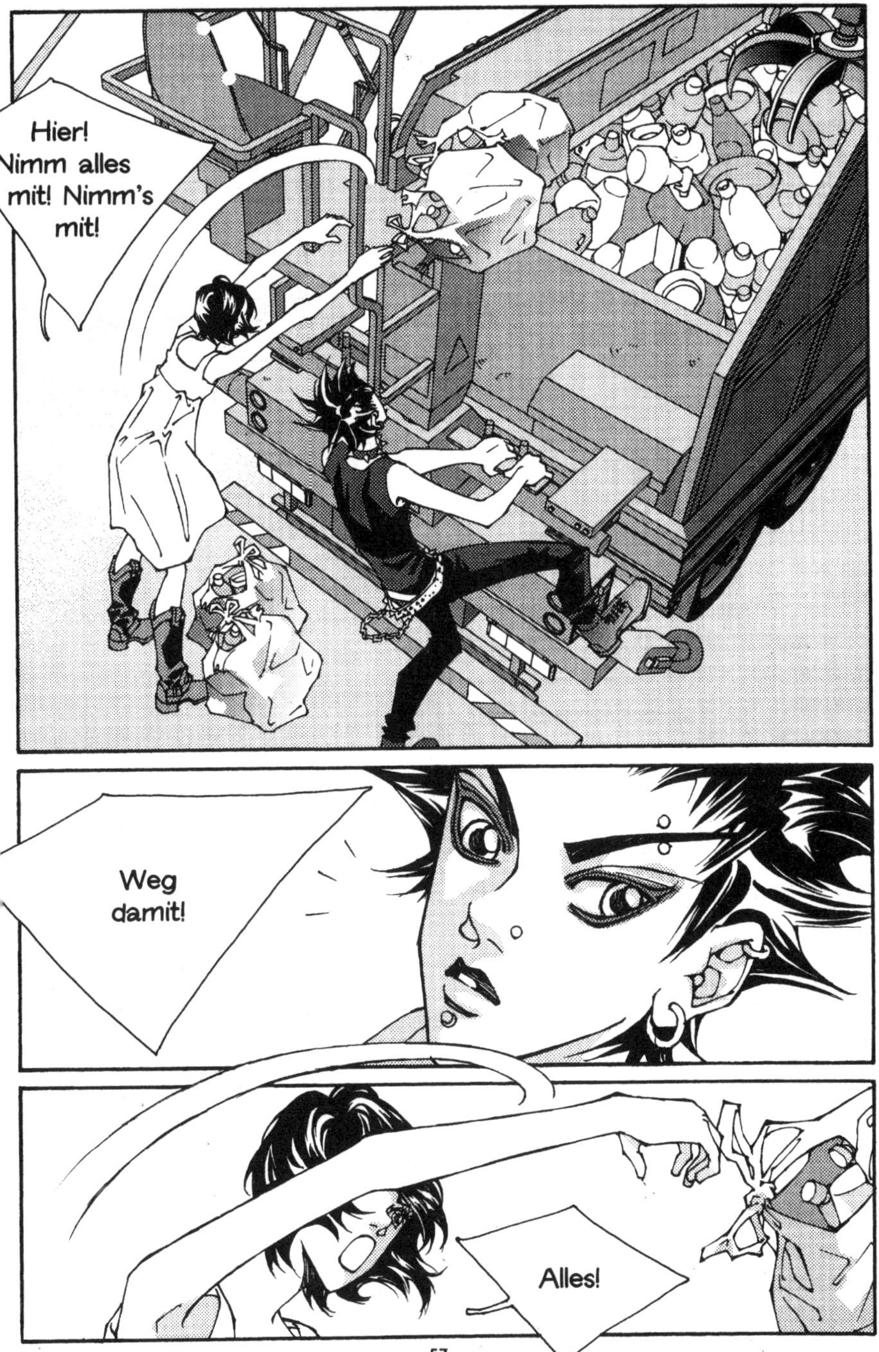
Hier! Nimm alles mit! Nimm's mit!
Weg damit!
Alles!

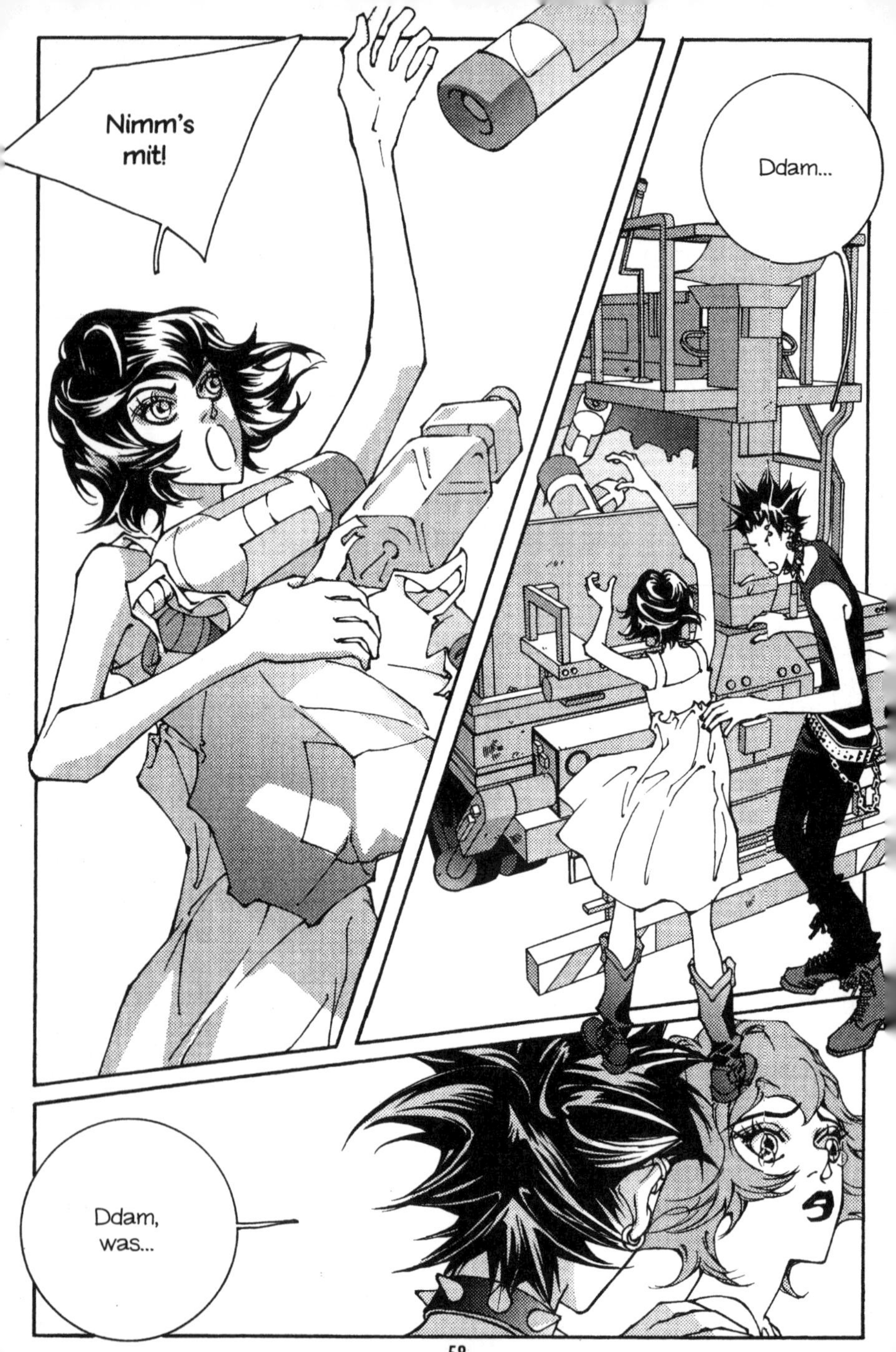
Nimm's mit!
Ddam...
Ddam, was...

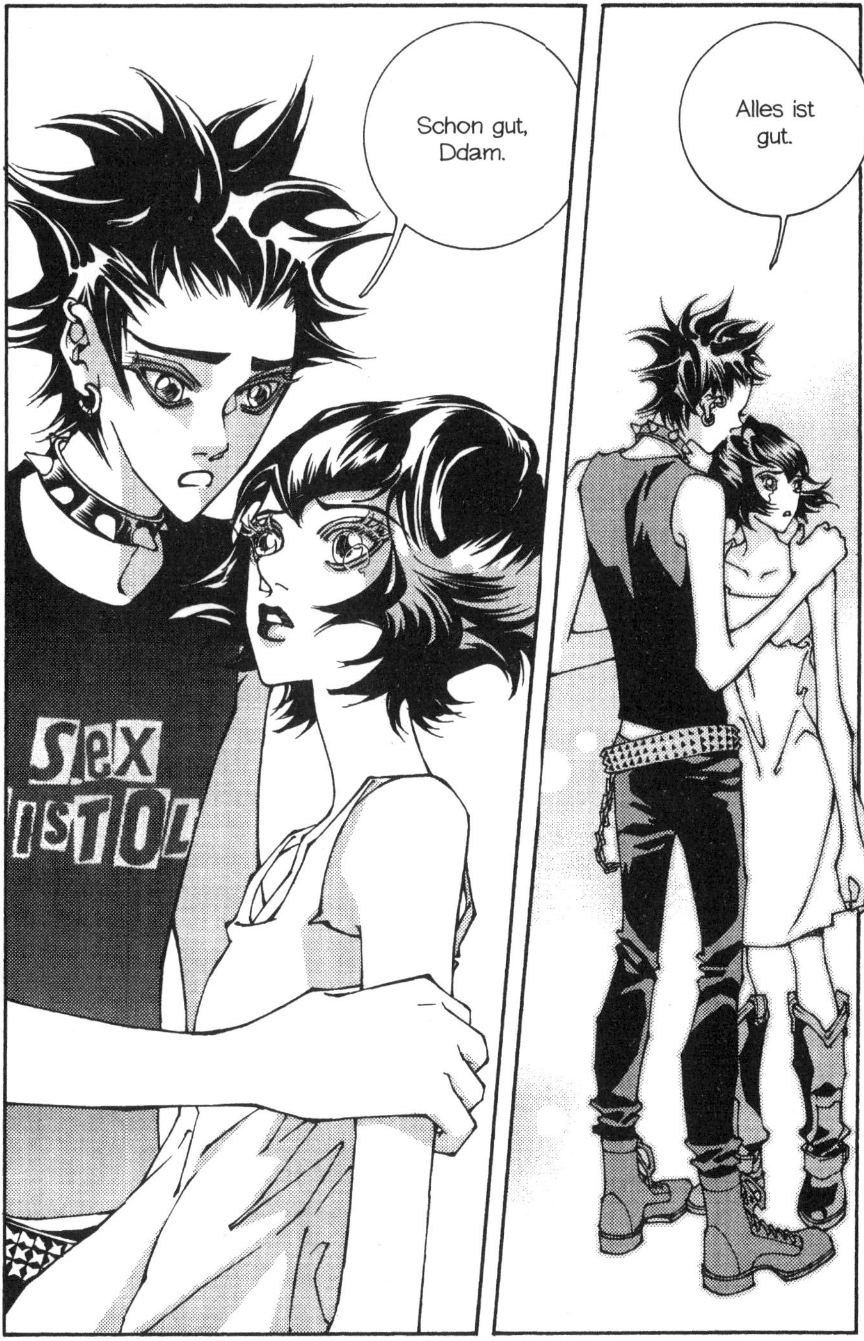
Schon gut,
Ddam.
Alles ist
gut.
SEX

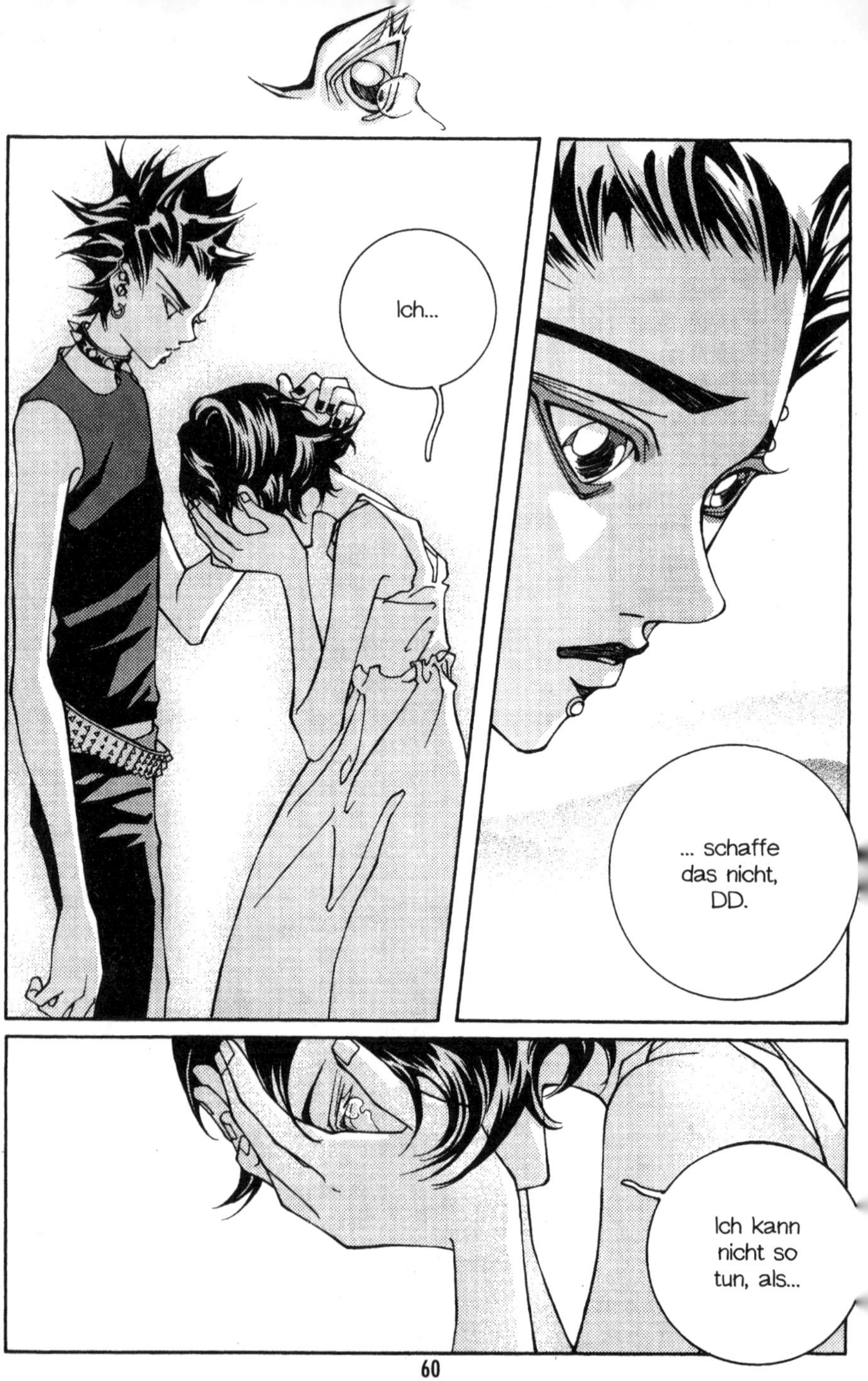
Ich...
... schaffe das nicht, DD.
Ich kann nicht so tun, als...

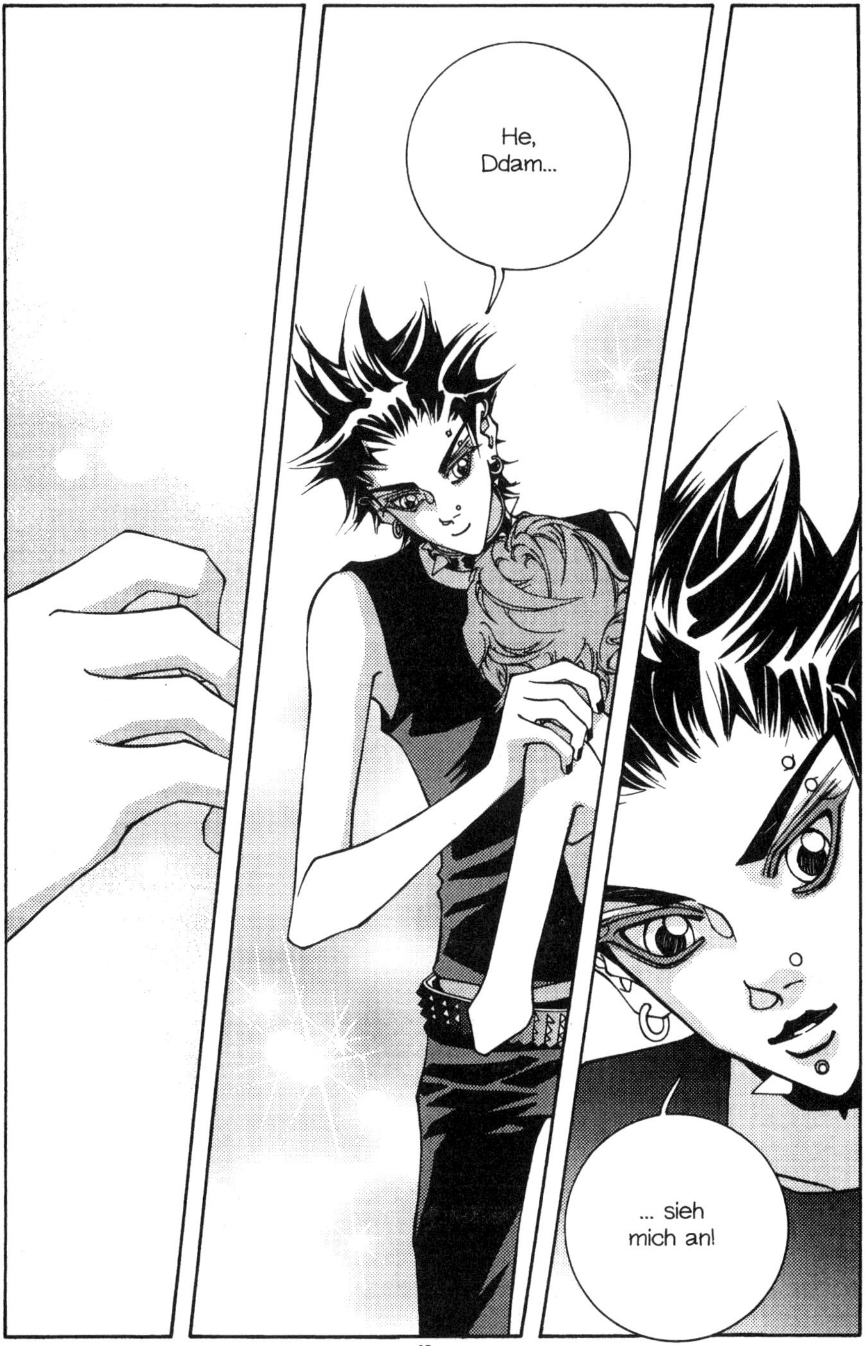
He,
Ddam...
... sieh
mich an!

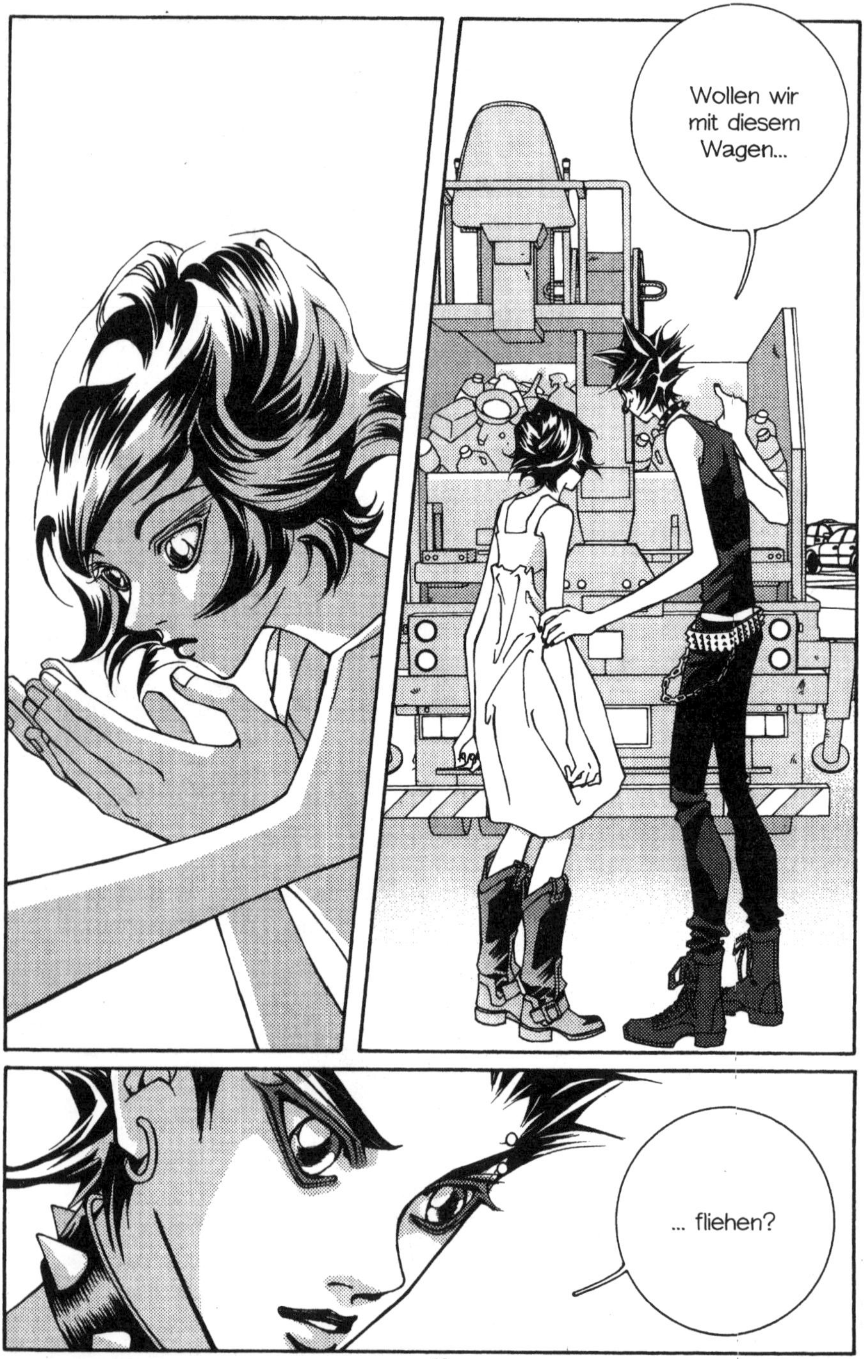
Wollen wir mit diesem Wagen...
... fliehen?

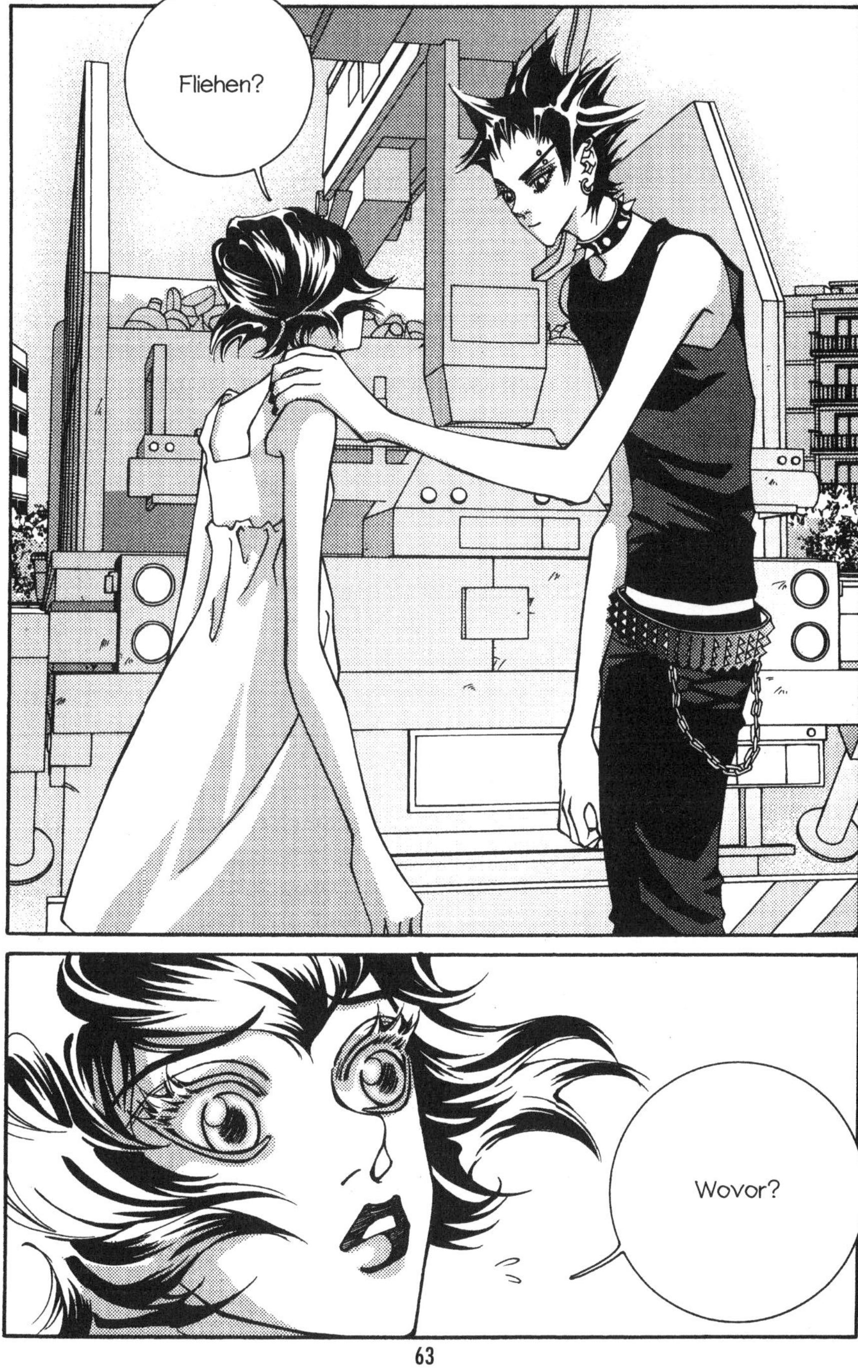
Fliehen?
Wovor?

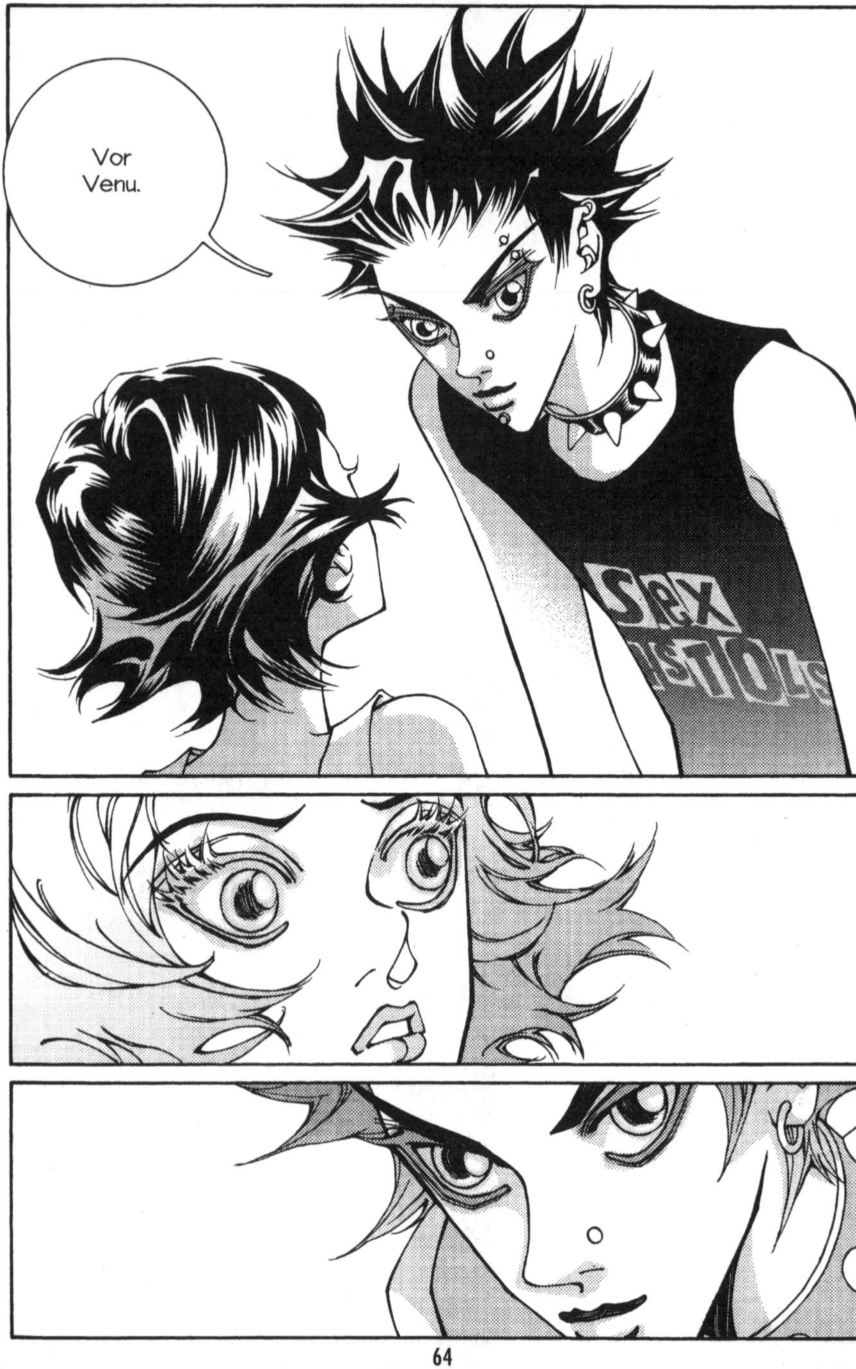
Vor
Venu.

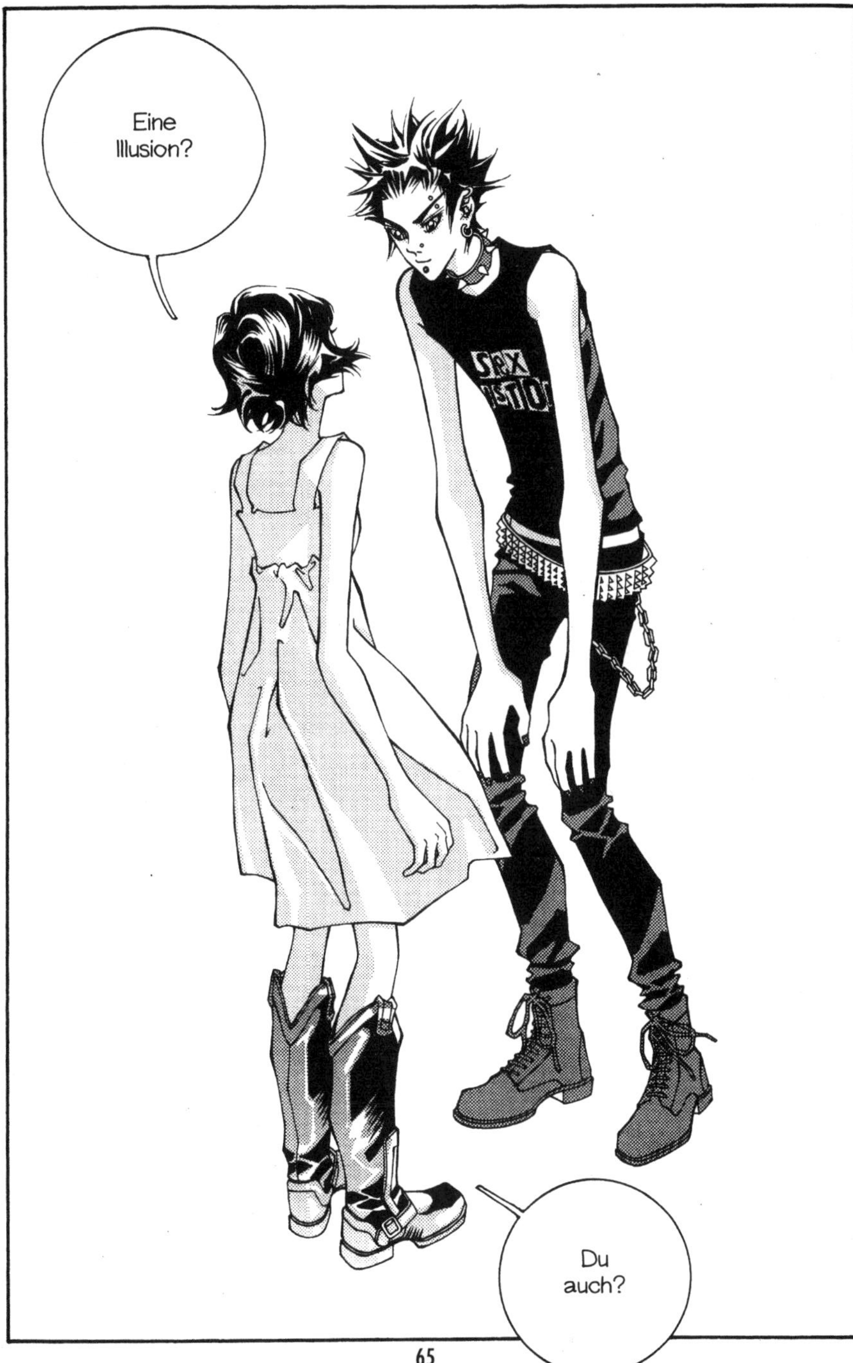
Eine
Illusion?
SEX
PISTOLS
Du
auch?

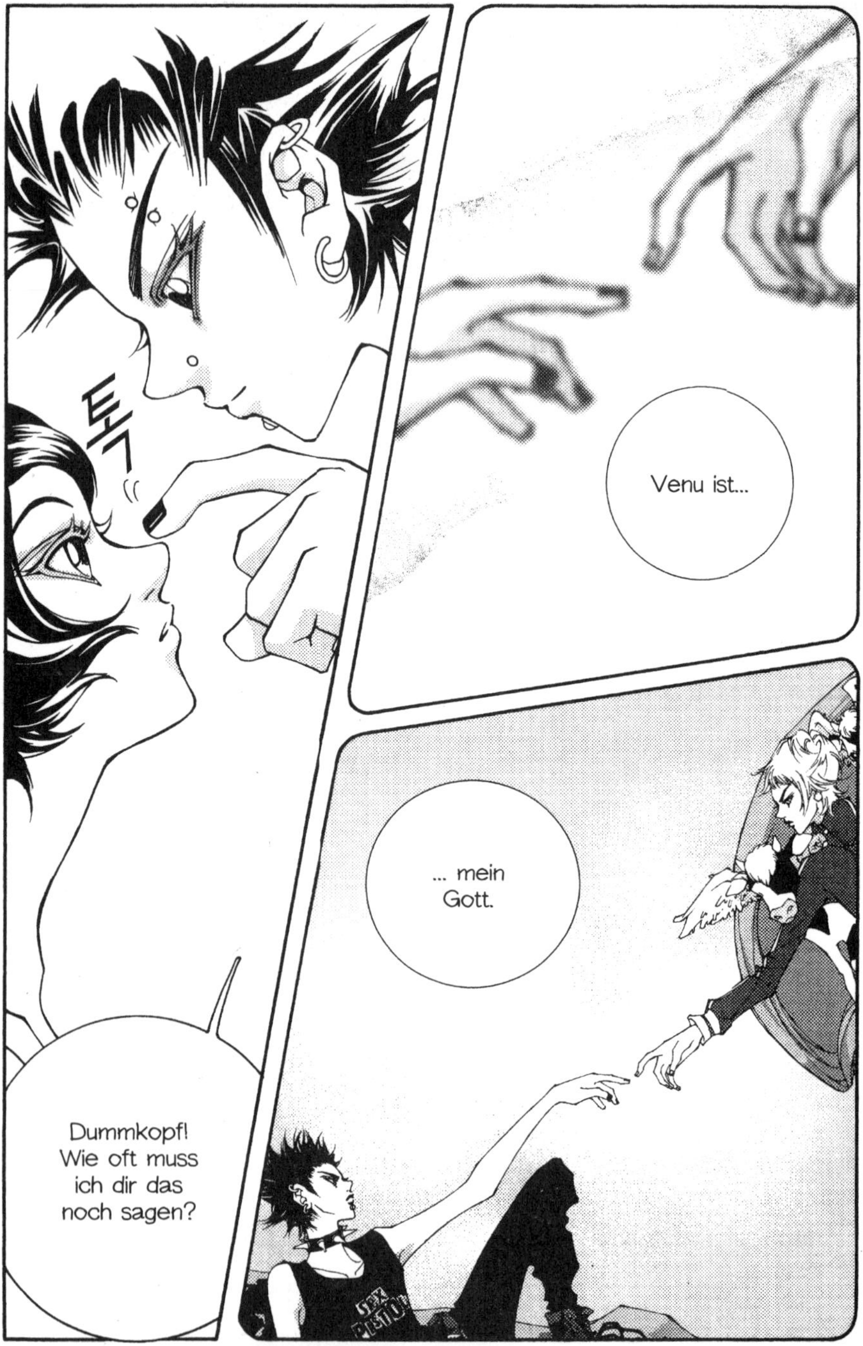
톡
Dummkopf! Wie oft muss ich dir das noch sagen?
Venu ist...
... mein Gott.

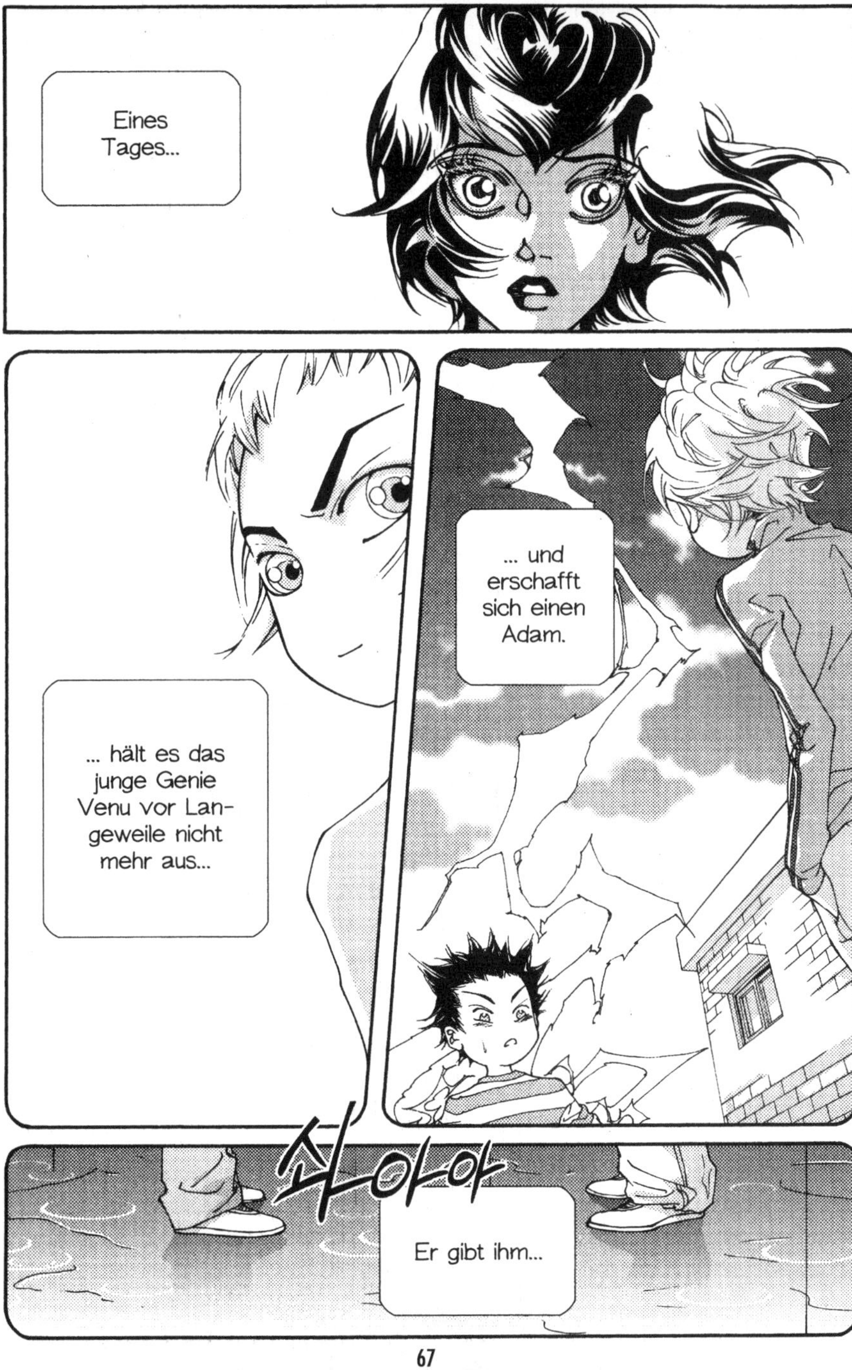
Eines Tages...
... hält es das junge Genie Venu vor Langeweile nicht mehr aus...
... und erschafft sich einen Adam.
쏴아아
Er gibt ihm...

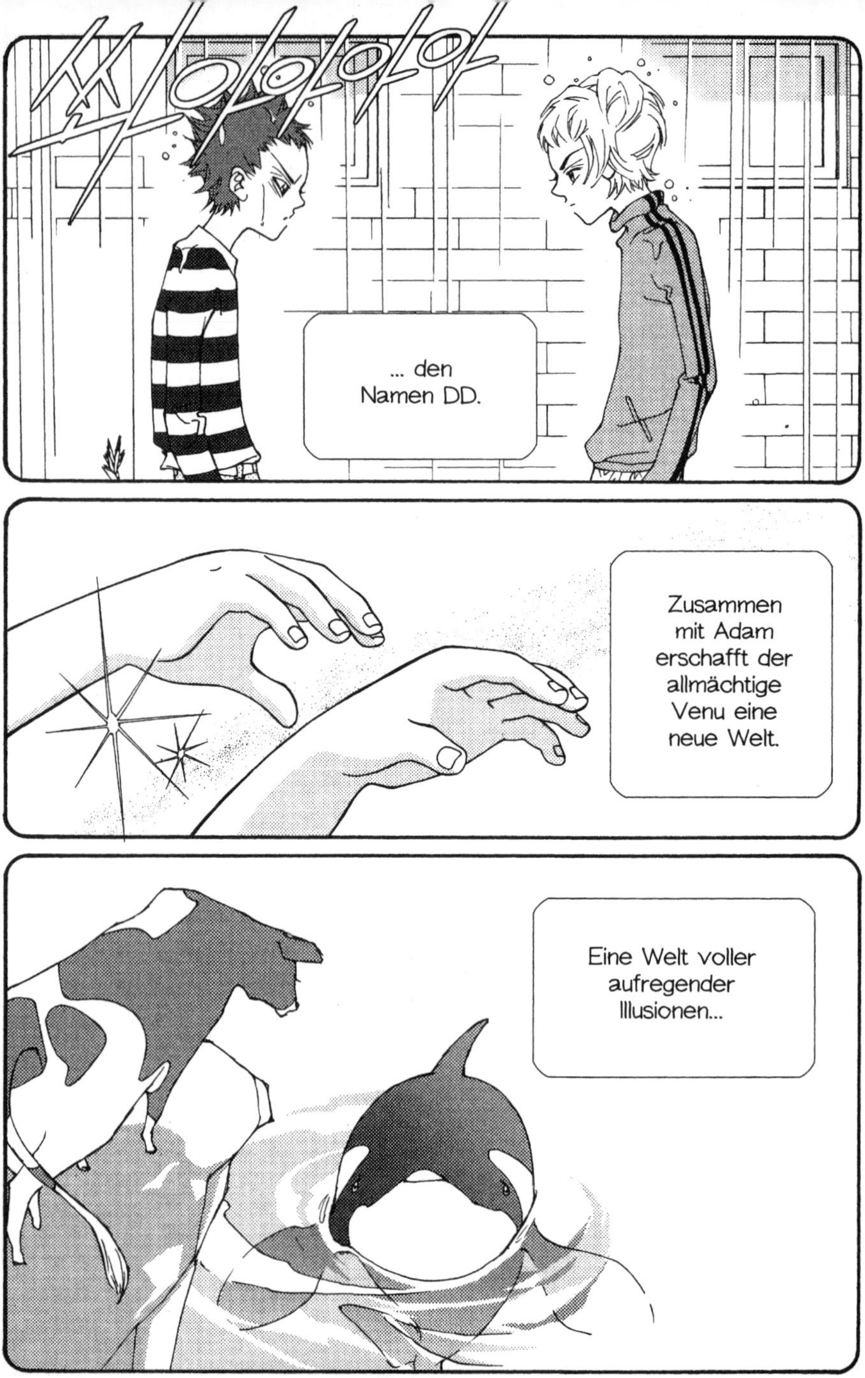
... den
Namen DD.
Zusammen
mit Adam
erschafft der
allmächtige
Venu eine
neue Welt.
Eine Welt voller
aufregender
Illusionen...

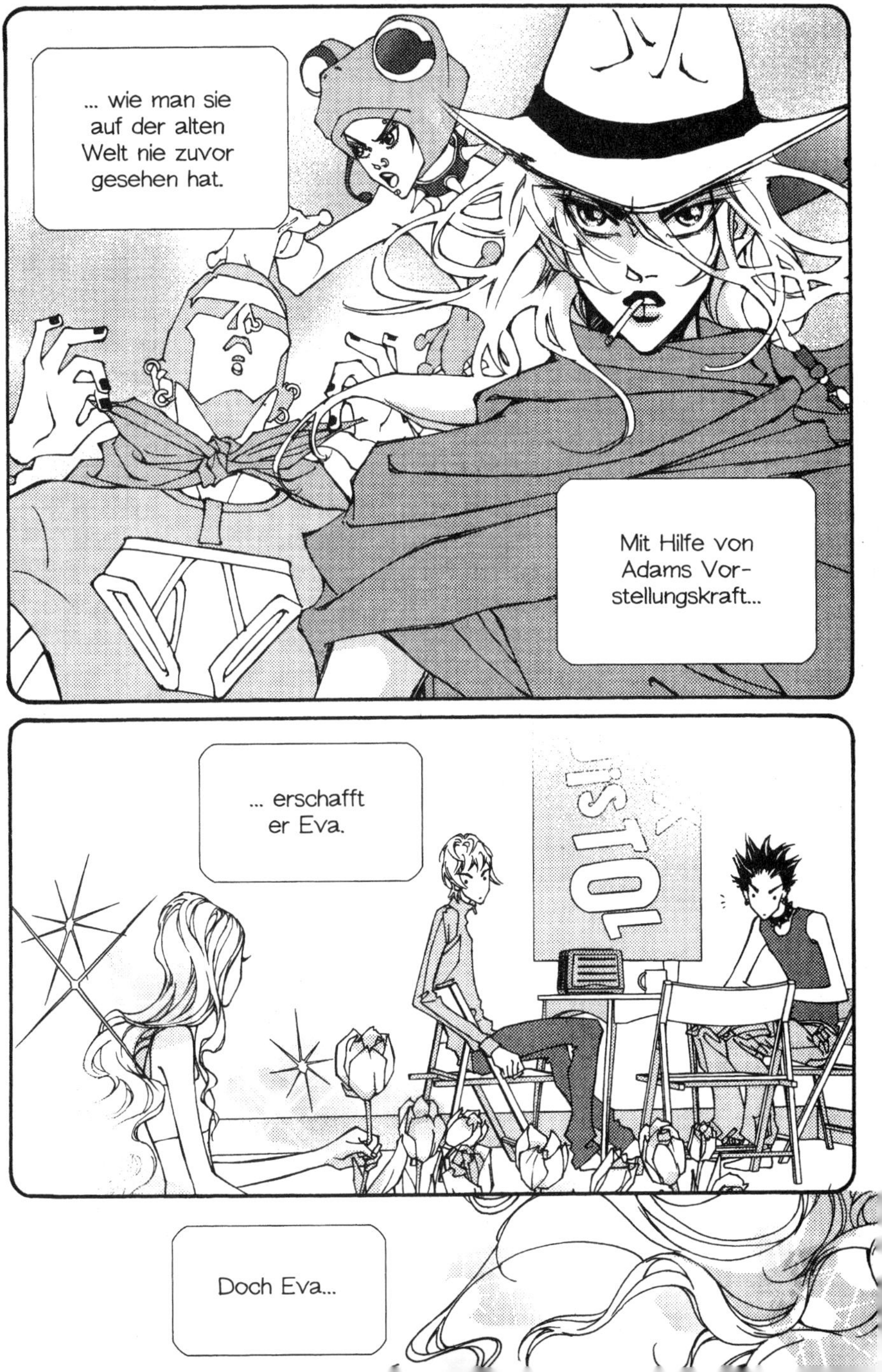

... wie man sie auf der alten Welt nie zuvor gesehen hat.
Mit Hilfe von Adams Vor- stellungskraft...
... erschafft er Eva.
Doch Eva...

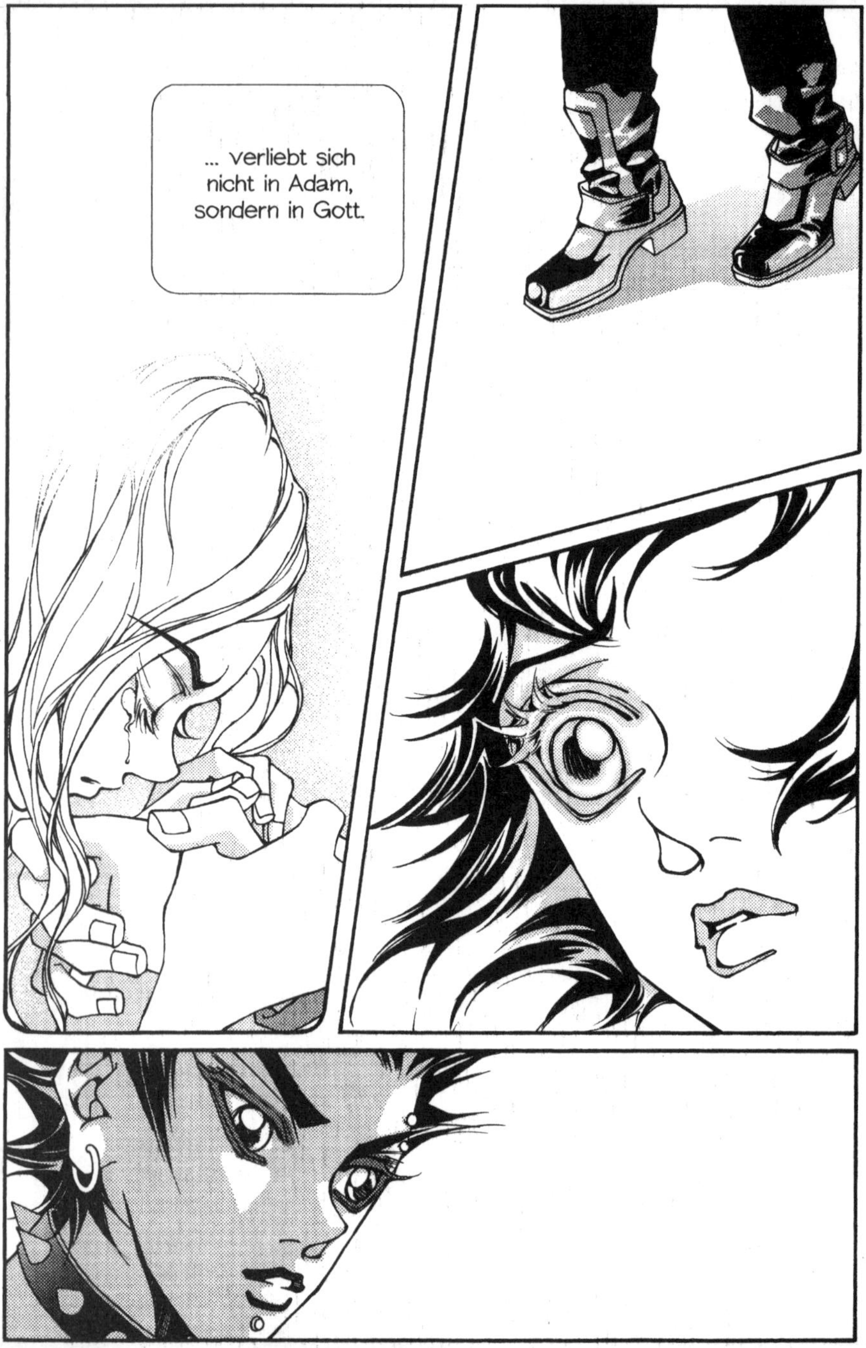
... verliebt sich nicht in Adam, sondern in Gott.

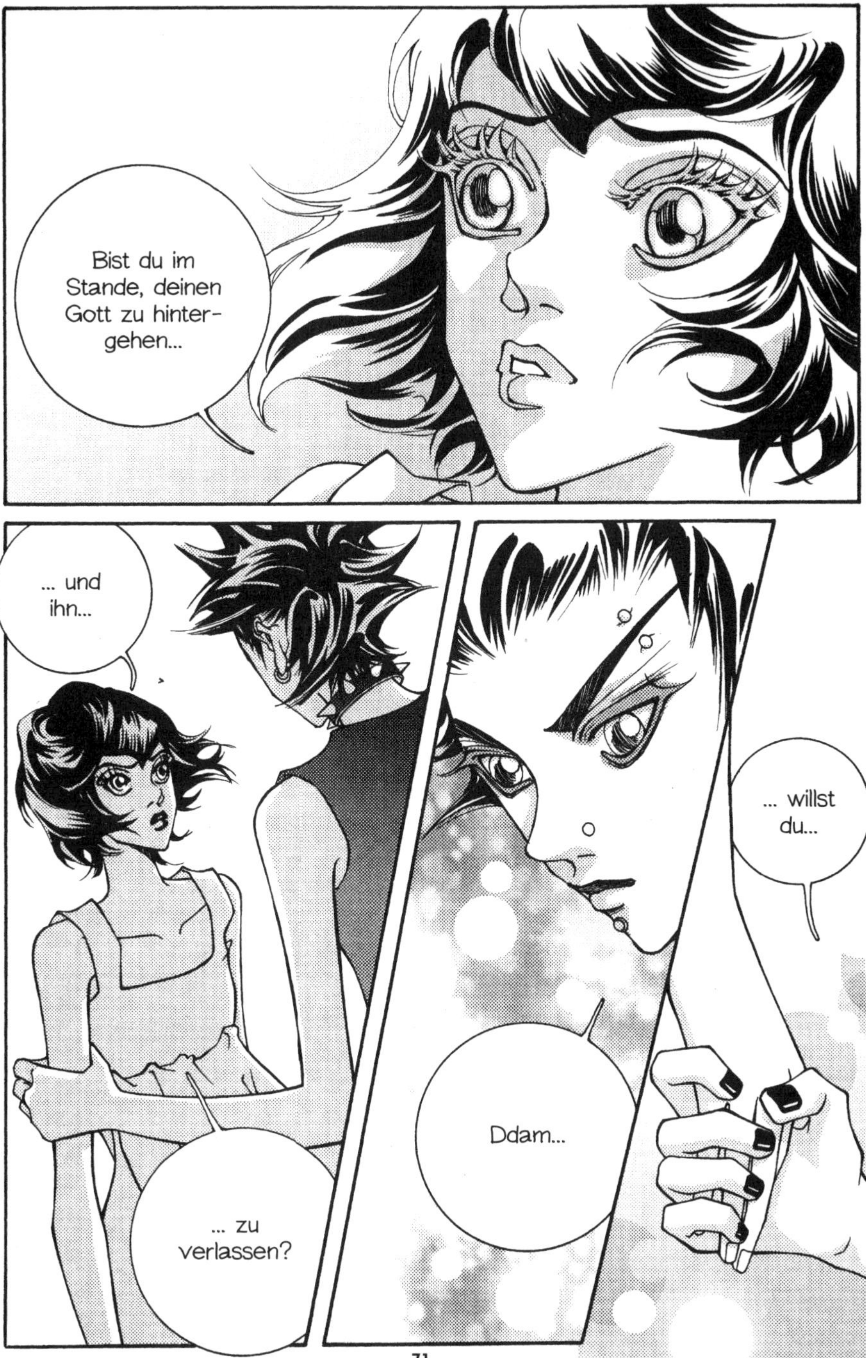
Bist du im Stande, deinen Gott zu hinter-gehen...
... und ihn...
... willst du...
Ddam...
... zu verlassen?

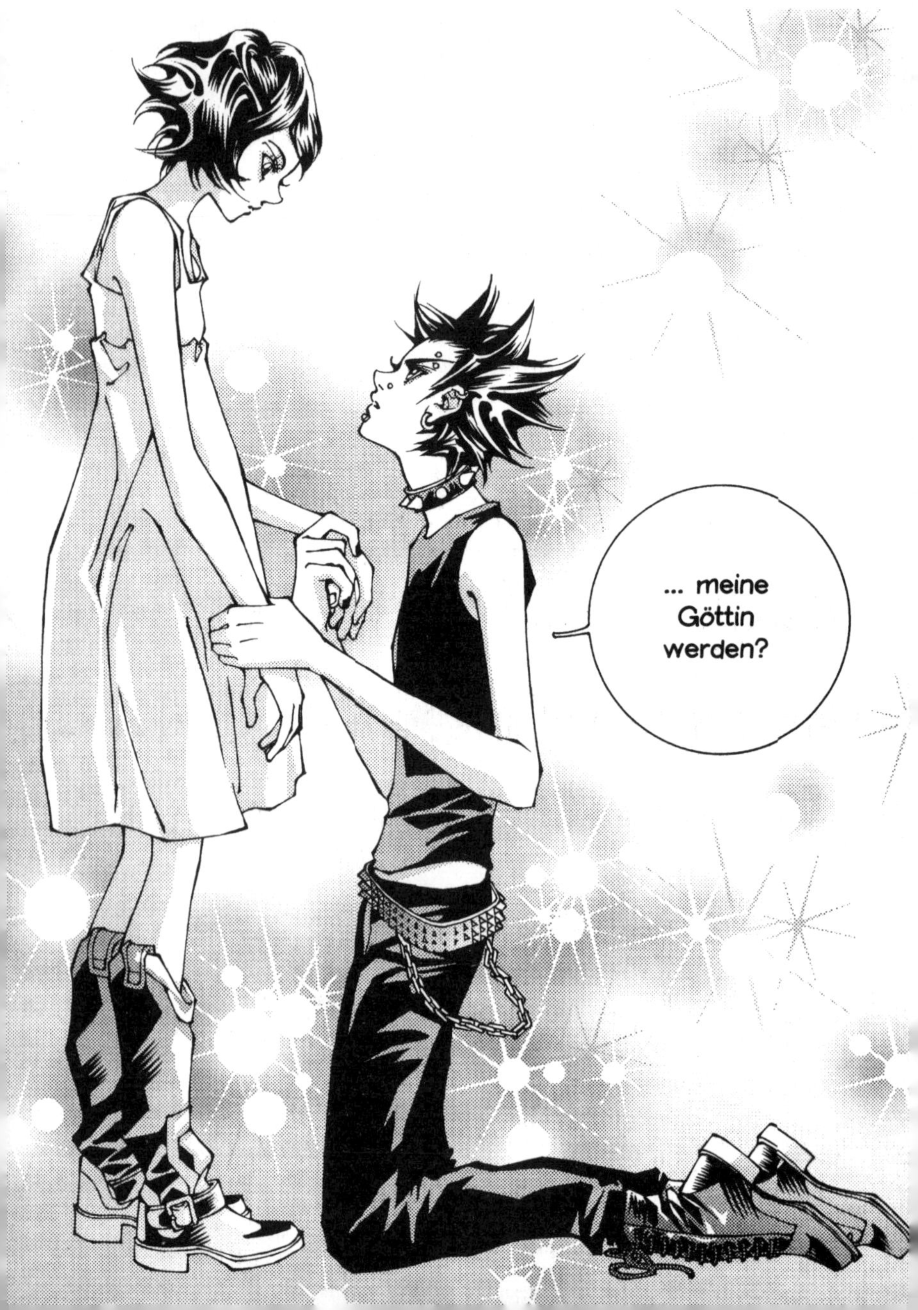
... meine Göttin werden?

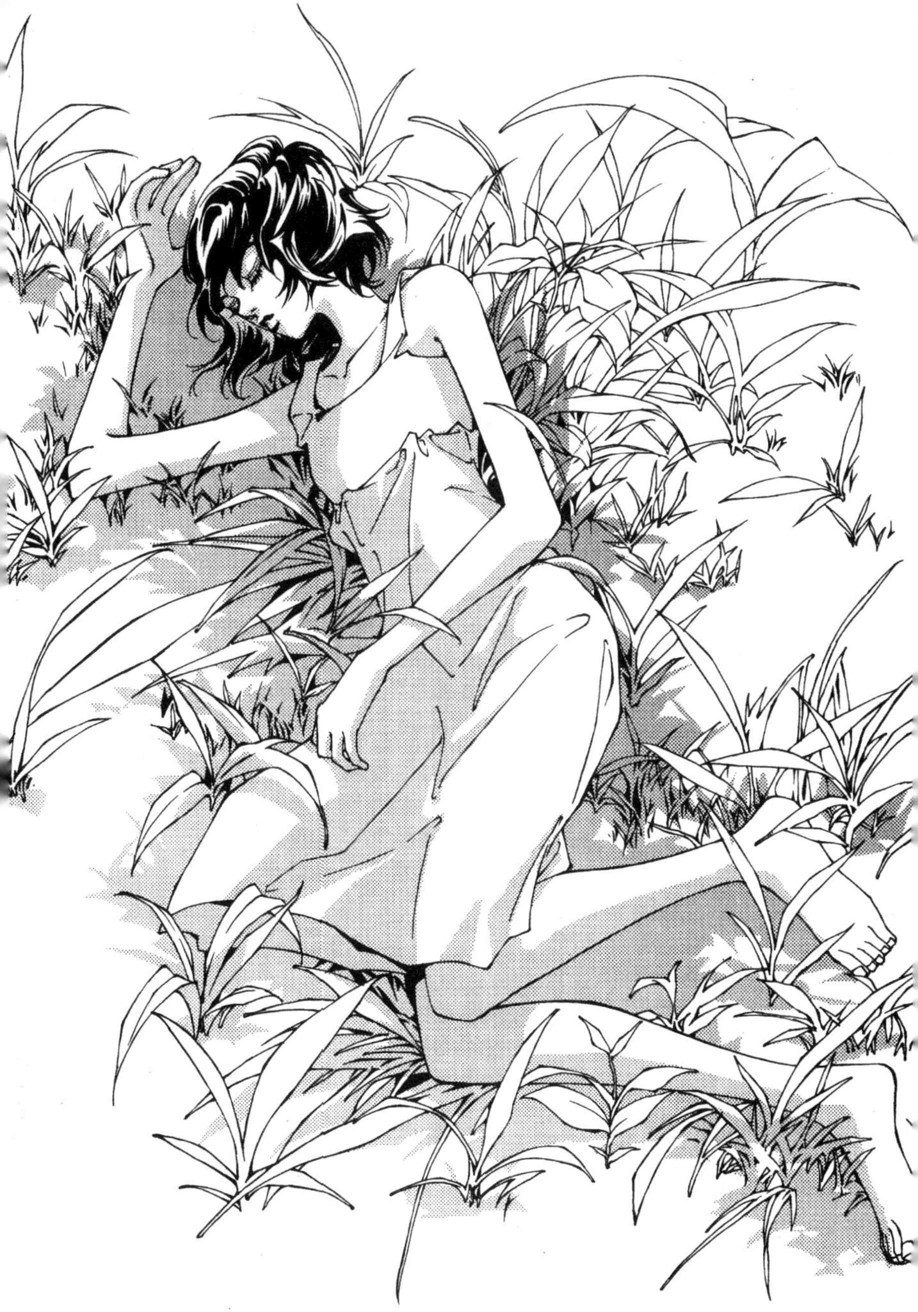

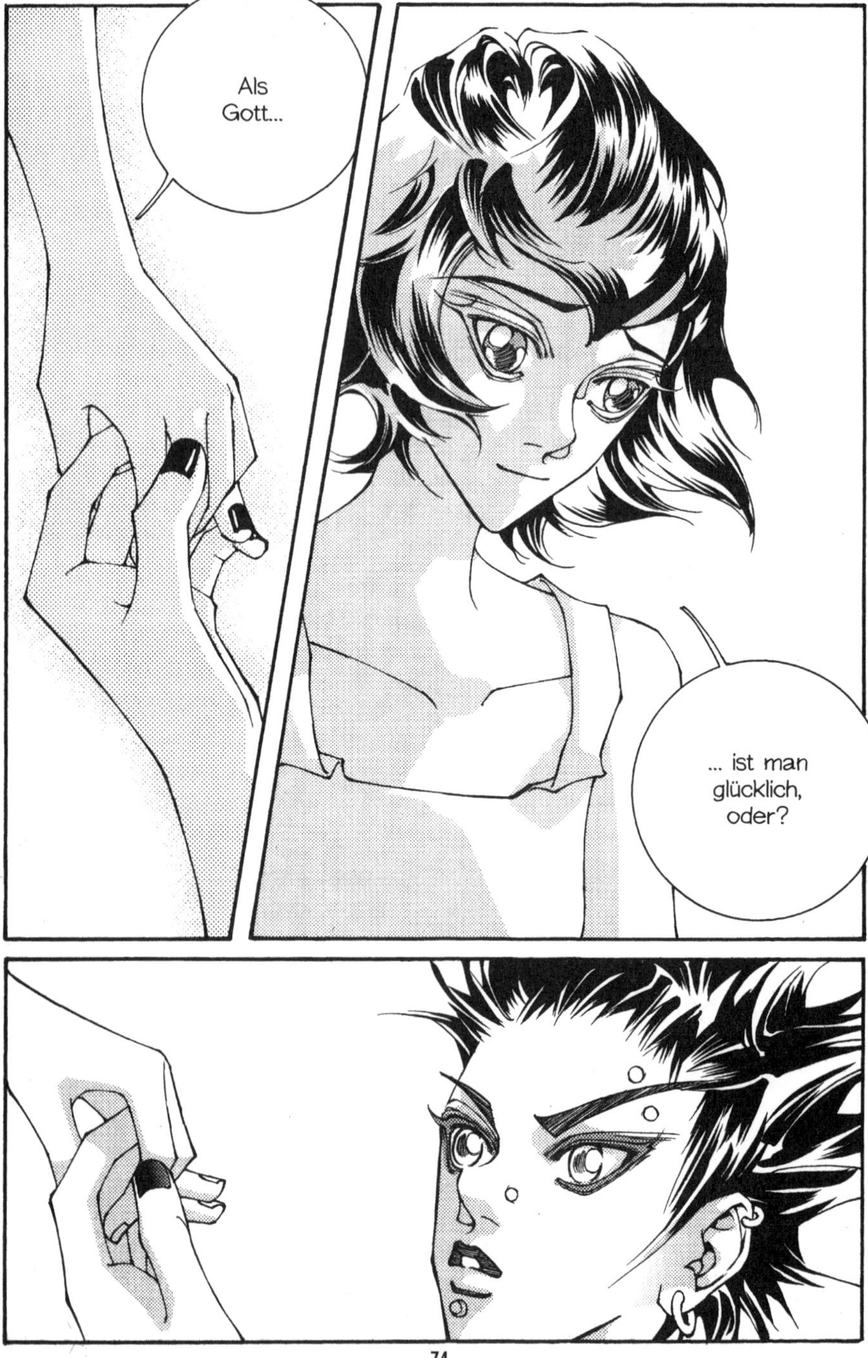
Als
Gott...
... ist man
glücklich,
oder?

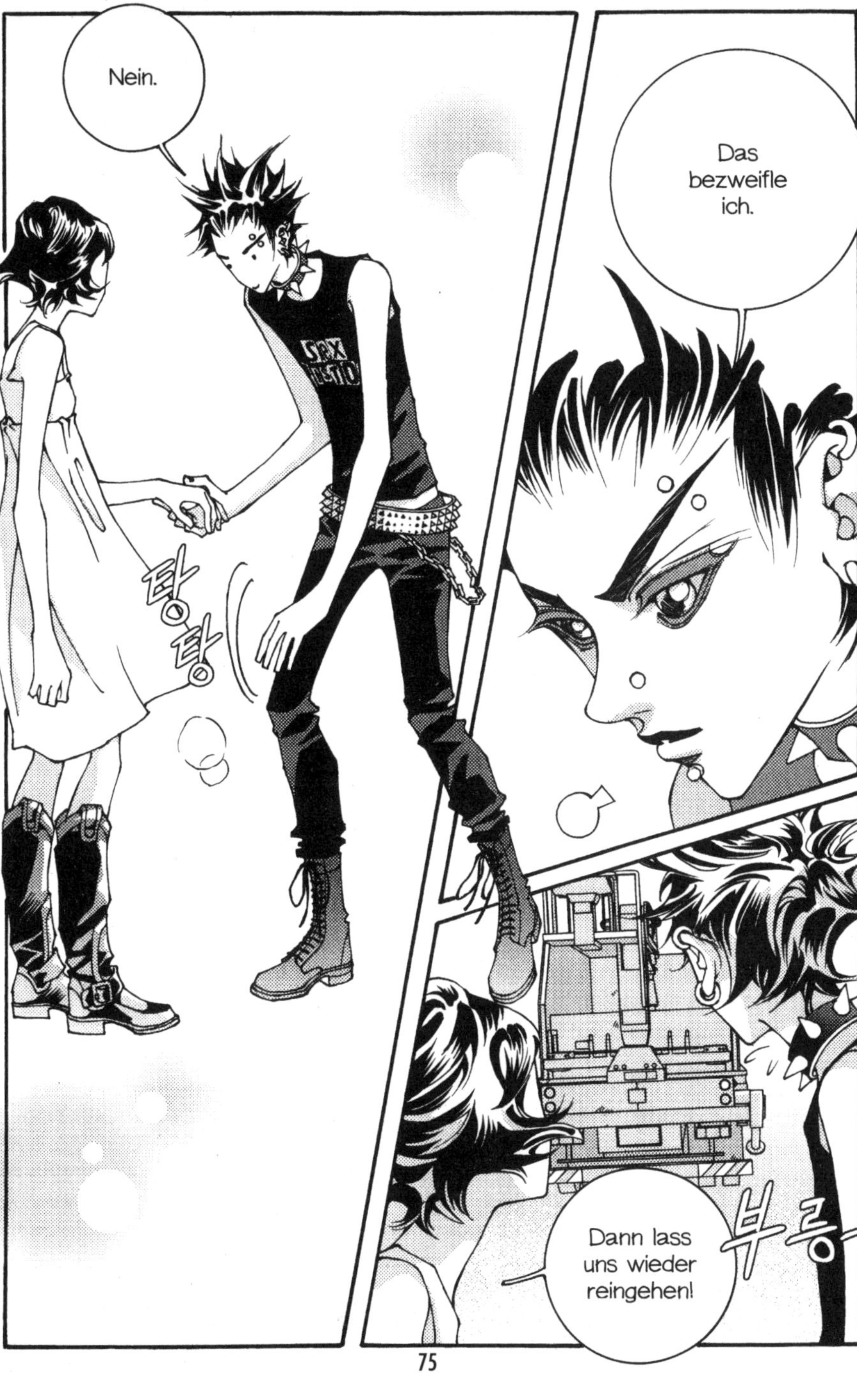
Nein.
탕
탕
Das bezweifle ich.
Dann lass uns wieder reingehen!
부릉

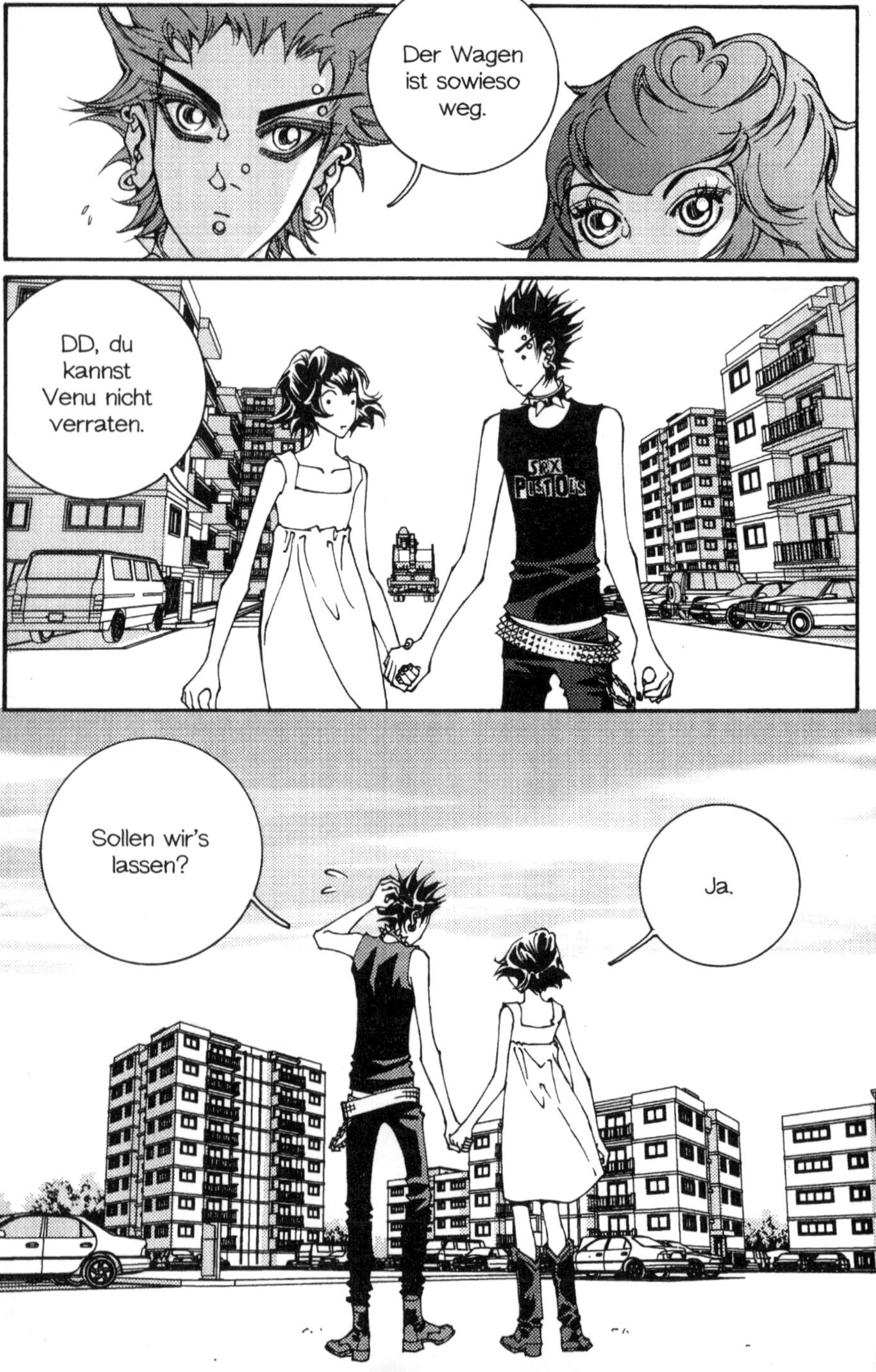
Der Wagen ist sowieso weg.
DD, du kannst Venu nicht verraten.
Sollen wir's lassen?
Ja.

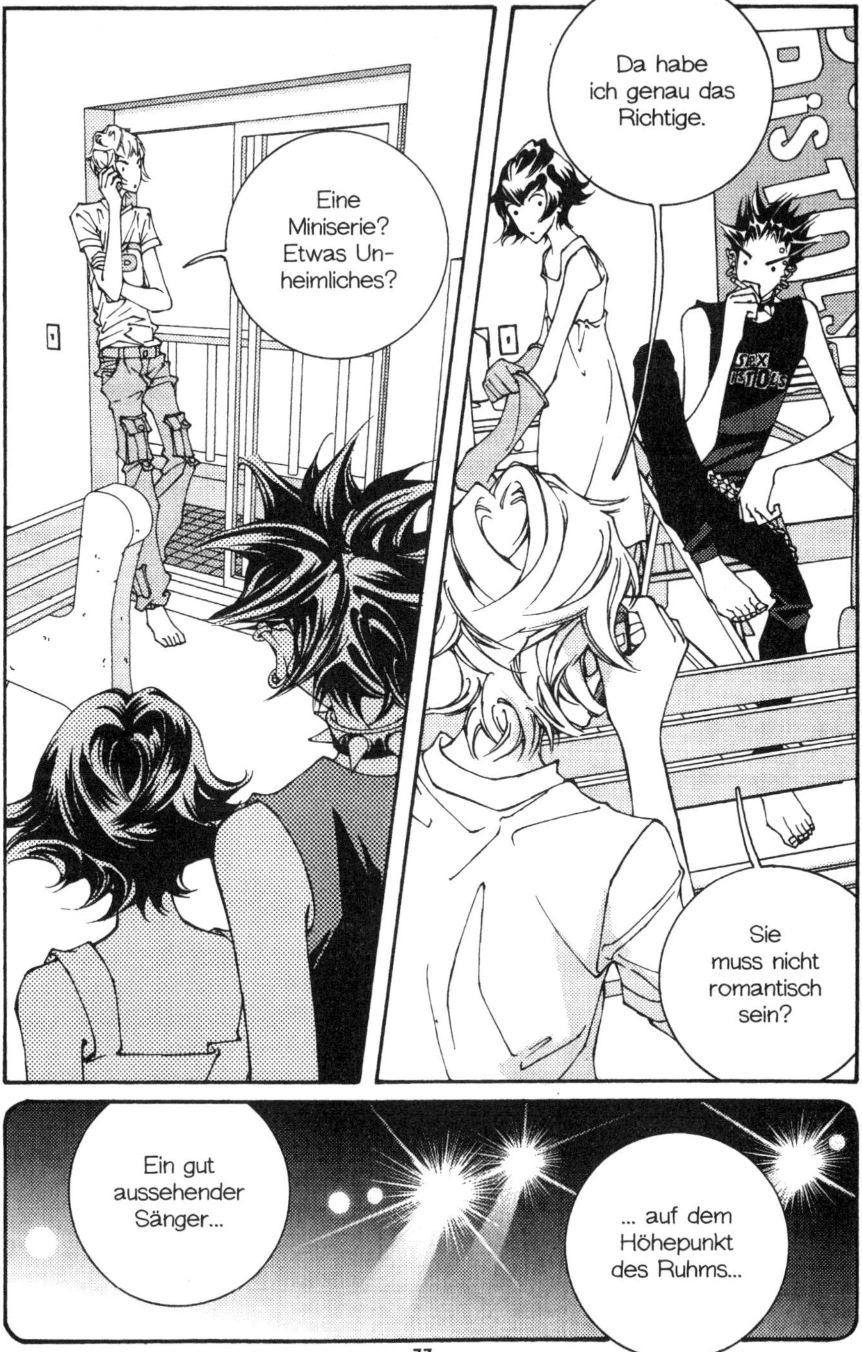
Eine Miniserie? Etwas Un-heimliches?
Da habe ich genau das Richtige.
Sie muss nicht romantisch sein?
Ein gut aussehender Sänger...
... auf dem Höhepunkt des Ruhms...

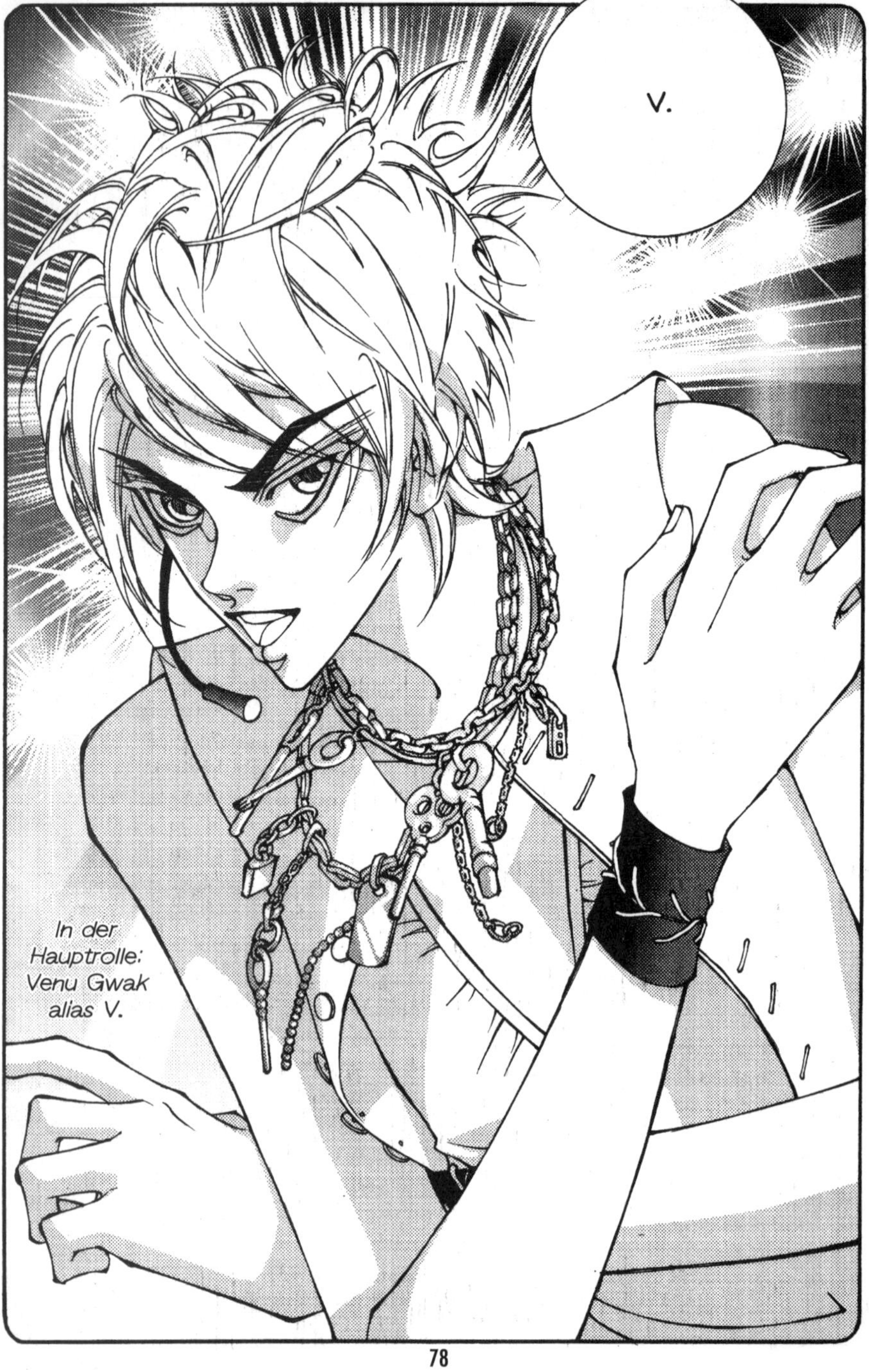
V.
In der Hauptrolle: Venu Gwak alias V.

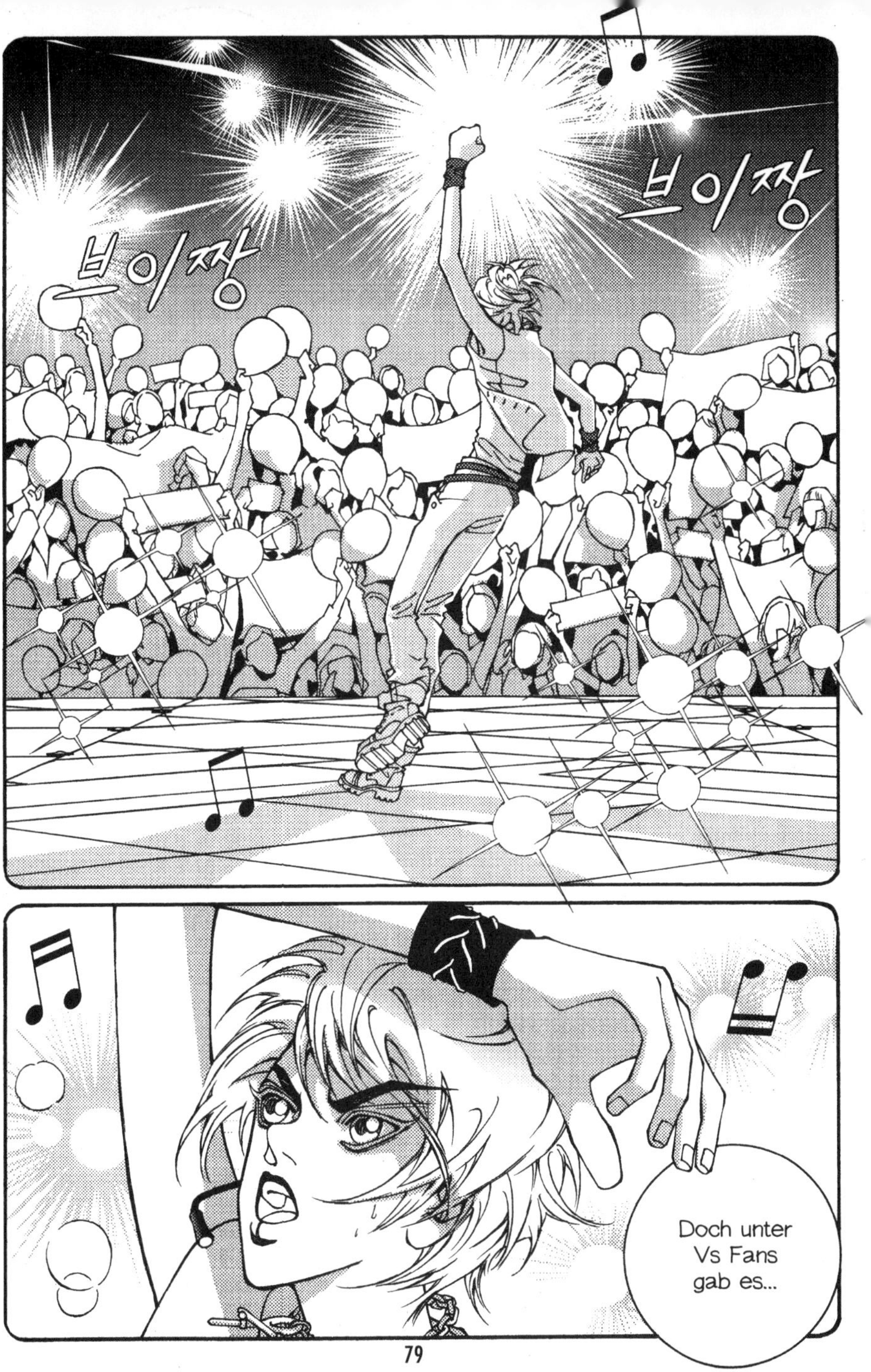
브이짱
브이짱
Doch unter Vs Fans gab es...

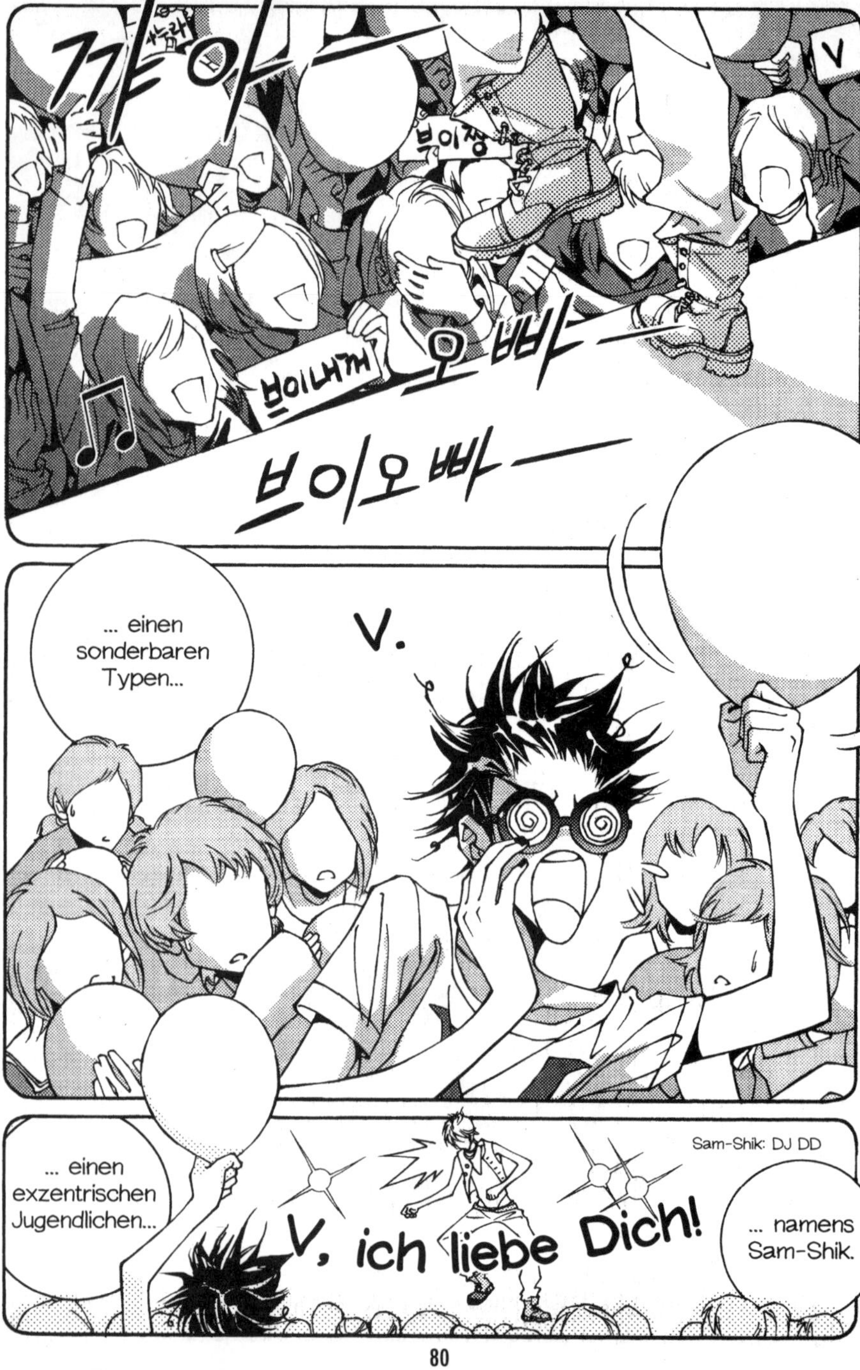

꺄아—
V
브이짱
브이내꺼
오빠—
브이오빠—
... einen sonderbaren Typen...
V.
... einen exzentrischen Jugendlichen...
Sam-Shik: DJ DD
V, ich liebe Dich!
... namens Sam-Shik.

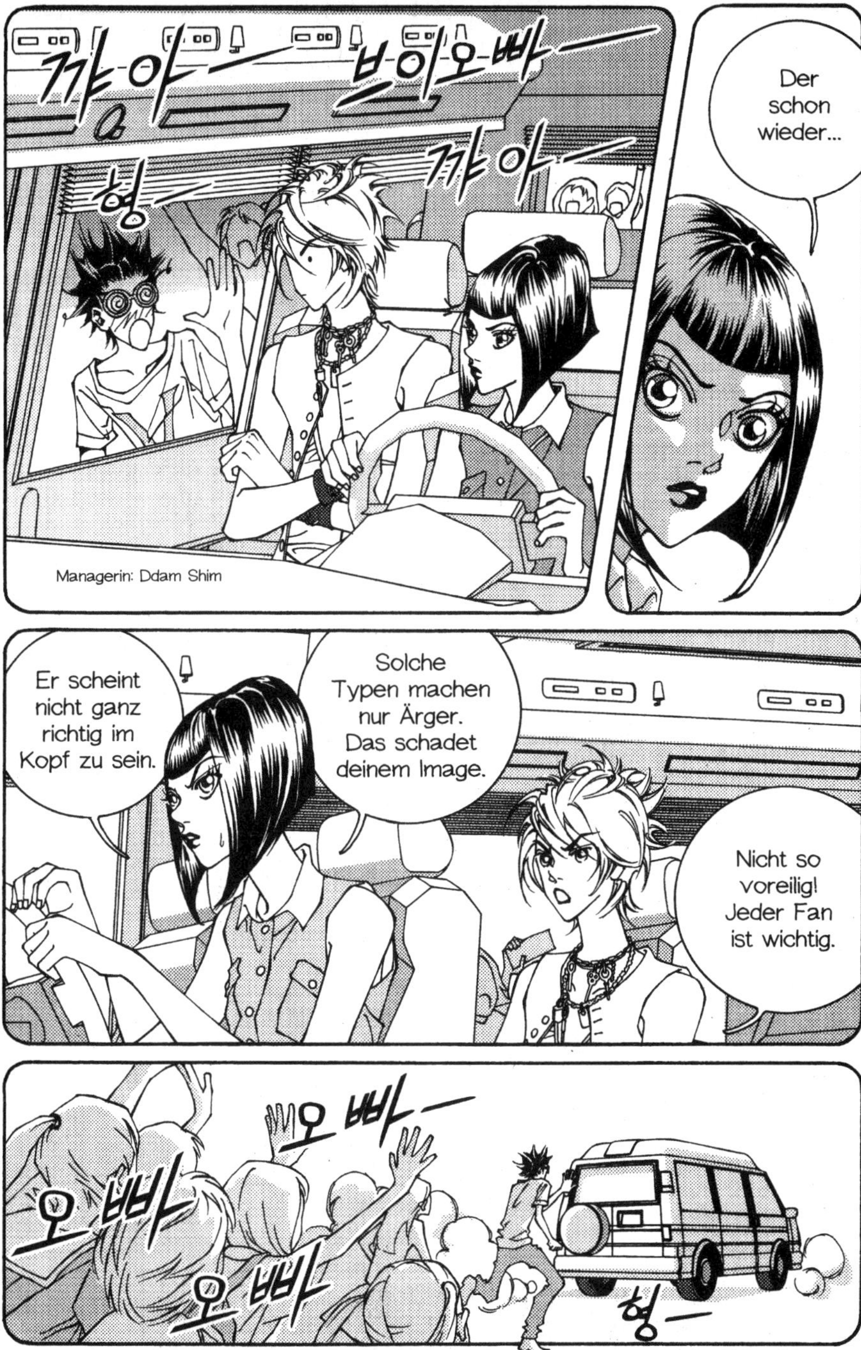
꺄아—
형—
꺄아—
Managerin: Ddam Shim
Der schon wieder...
Er scheint nicht ganz richtig im Kopf zu sein.
Solche Typen machen nur Ärger. Das schadet deinem Image.
Nicht so voreilig! Jeder Fan ist wichtig.
오빠—
오빠
오빠
형—

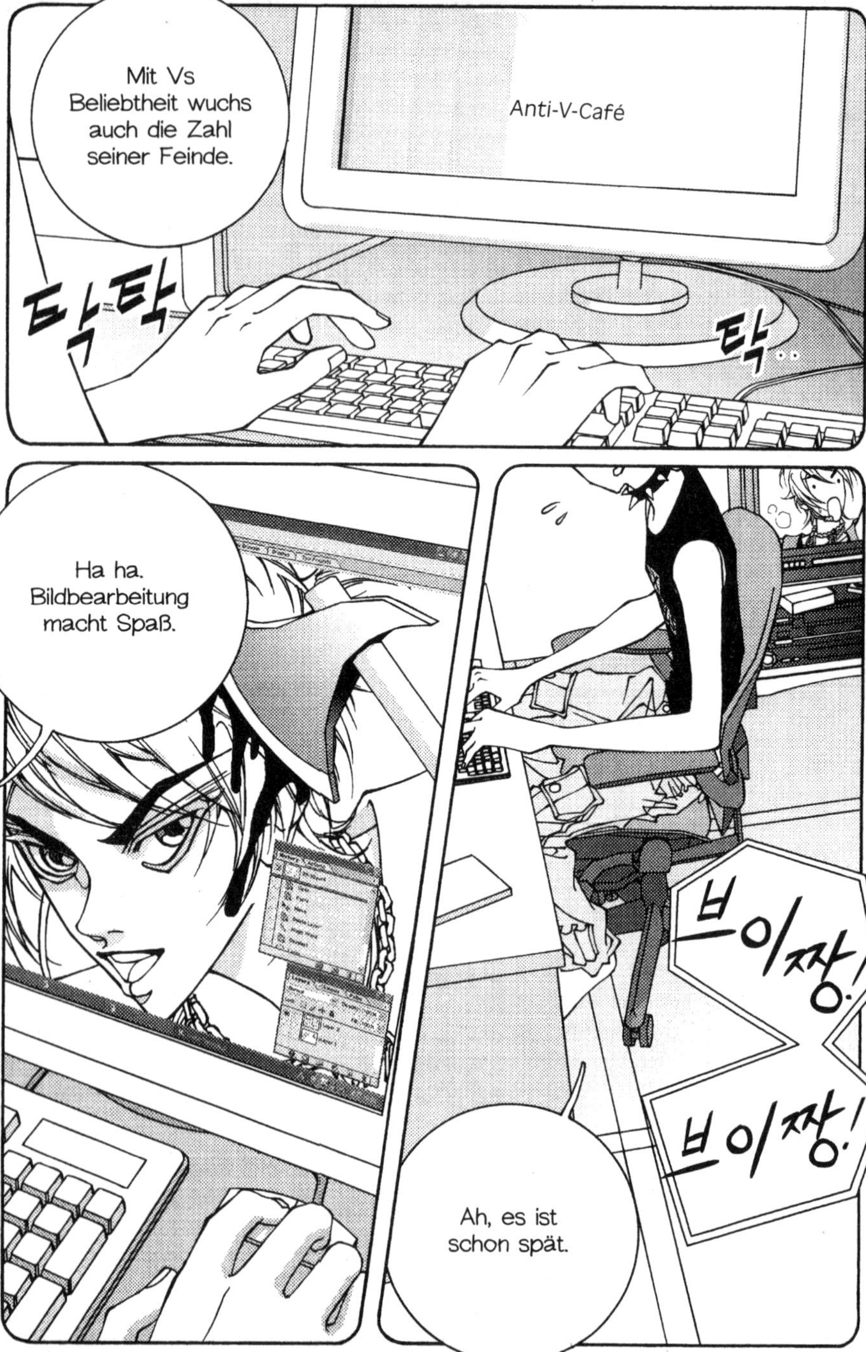
Mit Vs Beliebtheit wuchs auch die Zahl seiner Feinde.
Anti-V-Café
탁탁
탁...
Ha ha. Bildbearbeitung macht Spaß.
브이짱!
브이짱!
Ah, es ist schon spät.

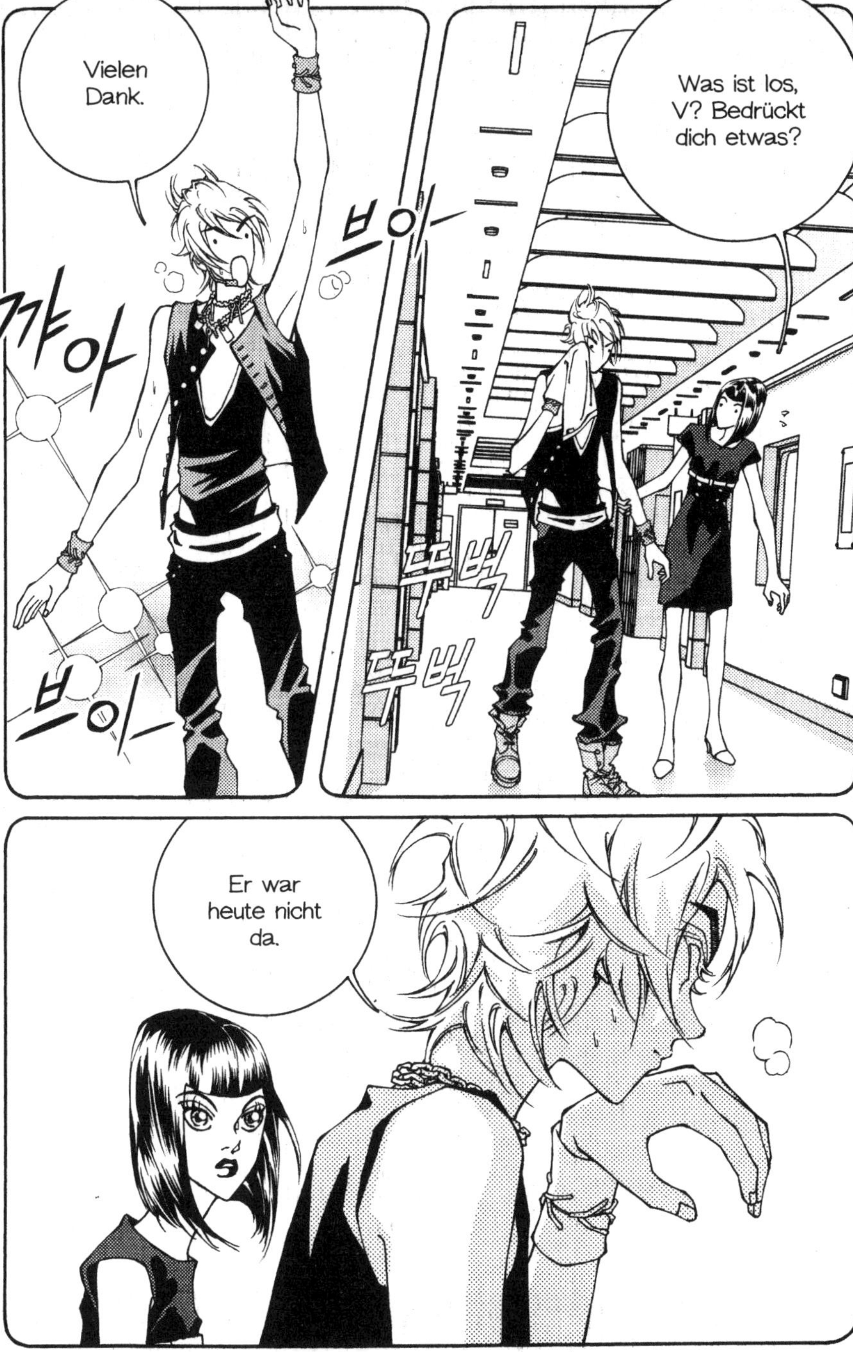
Vielen Dank.
꺄아
브이—
브이—
Was ist los, V? Bedrückt dich etwas?
뚜벅
뚜벅
Er war heute nicht da.

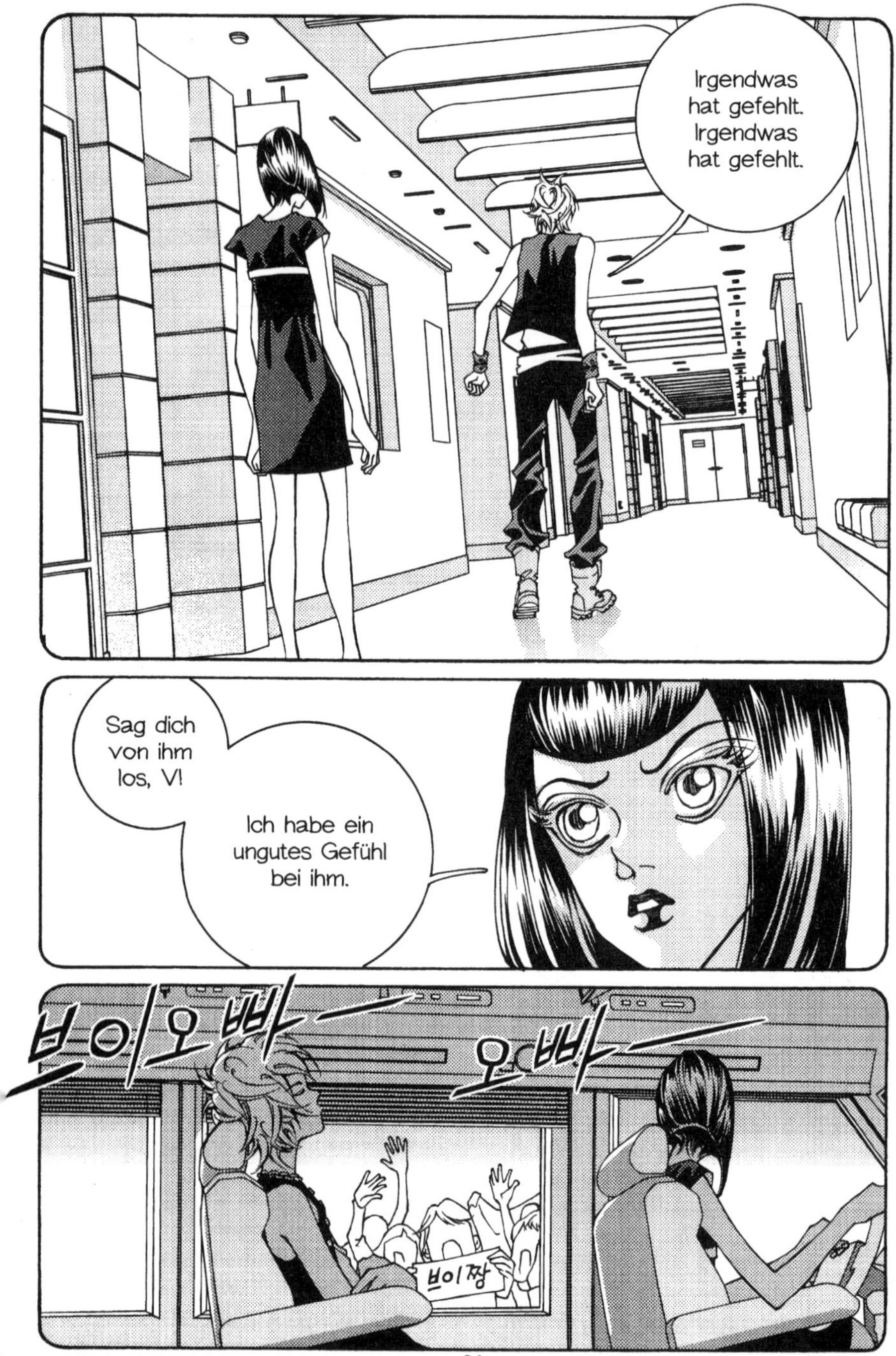
Irgendwas hat gefehlt. Irgendwas hat gefehlt.
Sag dich von ihm los, V!
Ich habe ein ungutes Gefühl bei ihm.
브이오빠—
오빠—
브이짱

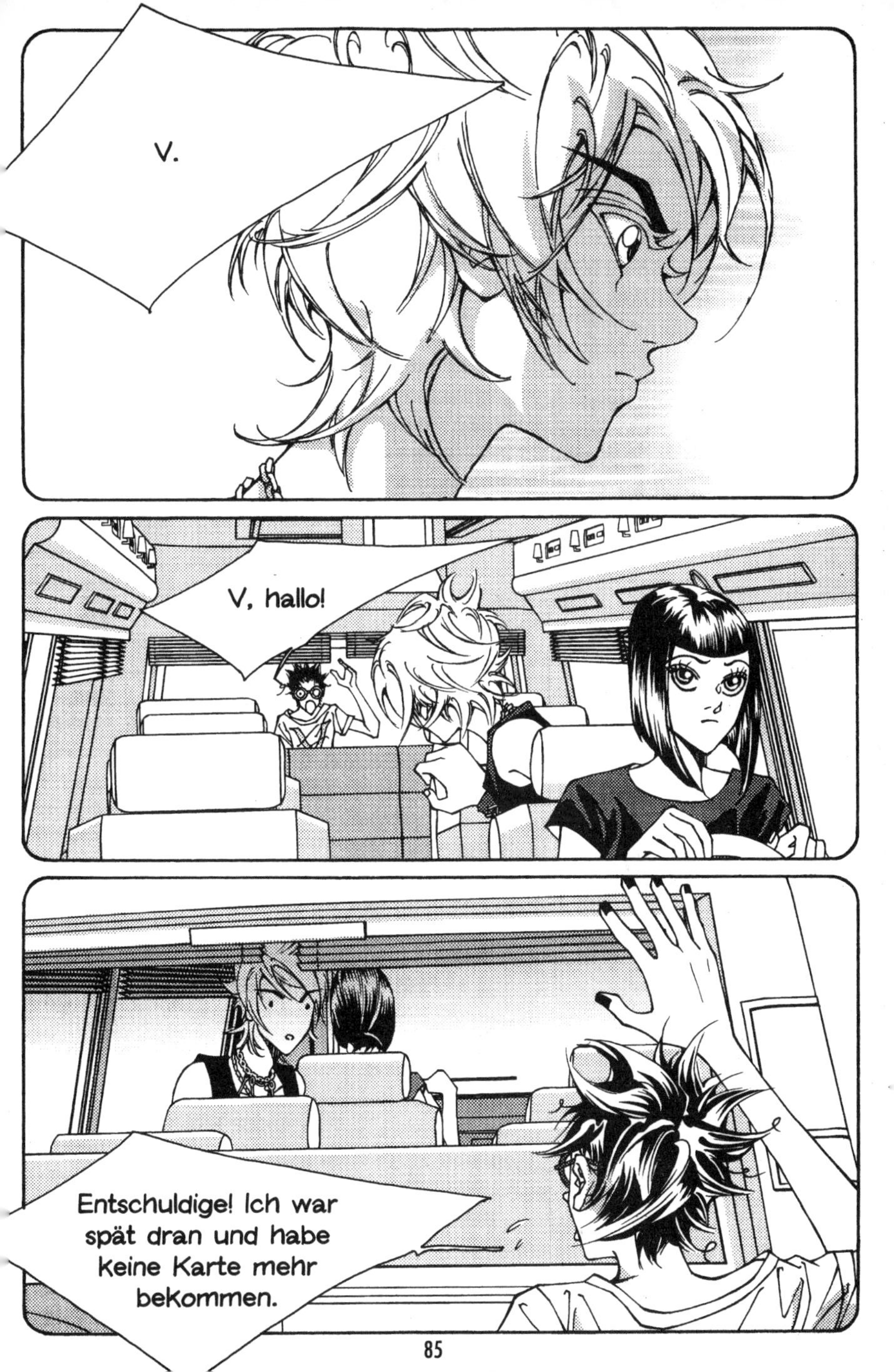
V.
V, hallo!
Entschuldige! Ich war spät dran und habe keine Karte mehr bekommen.

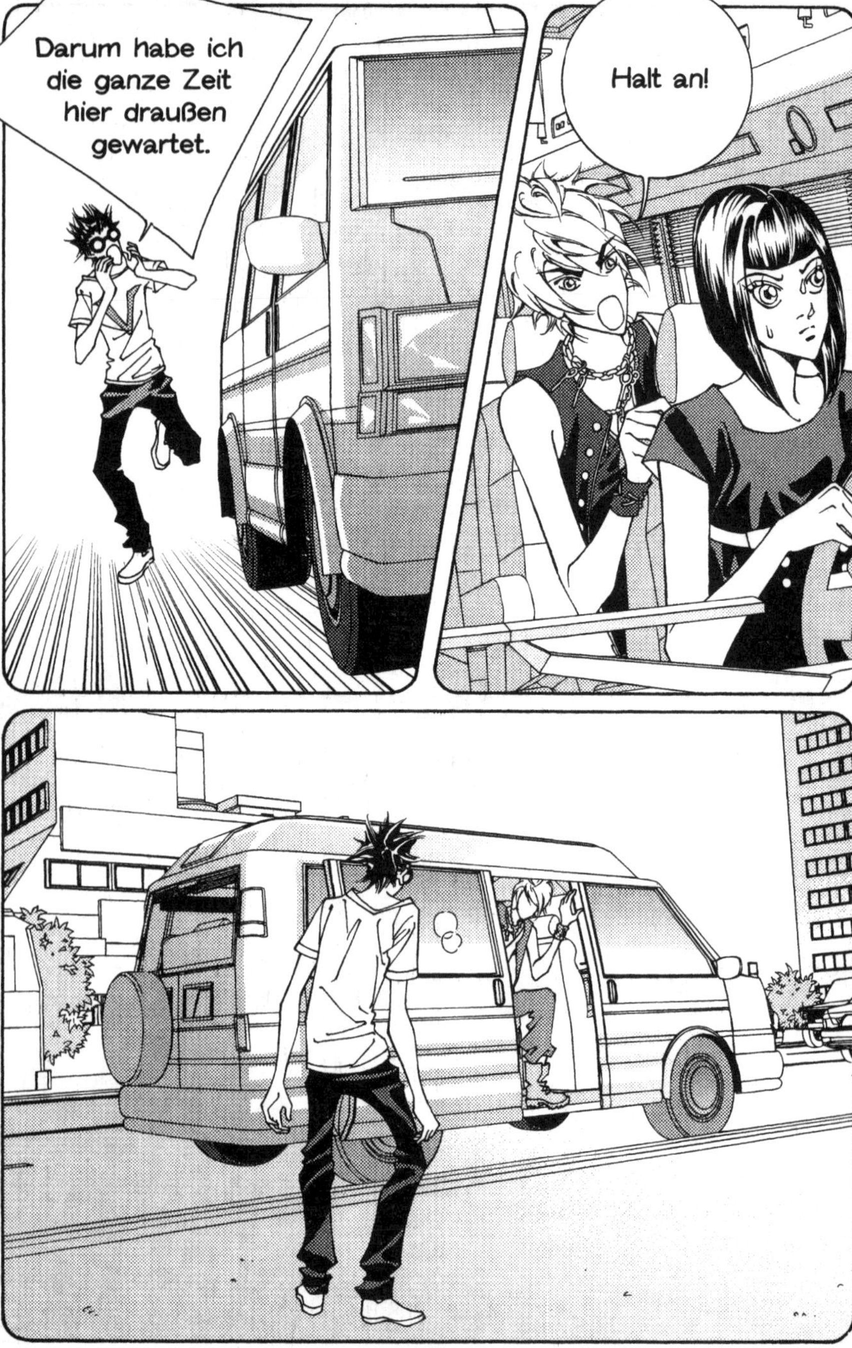
Darum habe ich die ganze Zeit hier draußen gewartet.
Halt an!

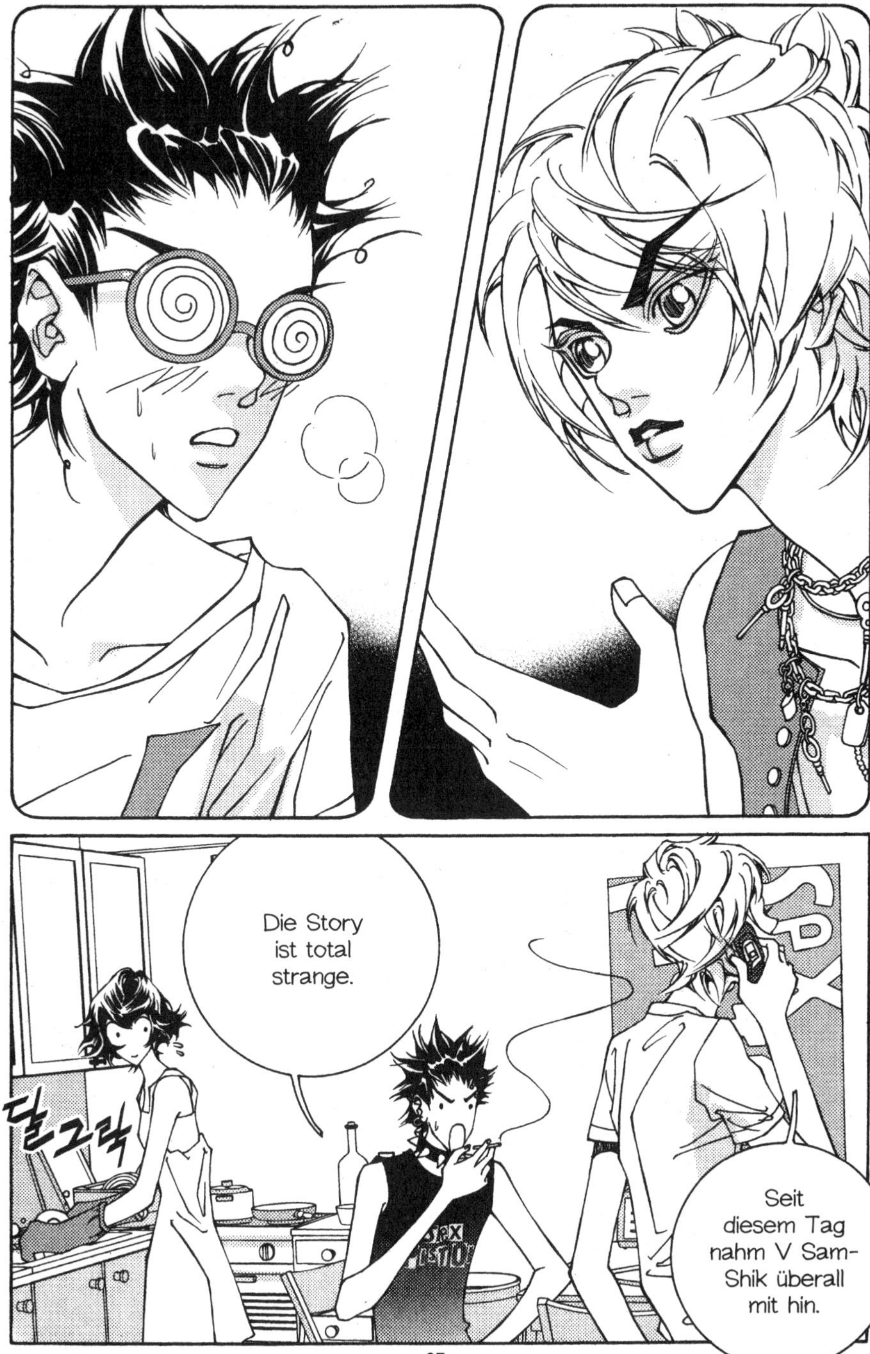
Die Story ist total strange.
달그락
Seit diesem Tag nahm V Sam-Shik überall mit hin.

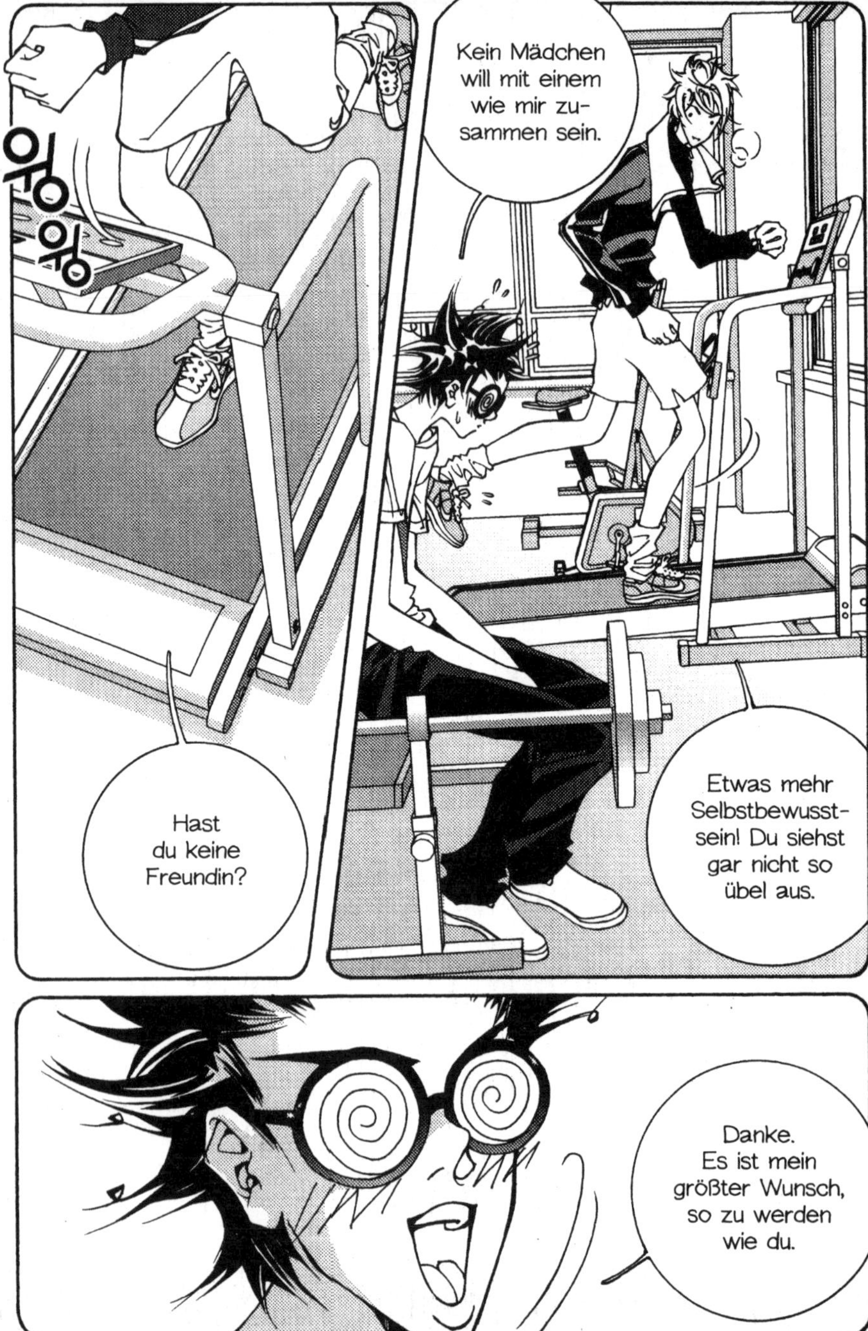
Hast du keine Freundin?
Kein Mädchen will mit einem wie mir zu-sammen sein.
Etwas mehr Selbstbewusst-sein! Du siehst gar nicht so übel aus.
Danke. Es ist mein größter Wunsch, so zu werden wie du.

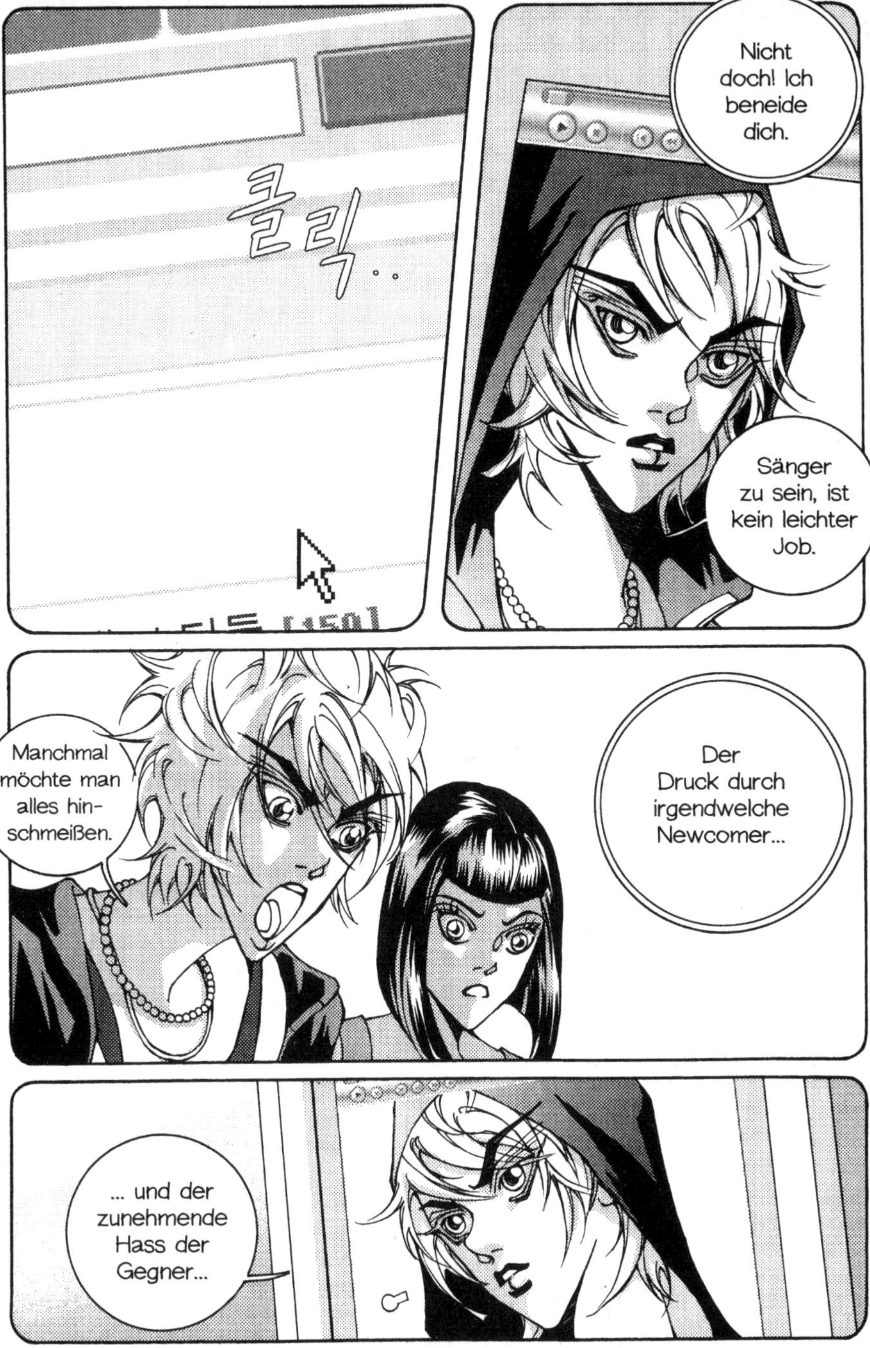

클릭..
Nicht doch! Ich beneide dich.
Sänger zu sein, ist kein leichter Job.
Manchmal möchte man alles hin-schmeißen.
Der Druck durch irgendwelche Newcomer...
... und der zunehmende Hass der Gegner...

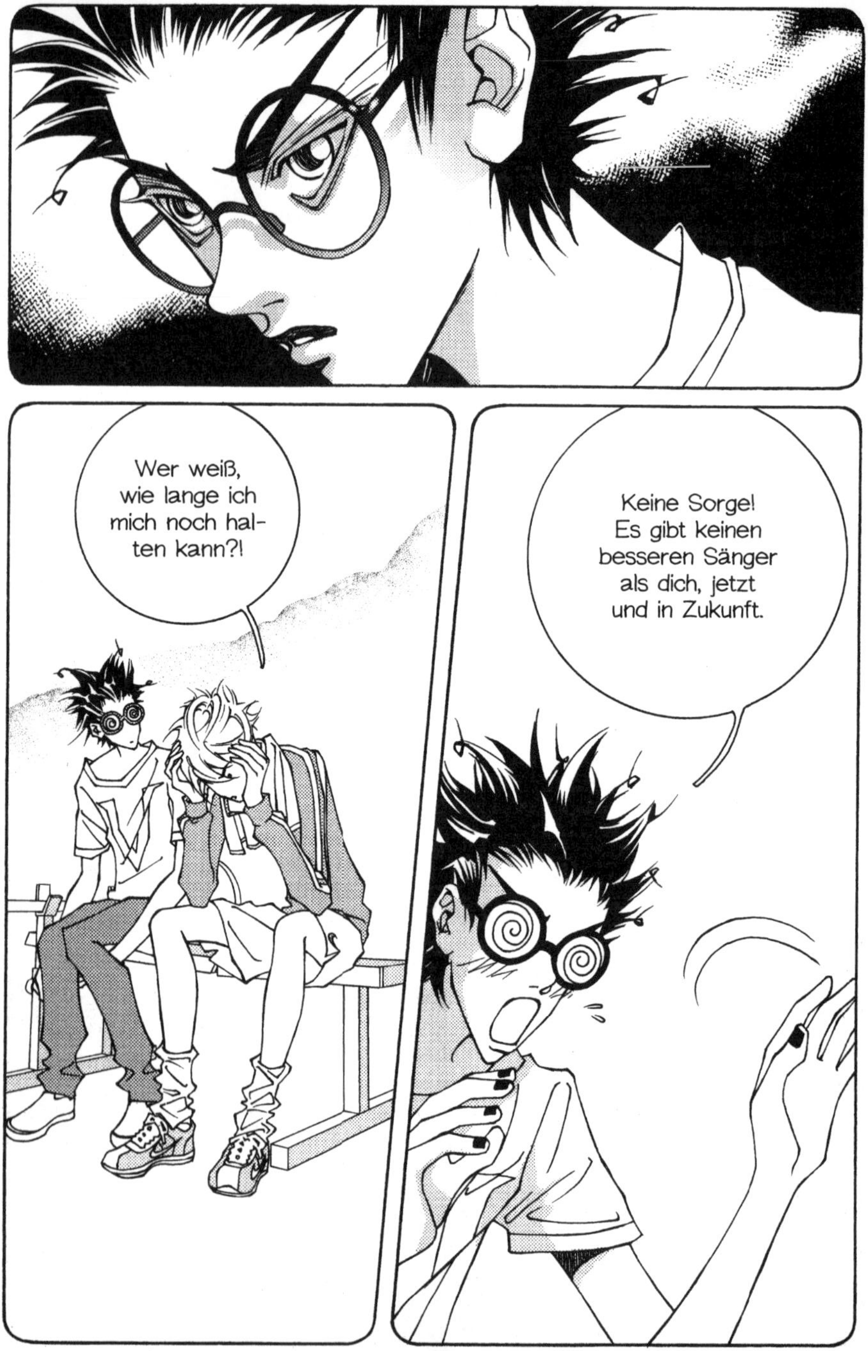
Wer weiß, wie lange ich mich noch hal-ten kann?!
Keine Sorge! Es gibt keinen besseren Sänger als dich, jetzt und in Zukunft.

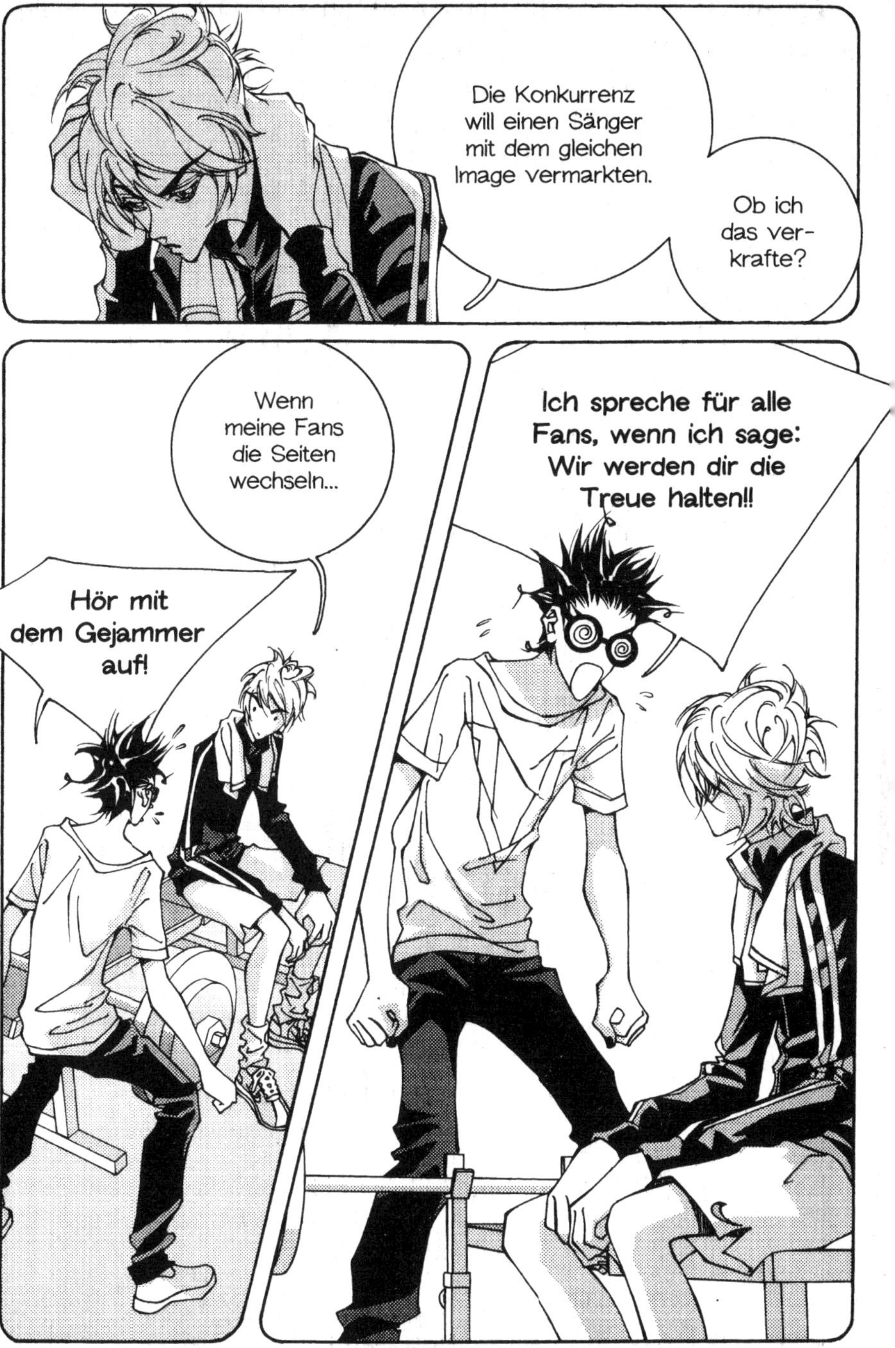
Die Konkurrenz will einen Sänger mit dem gleichen Image vermarkten.
Ob ich das verkrafte?
Wenn meine Fans die Seiten wechseln...
Hör mit dem Gejammer auf!
Ich spreche für alle Fans, wenn ich sage: Wir werden dir die Treue halten!!

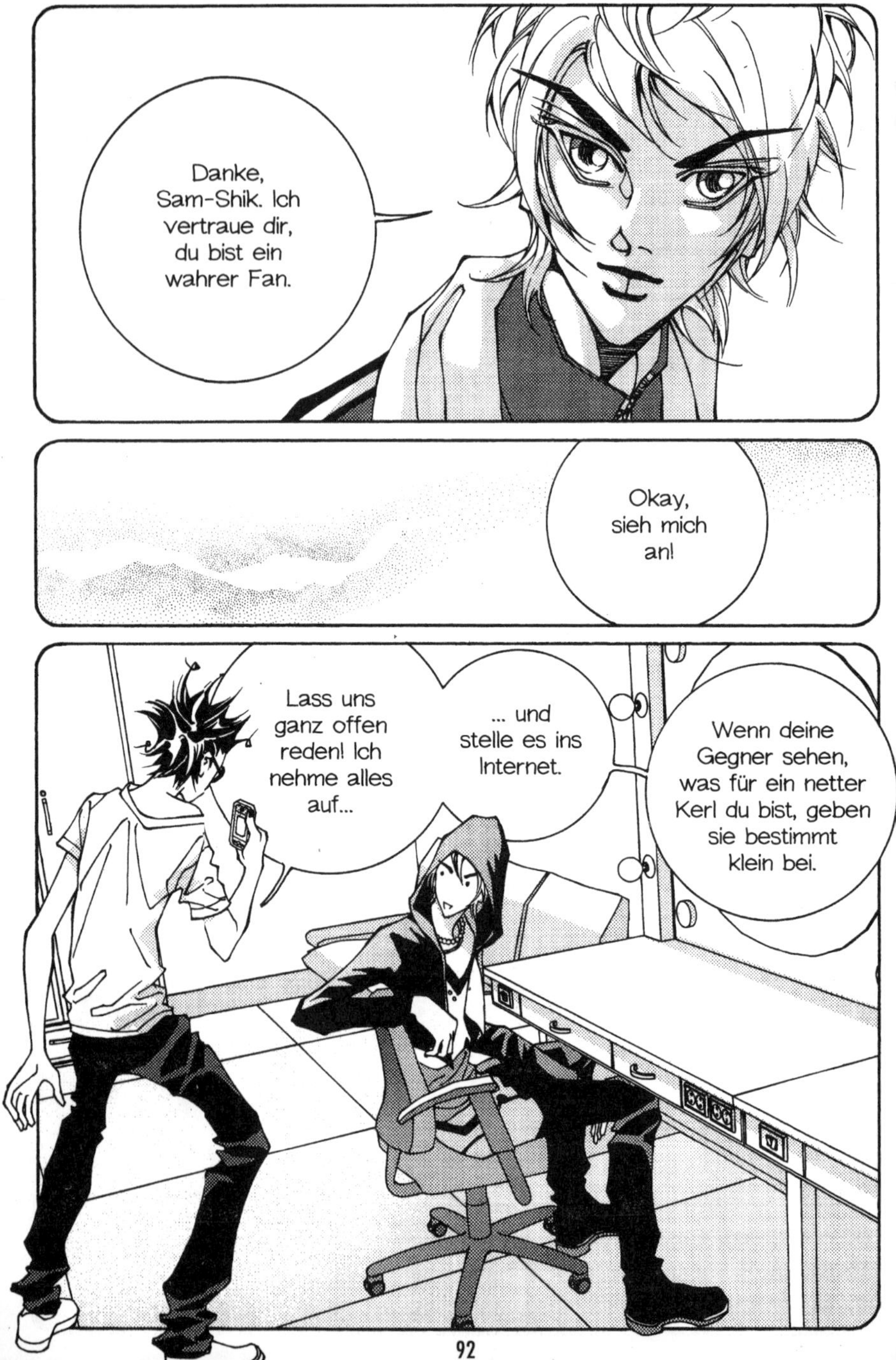
Danke, Sam-Shik. Ich vertraue dir, du bist ein wahrer Fan.
Okay, sieh mich an!
Lass uns ganz offen reden! Ich nehme alles auf...
... und stelle es ins Internet.
Wenn deine Gegner sehen, was für ein netter Kerl du bist, geben sie bestimmt klein bei.

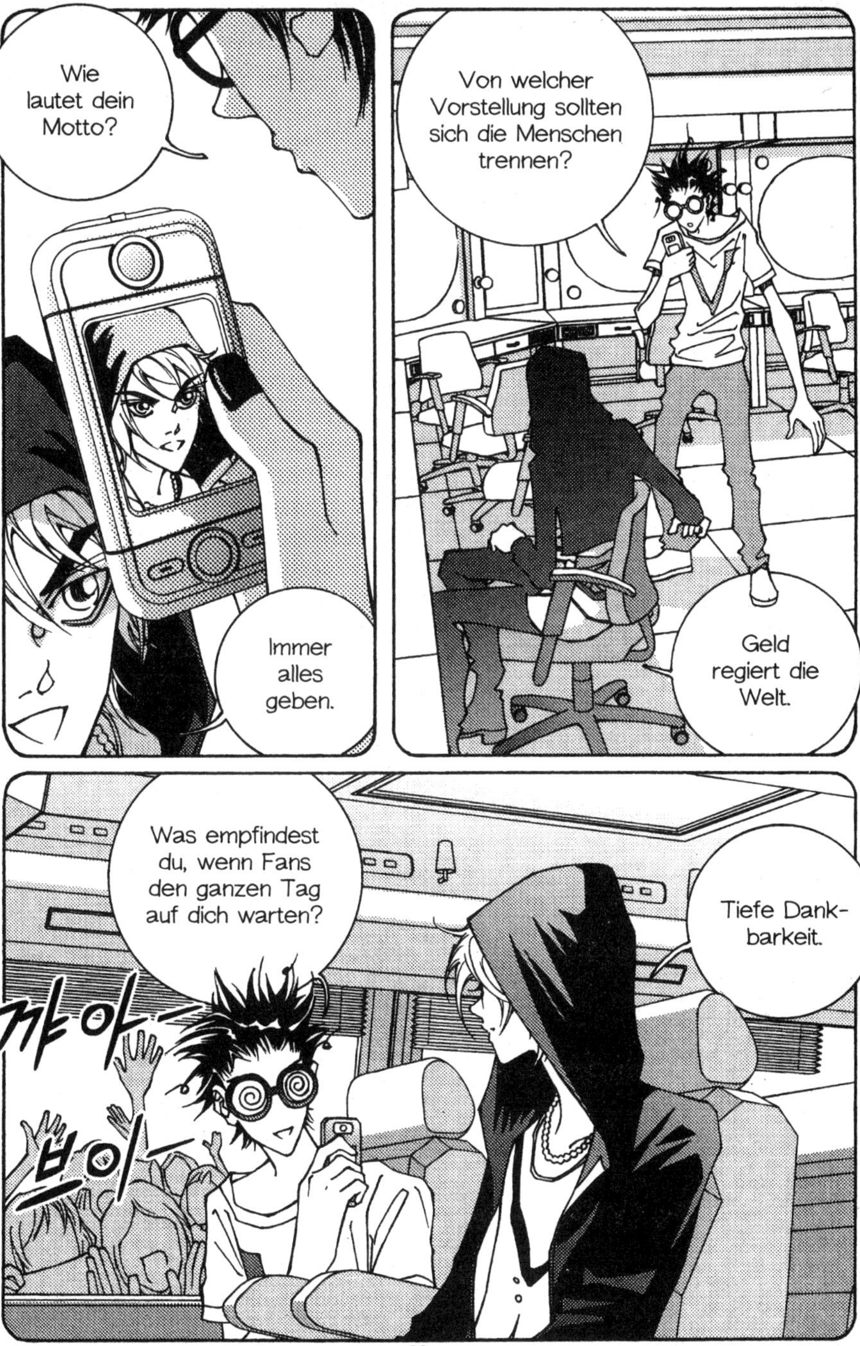
Wie lautet dein Motto?
Immer alles geben.
Von welcher Vorstellung sollten sich die Menschen trennen?
Geld regiert die Welt.
Was empfindest du, wenn Fans den ganzen Tag auf dich warten?
Tiefe Dank-barkeit.
꺄아-
브이-

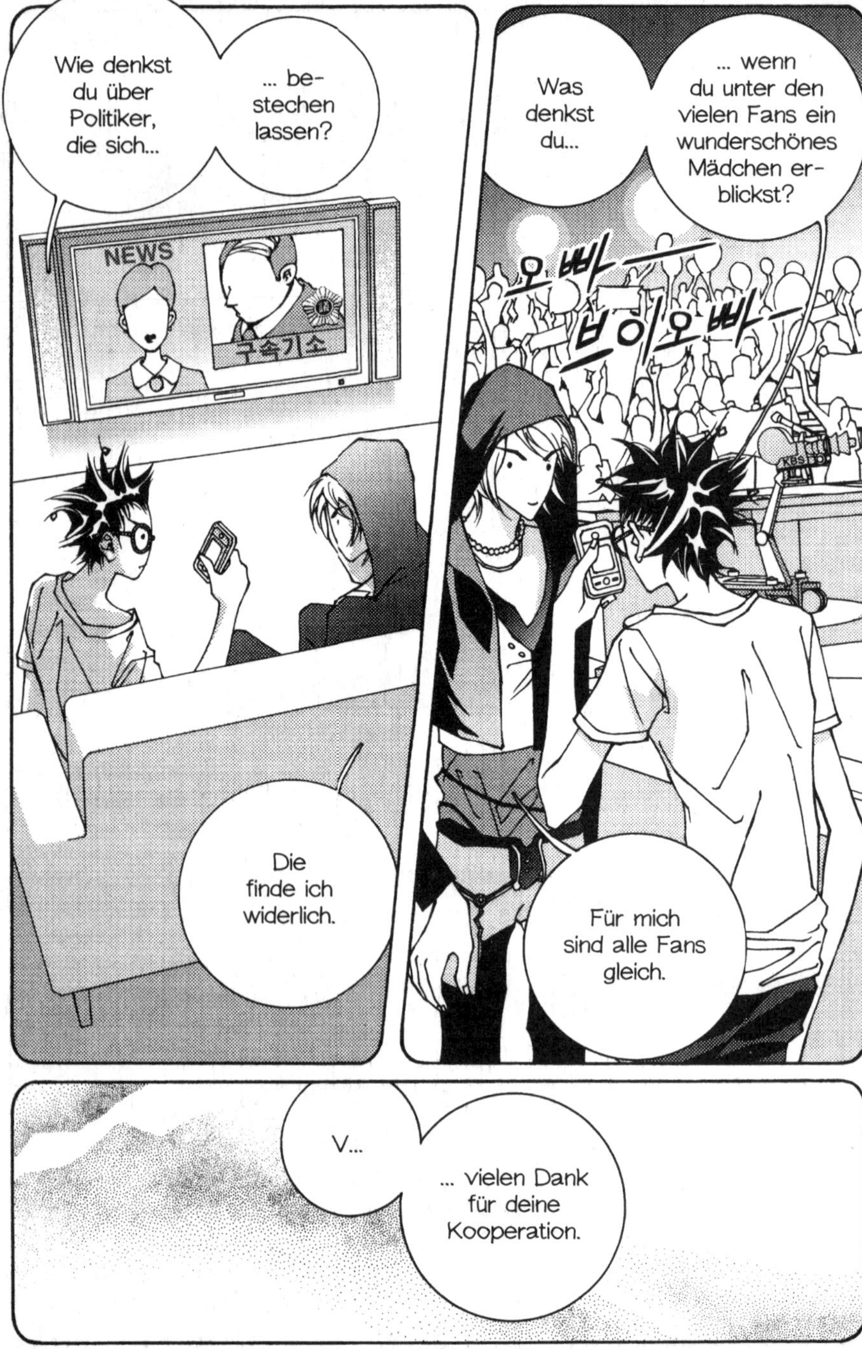
Wie denkst du über Politiker, die sich...
... be- stechen lassen?
NEWS
구속기소
Die finde ich widerlich.
Was denkst du...
... wenn du unter den vielen Fans ein wunderschönes Mädchen er- blickst?
오빠——
브이오빠—
KBS
Für mich sind alle Fans gleich.
V...
... vielen Dank für deine Kooperation.

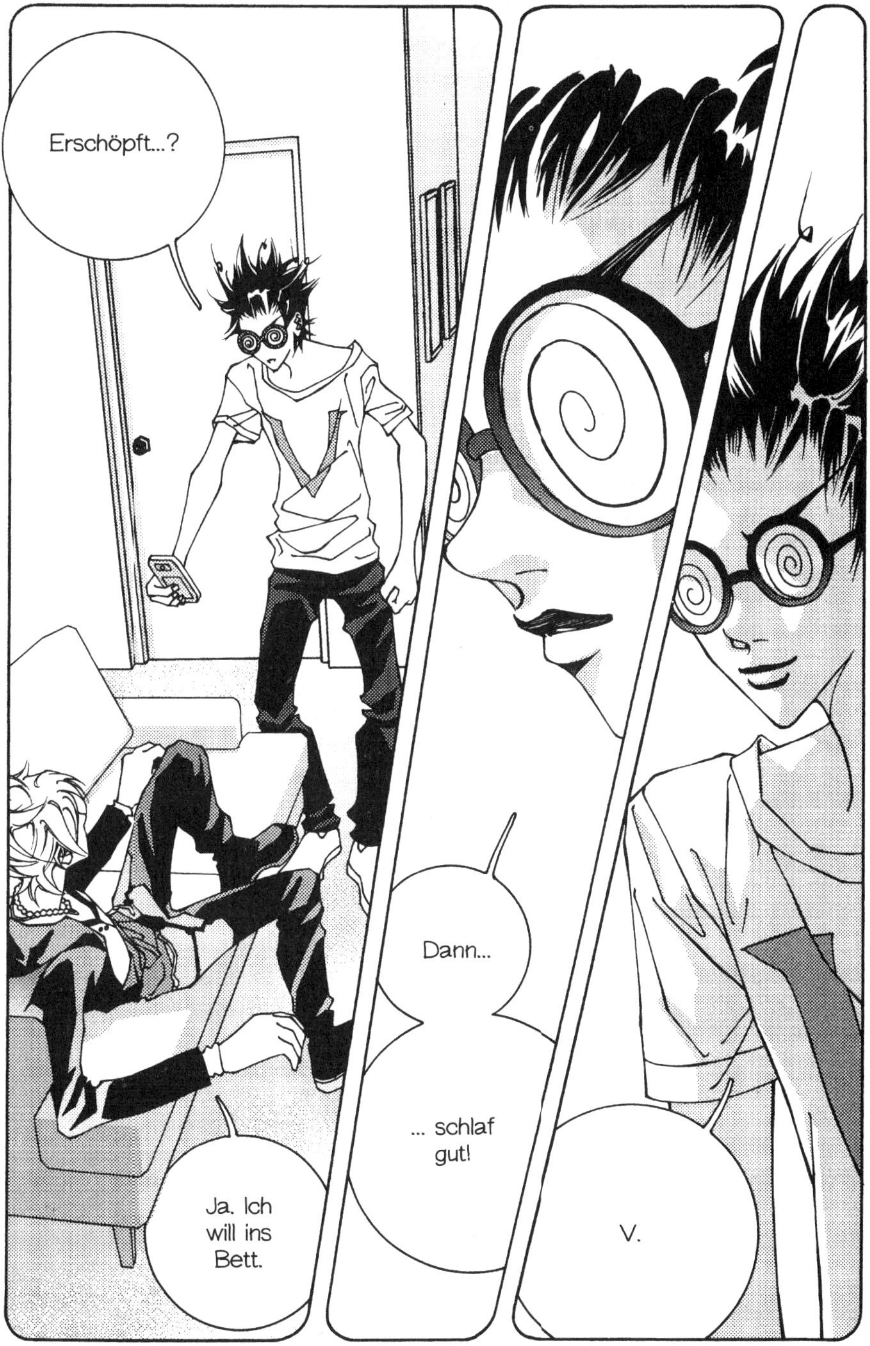
Erschöpft...?
Ja. Ich will ins Bett.
Dann...
... schlaf gut!
V.

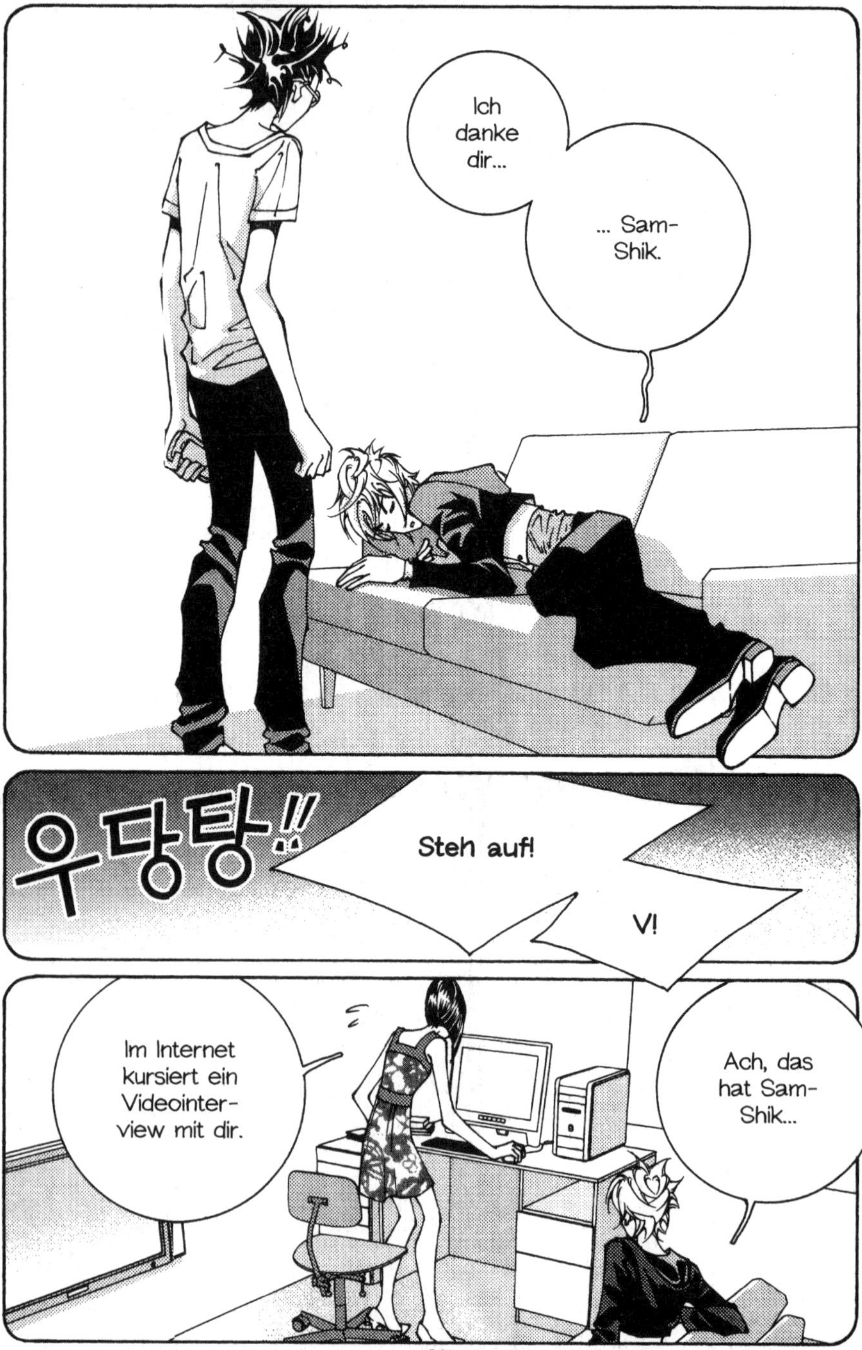

Ich danke dir...
... Sam-Shik.
우당탕!!
Steh auf!
V!
Ach, das hat Sam-Shik...
Im Internet kursiert ein Videointer-view mit dir.

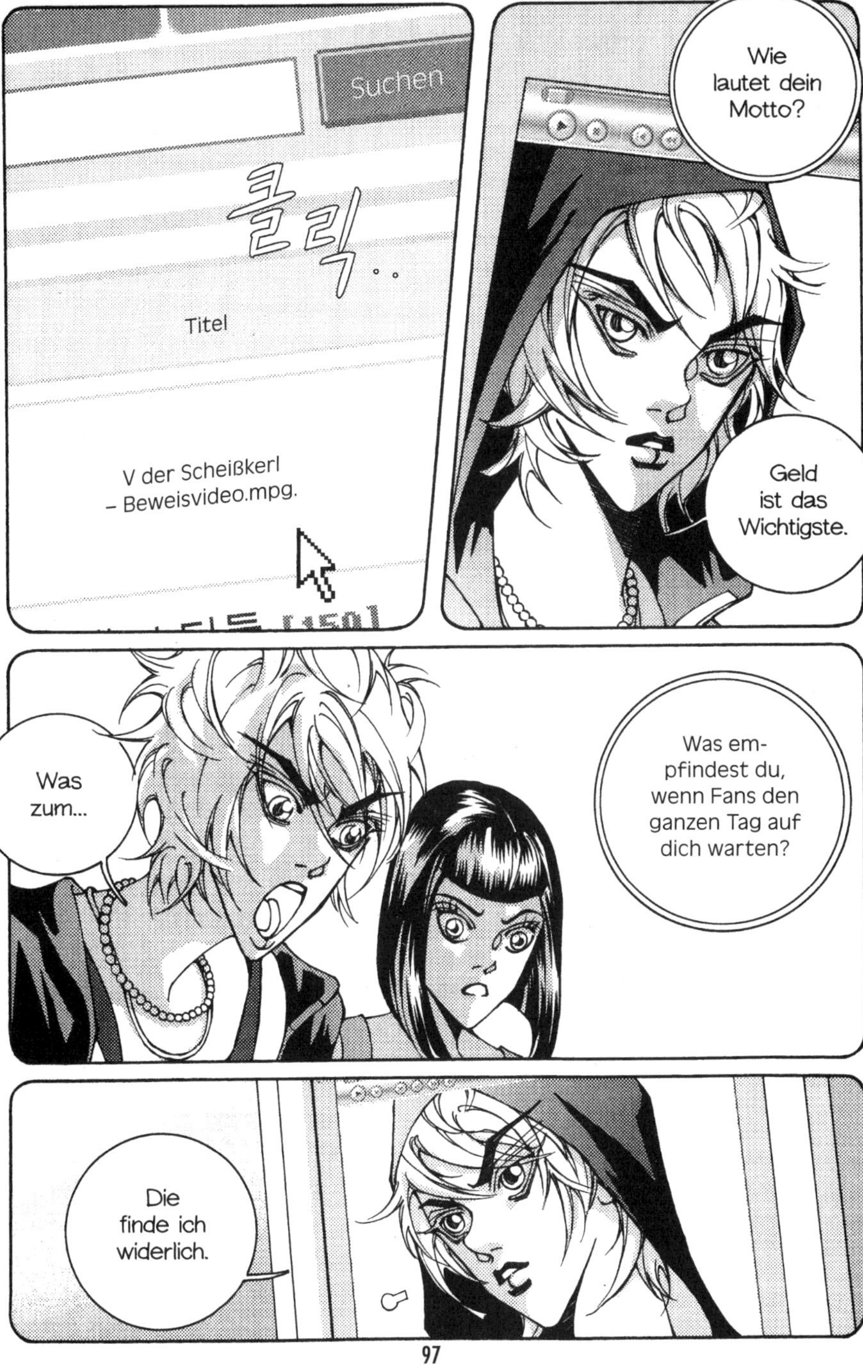
Suchen
클릭..
Titel
V der Scheißkerl – Beweisvideo.mpg.
Wie lautet dein Motto?
Geld ist das Wichtigste.
Was zum...
Was empfindest du, wenn Fans den ganzen Tag auf dich warten?
Die finde ich widerlich.

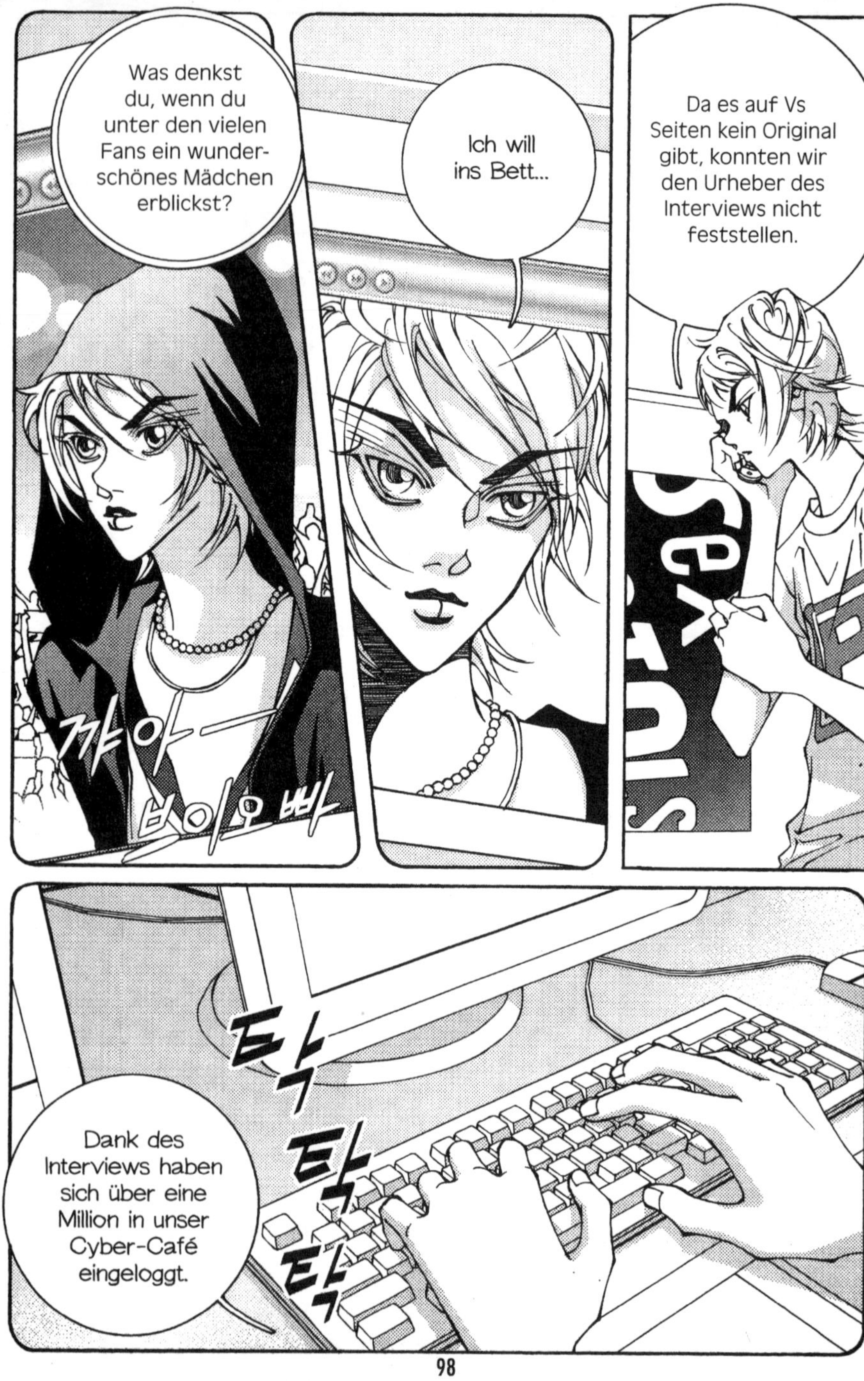
Was denkst du, wenn du unter den vielen Fans ein wunderschönes Mädchen erblickst?
까아—
Ich will ins Bett...
Da es auf Vs Seiten kein Original gibt, konnten wir den Urheber des Interviews nicht feststellen.
Dank des Interviews haben sich über eine Million in unser Cyber-Café eingeloggt.
타닥
타닥
타닥

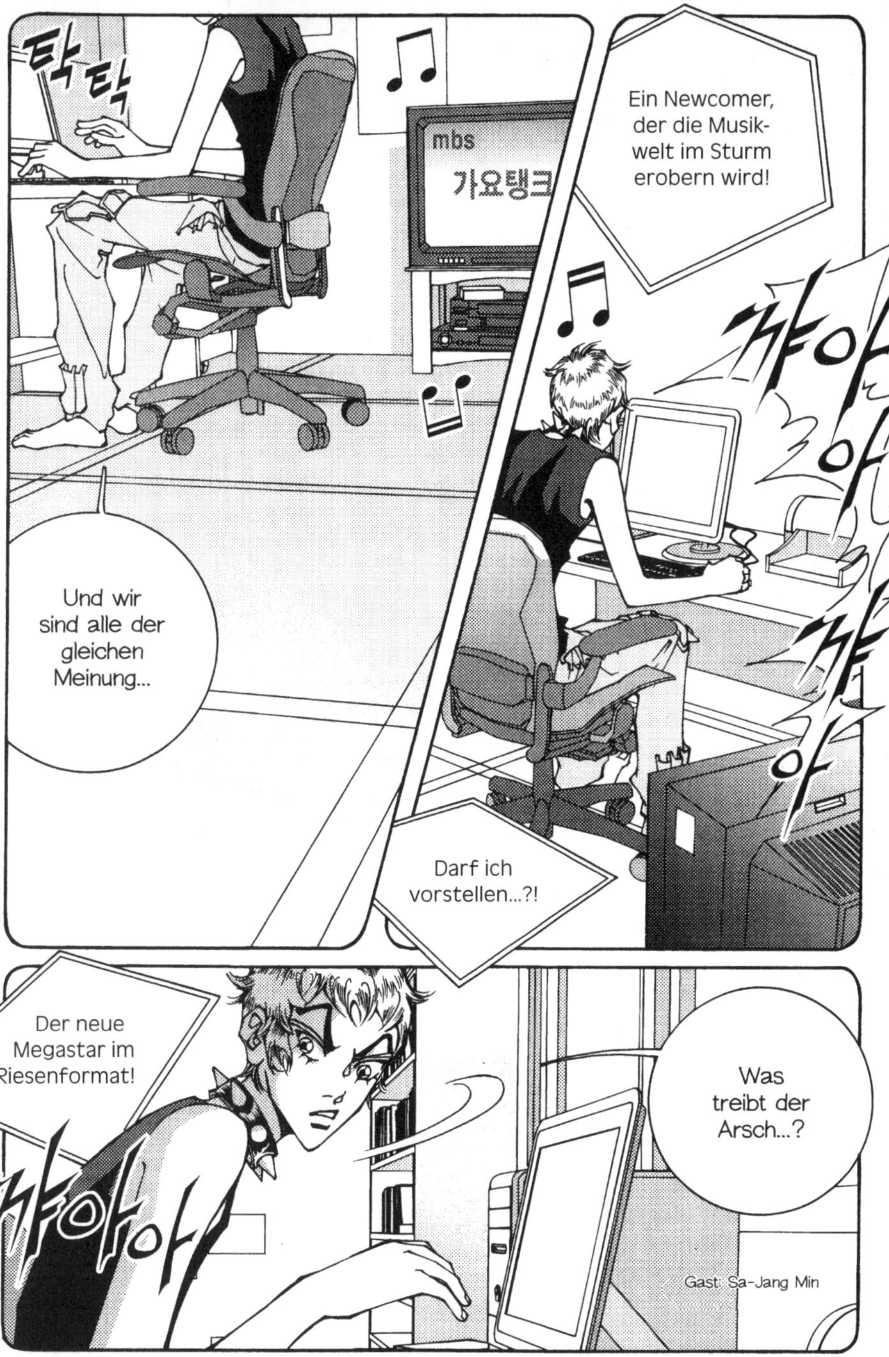

탁 탁
mbs
가요탱크
Und wir sind alle der gleichen Meinung...
Ein Newcomer, der die Musikwelt im Sturm erobern wird!
Darf ich vorstellen...?!
Der neue Megastar im Riesenformat!
Was treibt der Arsch...?
Gast: Sa-Jang Min

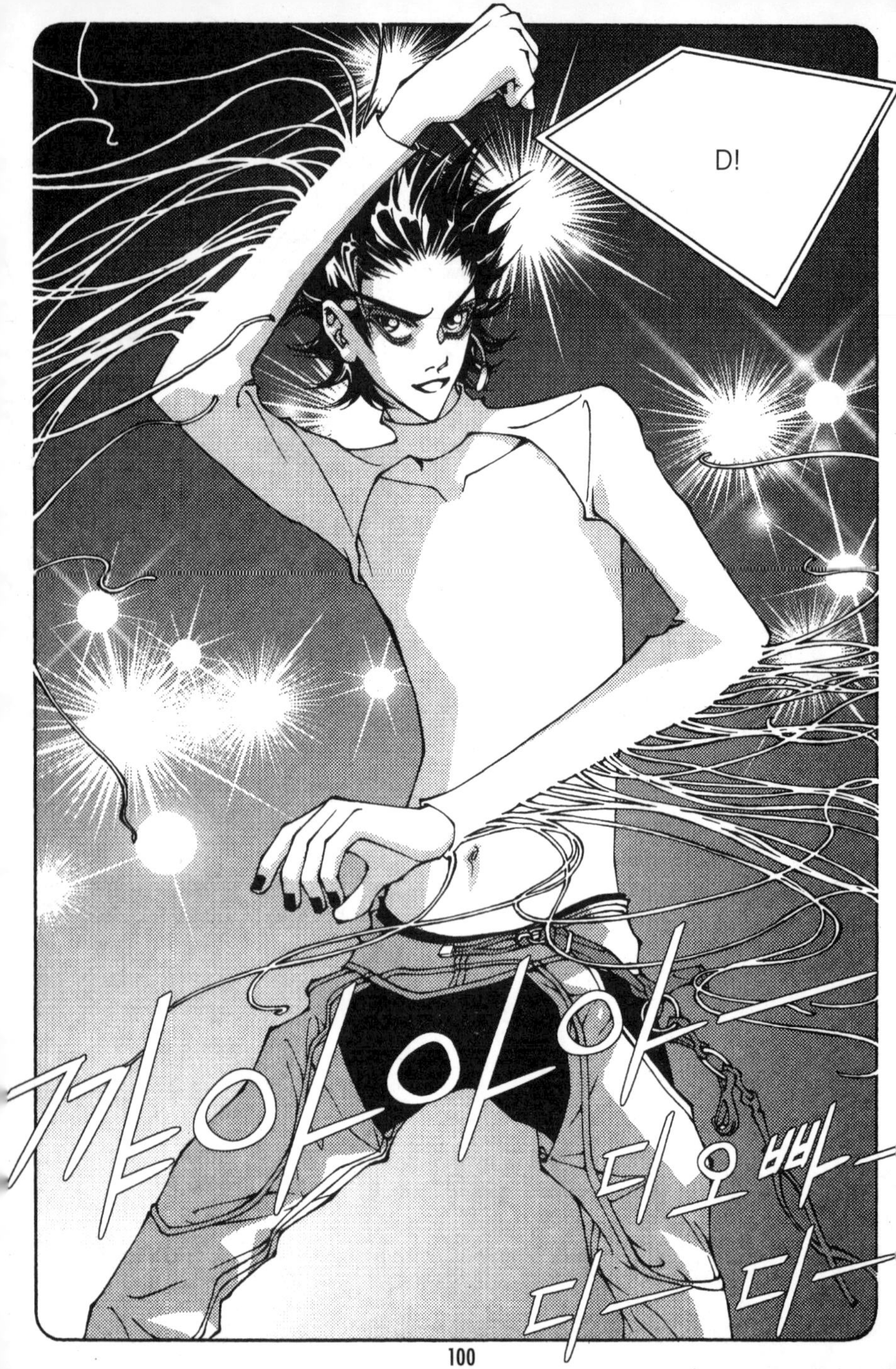
D!
꺄아아아아—
디오빠—
디— 디—

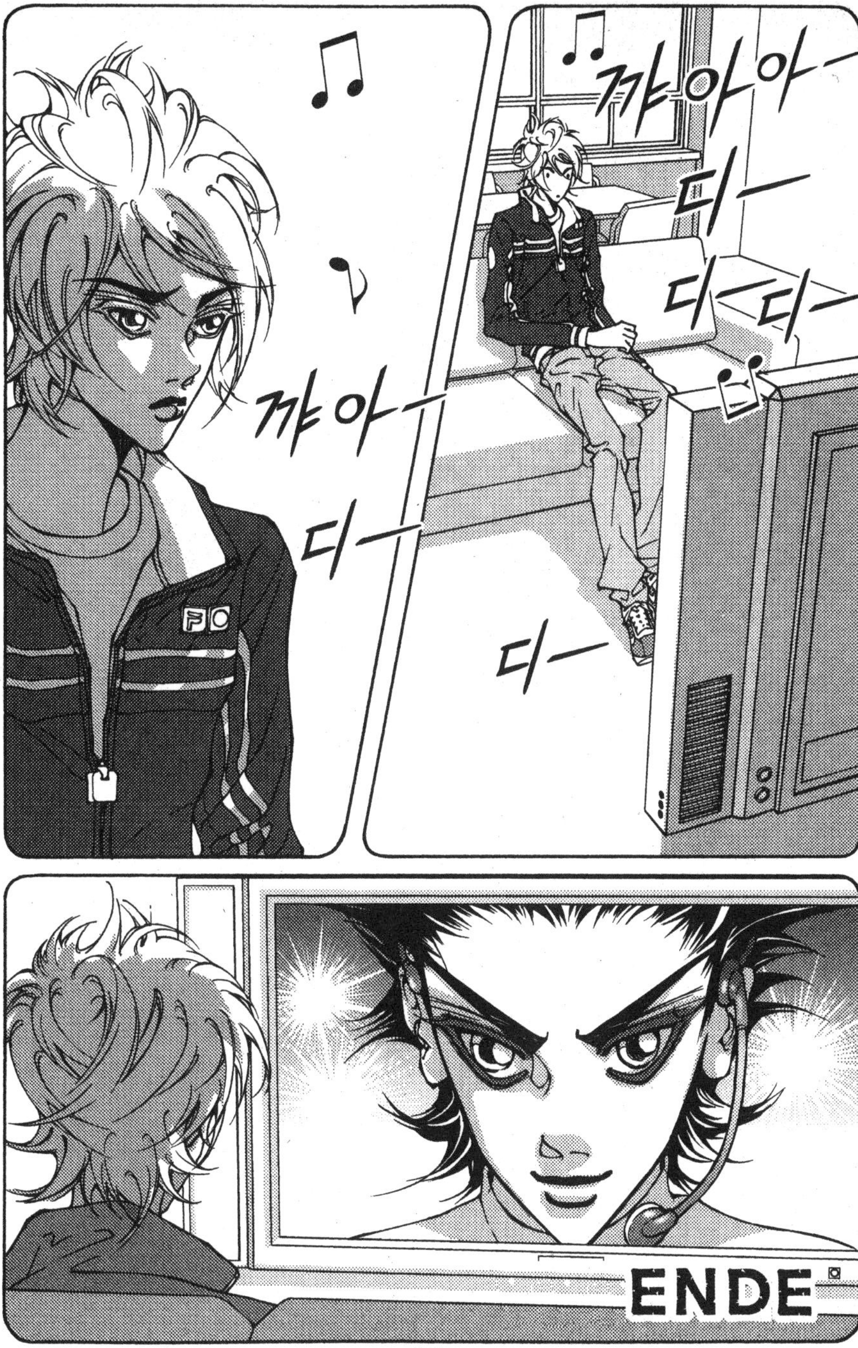
꺄아—
디—
꺄아아—
디—
디—디—
디—
ENDE

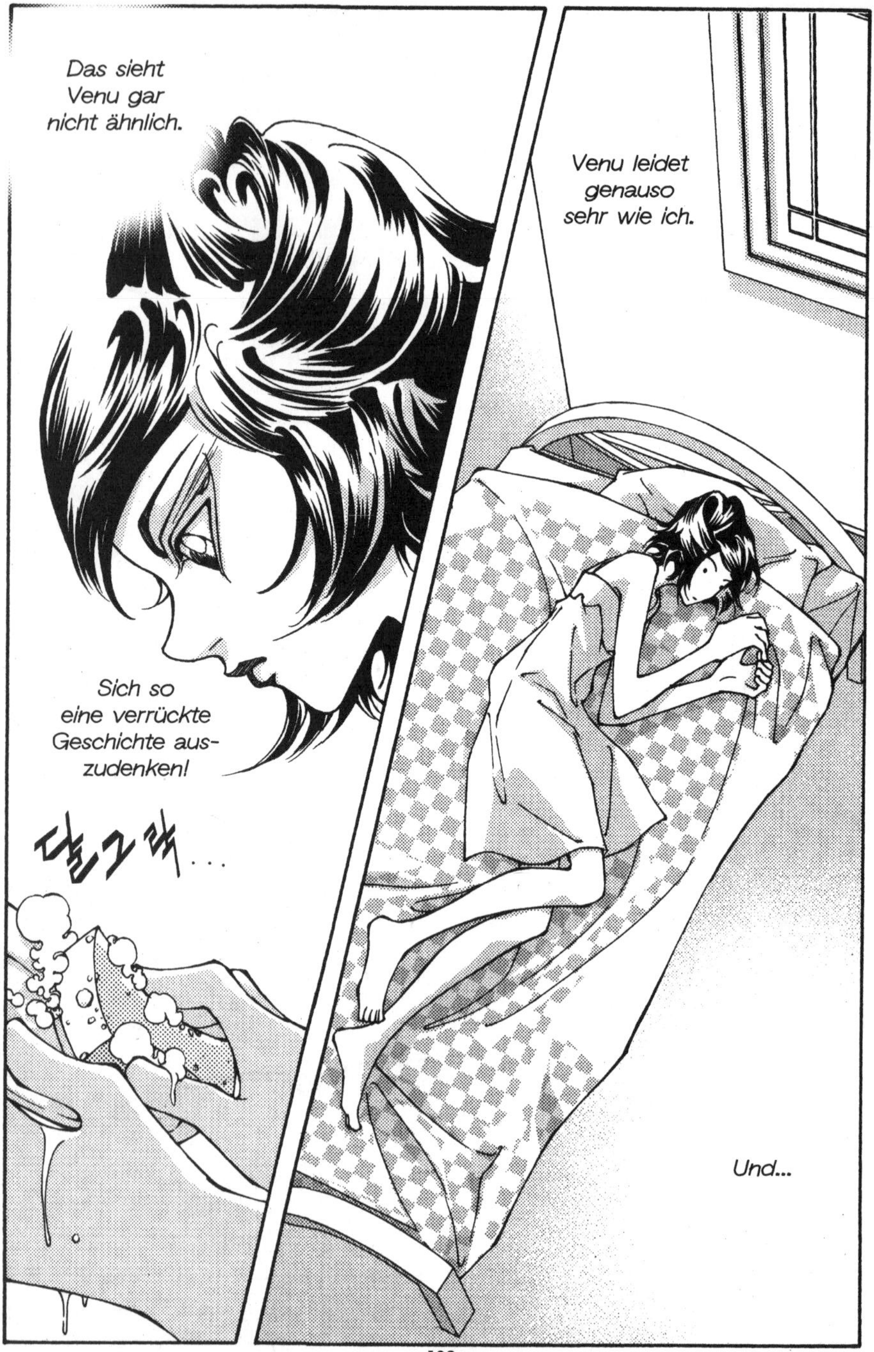
Das sieht Venu gar nicht ähnlich.
Sich so eine verrückte Geschichte aus-zudenken!
달그락...
Venu leidet genauso sehr wie ich.
Und...

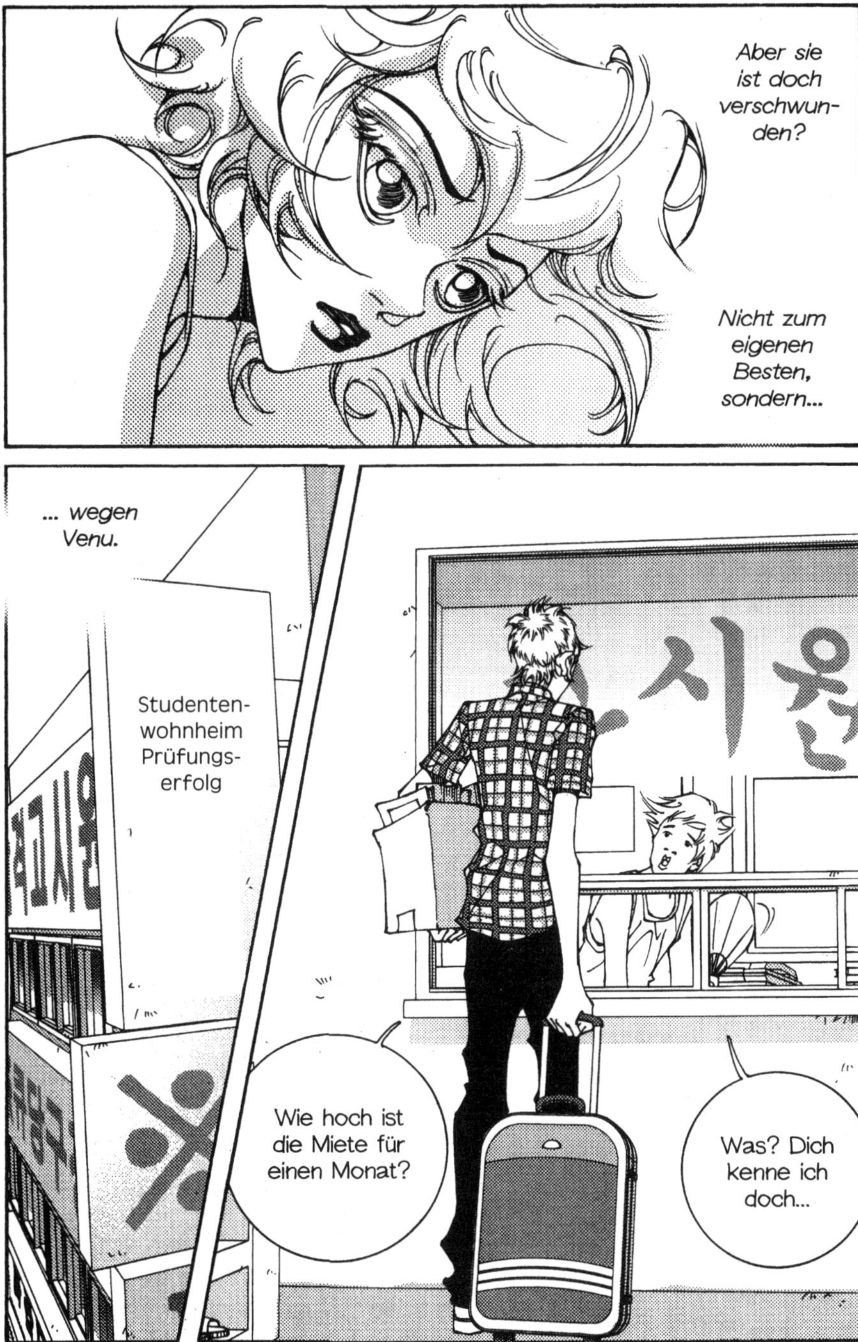
Aber sie ist doch verschwunden?
Nicht zum eigenen Besten, sondern...
... wegen Venu.
Studentenwohnheim Prüfungserfolg
Was? Dich kenne ich doch...
Wie hoch ist die Miete für einen Monat?

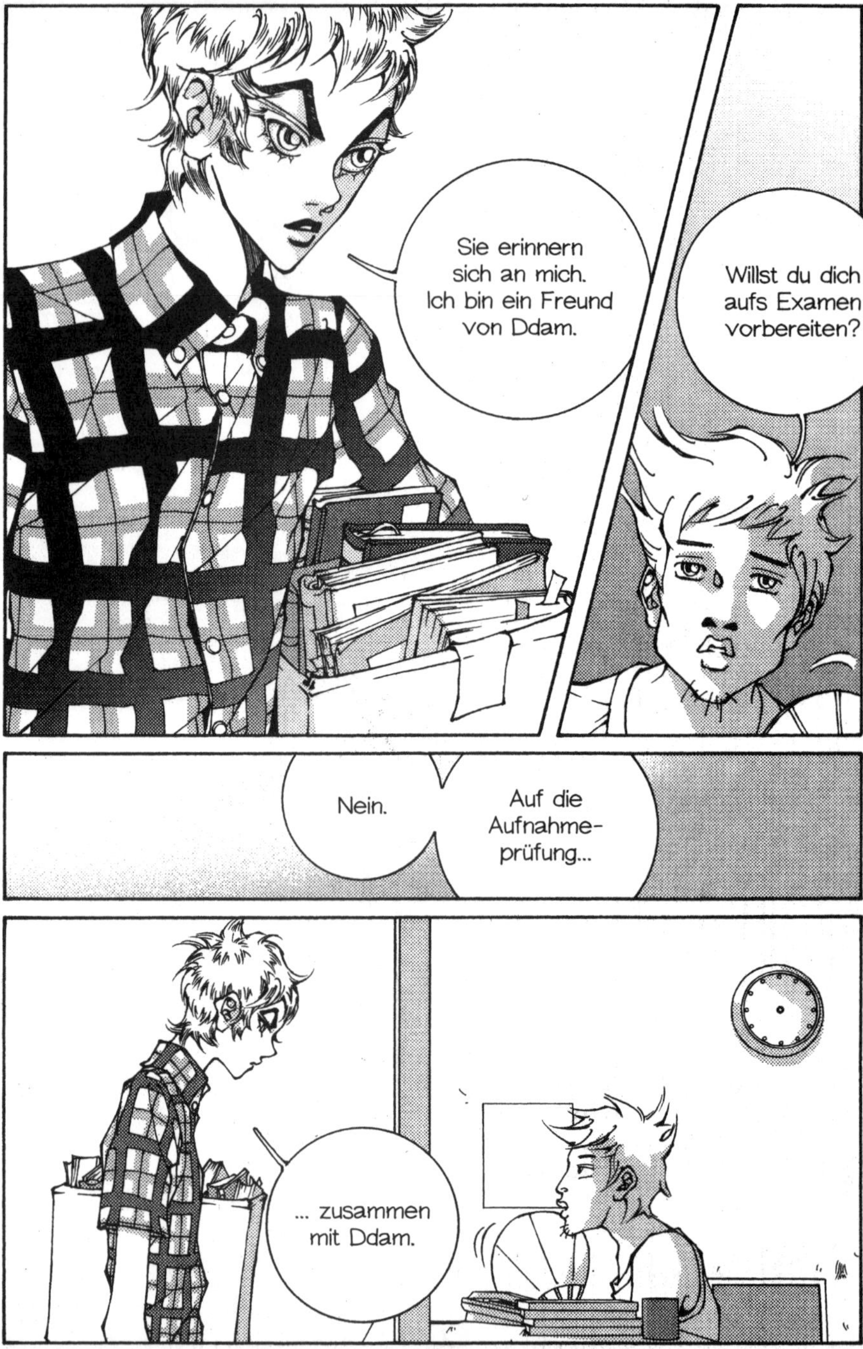
Sie erinnern sich an mich. Ich bin ein Freund von Ddam.
Willst du dich aufs Examen vorbereiten?
Nein.
Auf die Aufnahmeprüfung...
... zusammen mit Ddam.

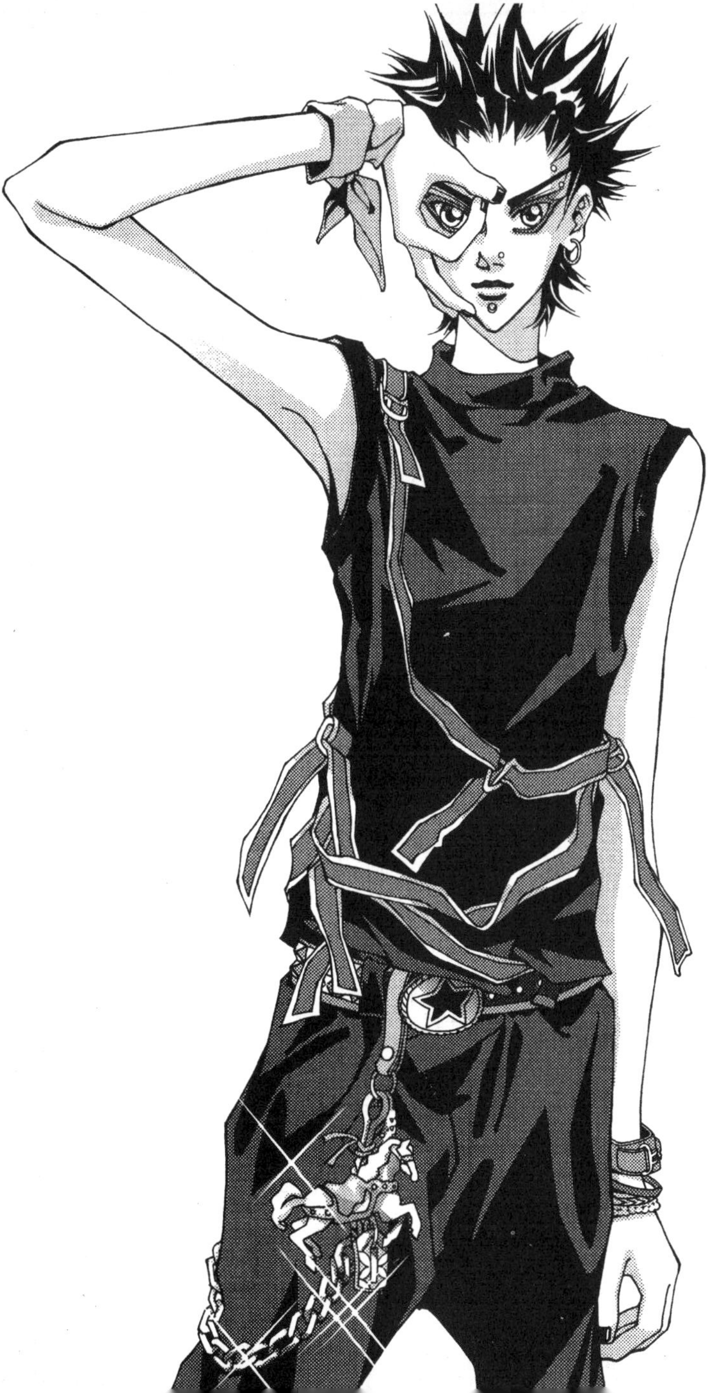

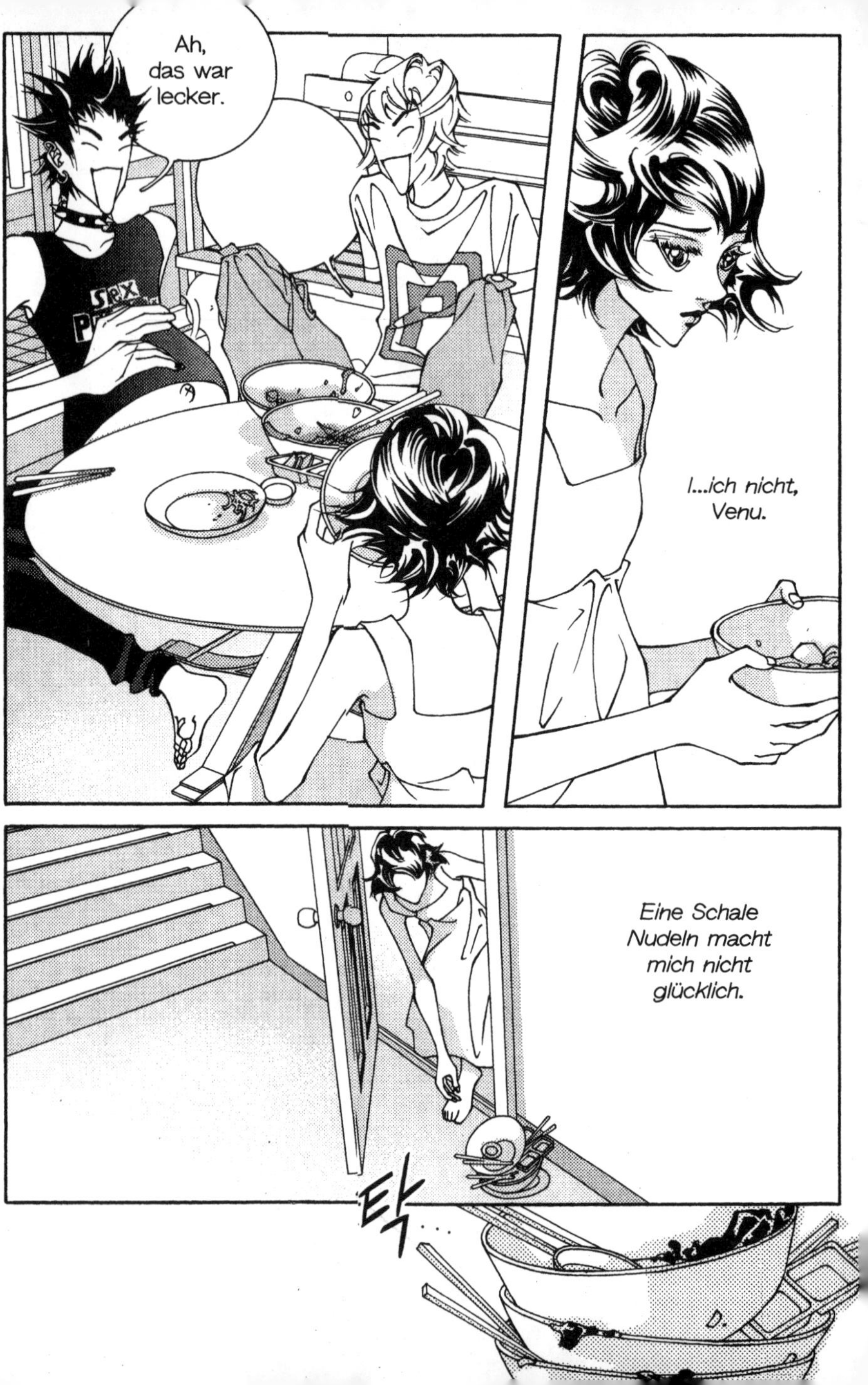
Ah, das war lecker.
I...ich nicht, Venu.
Eine Schale Nudeln macht mich nicht glücklich.

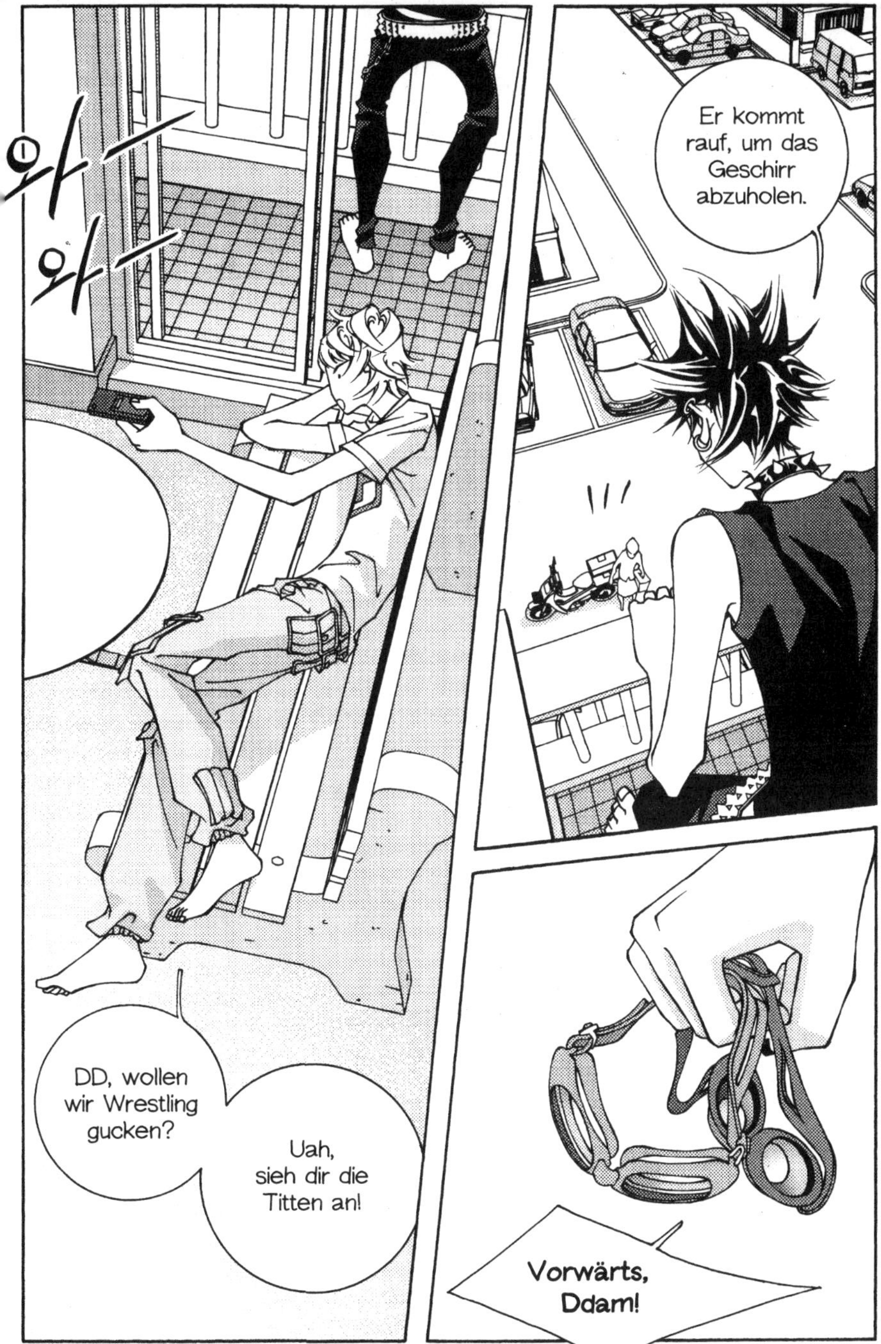

와—
와—
DD, wollen wir Wrestling gucken?
Uah, sieh dir die Titten an!
Er kommt rauf, um das Geschirr abzuholen.
Vorwärts, Ddam!

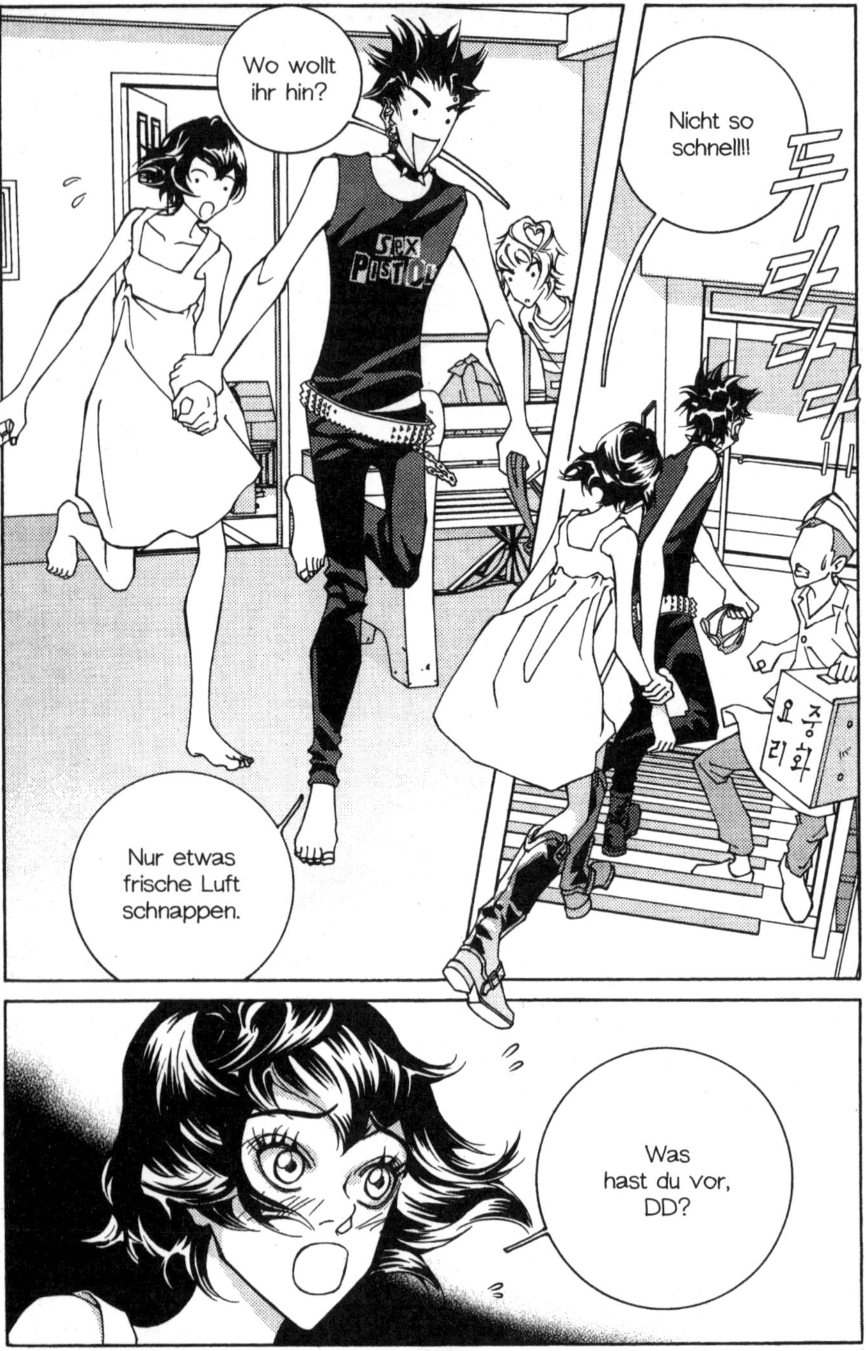
Wo wollt ihr hin?
Nur etwas frische Luft schnappen.
Nicht so schnell!!
Was hast du vor, DD?

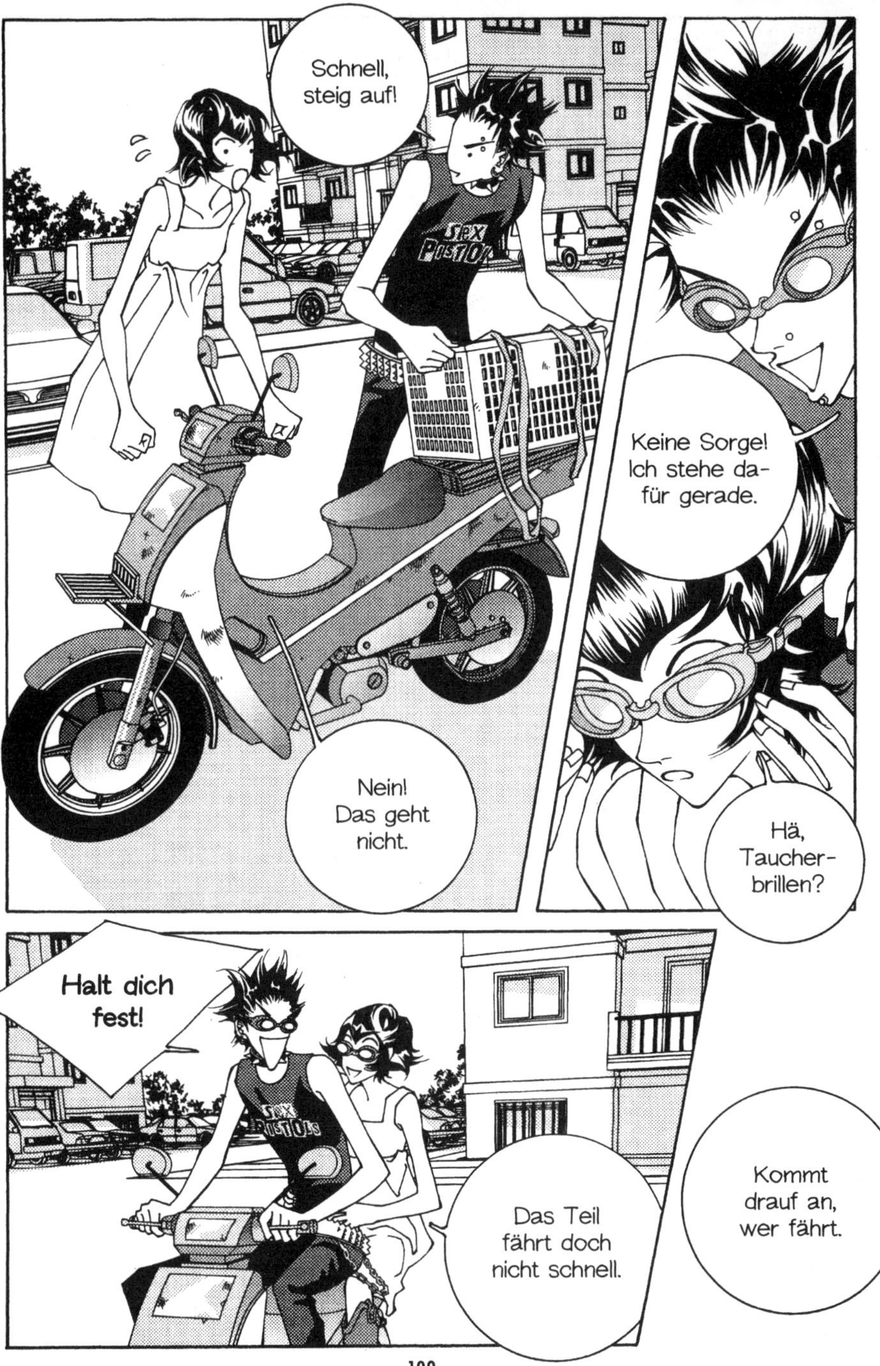

Schnell, steig auf!
Nein! Das geht nicht.
Keine Sorge! Ich stehe dafür gerade.
Hä, Taucherbrillen?
Halt dich fest!
Das Teil fährt doch nicht schnell.
Kommt drauf an, wer fährt.

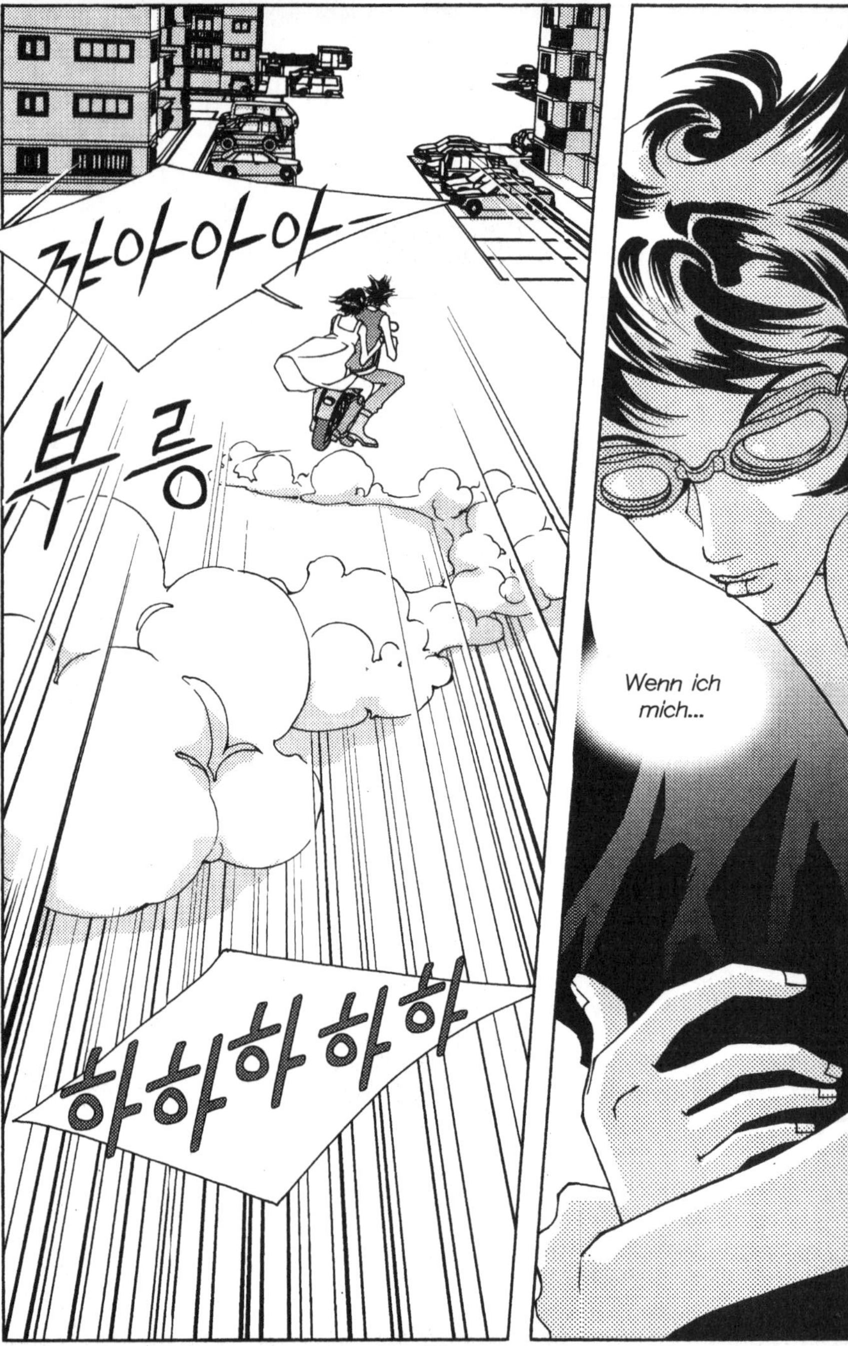
갸아아아—
부릉
하하하하하
Wenn ich mich...

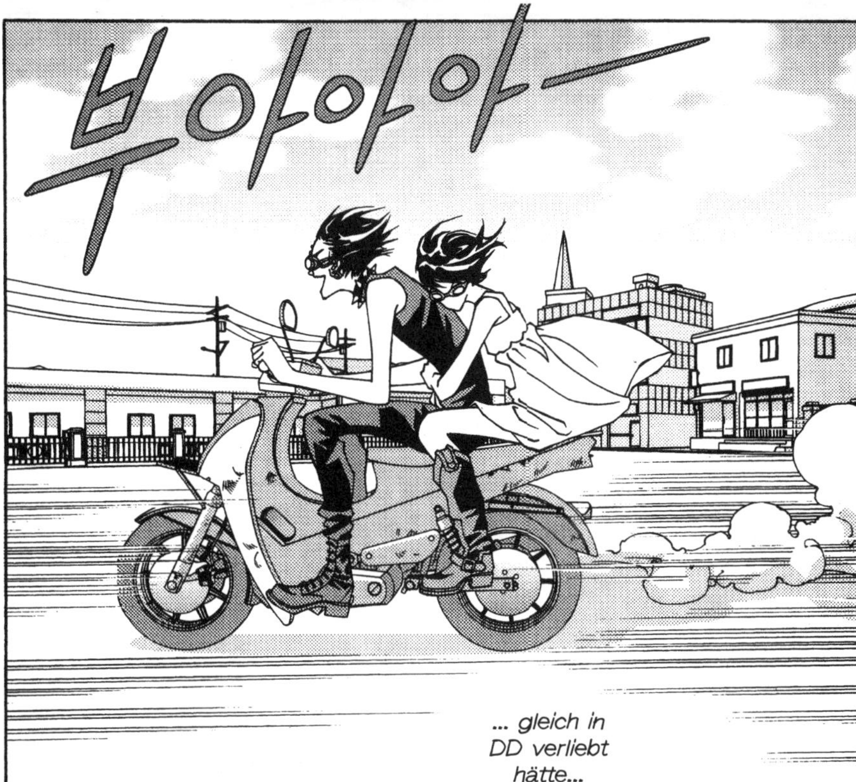
부아아아—
... gleich in
DD verliebt
hätte...

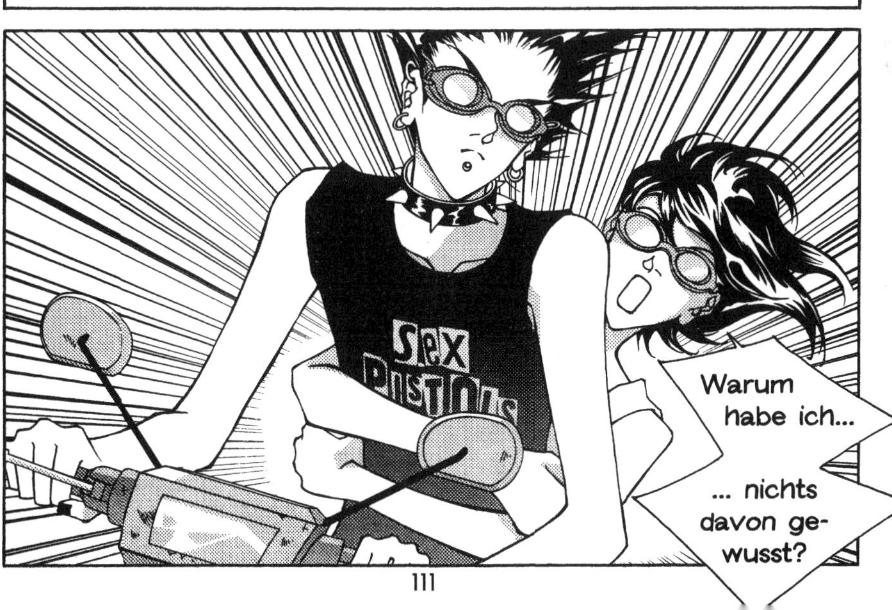
Sex Pistols
Warum habe ich...
... nichts davon gewusst?

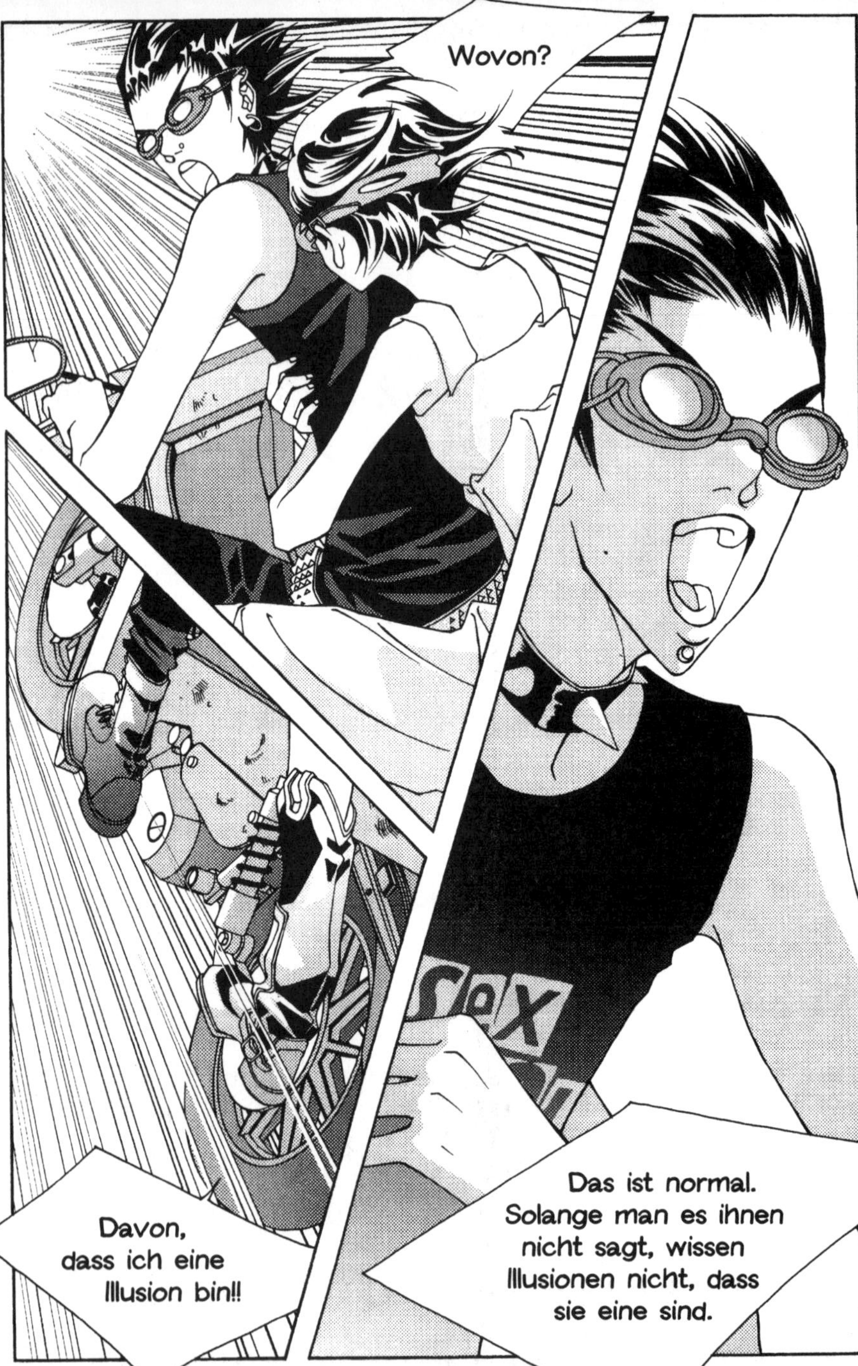
Wovon?
Das ist normal. Solange man es ihnen nicht sagt, wissen Illusionen nicht, dass sie eine sind.
Davon, dass ich eine Illusion bin!!
Sex

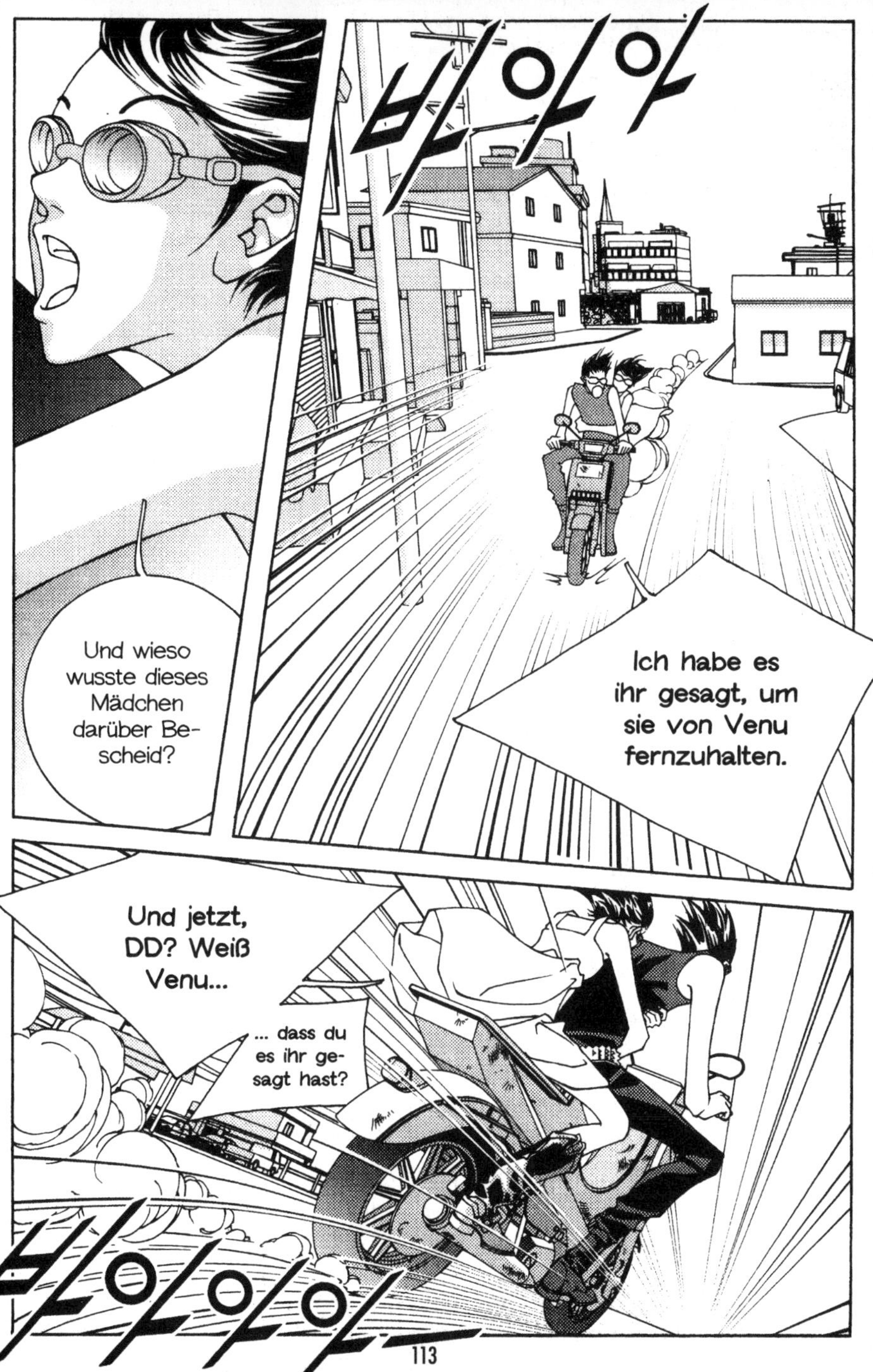
Und wieso wusste dieses Mädchen darüber Bescheid?
Ich habe es ihr gesagt, um sie von Venu fernzuhalten.
Und jetzt, DD? Weiß Venu...
... dass du es ihr gesagt hast?

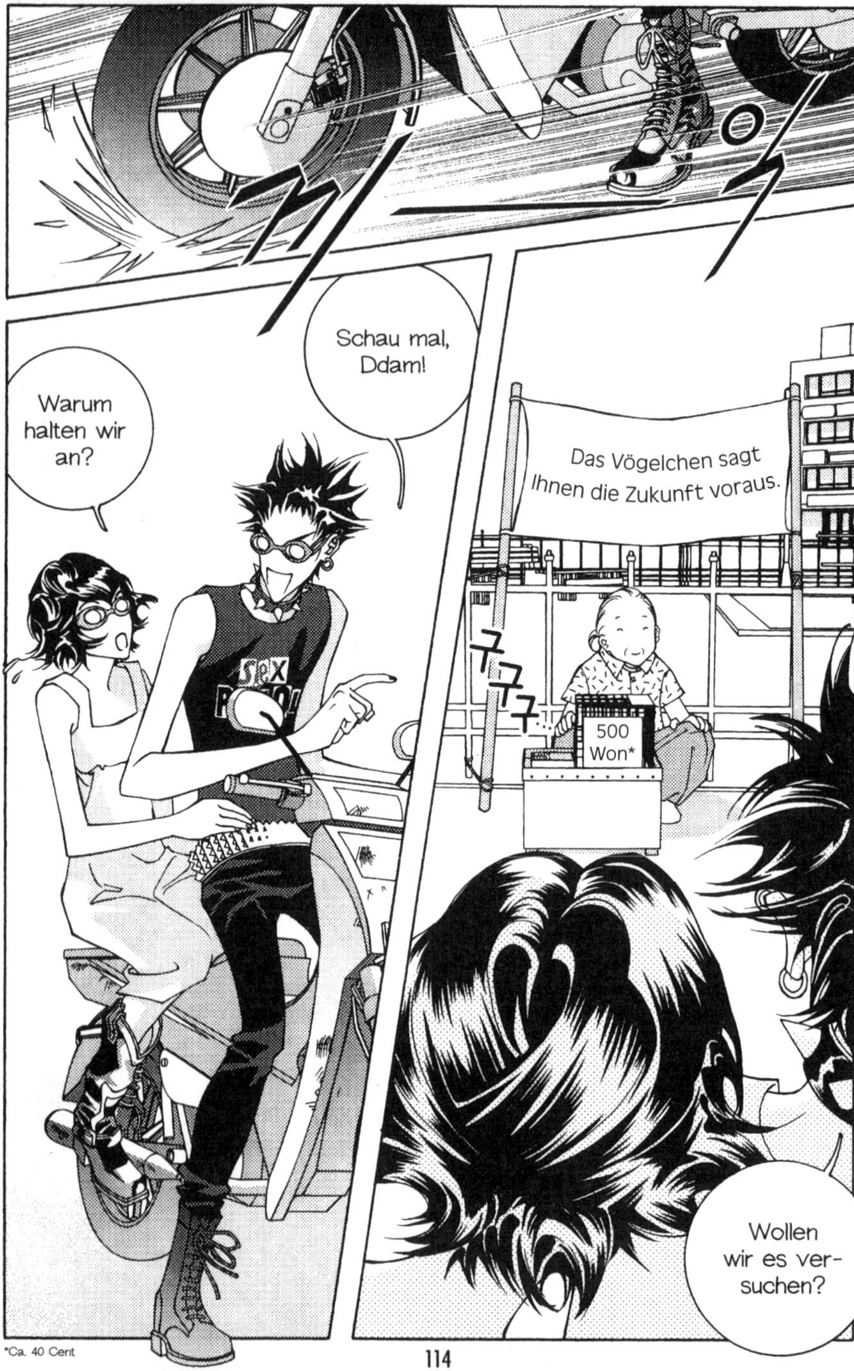
Schau mal, Ddam!
Warum halten wir an?
Das Vögelchen sagt Ihnen die Zukunft voraus.
500 Won*
Wollen wir es ver-suchen?

*Ca. 40 Cent

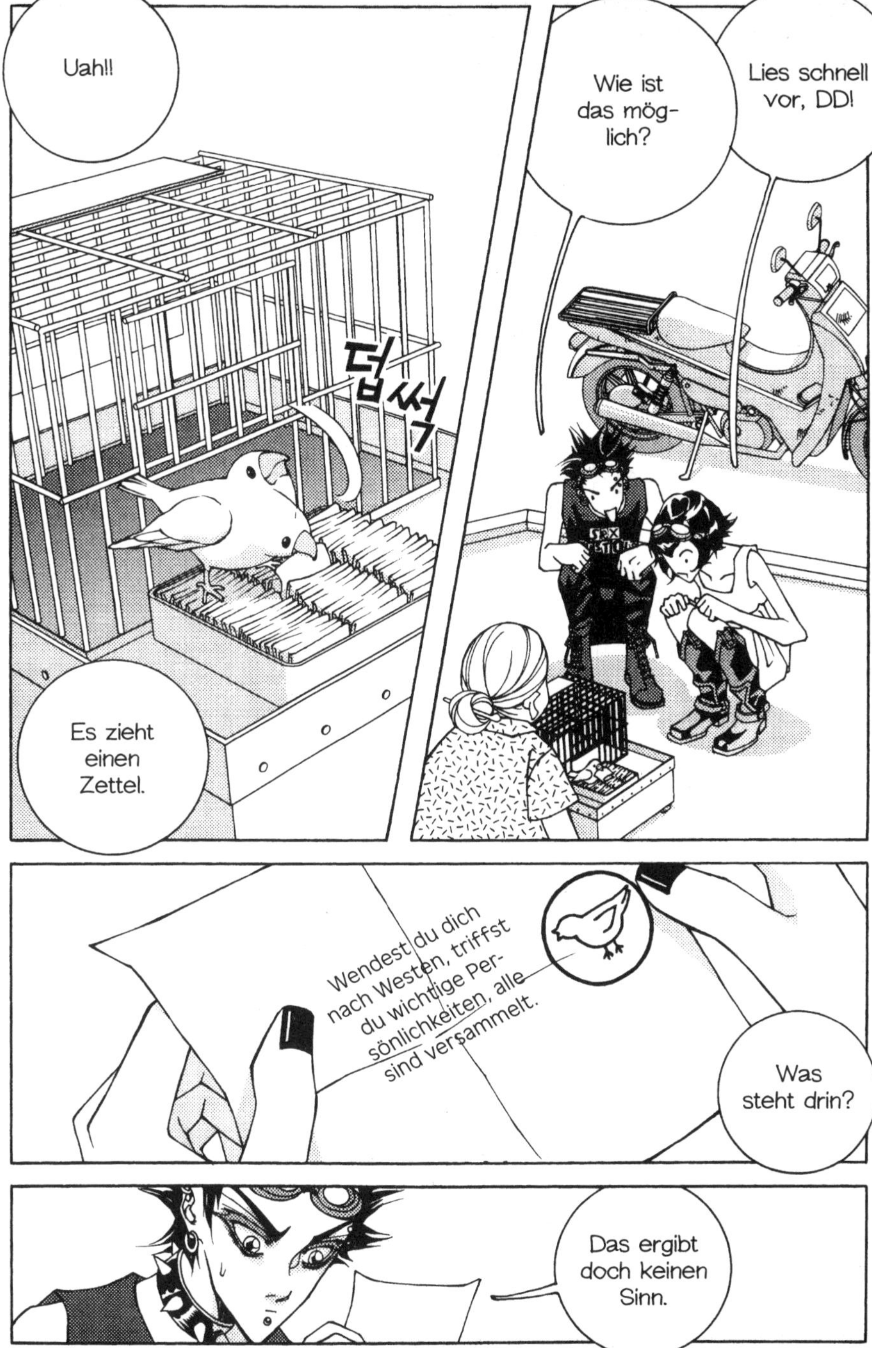
Uah!!
Es zieht einen Zettel.
Wie ist das mög-lich?
Lies schnell vor, DD!
Wendest du dich nach Westen, triffst du wichtige Per-sönlichkeiten, alle sind versammelt.
Was steht drin?
Das ergibt doch keinen Sinn.

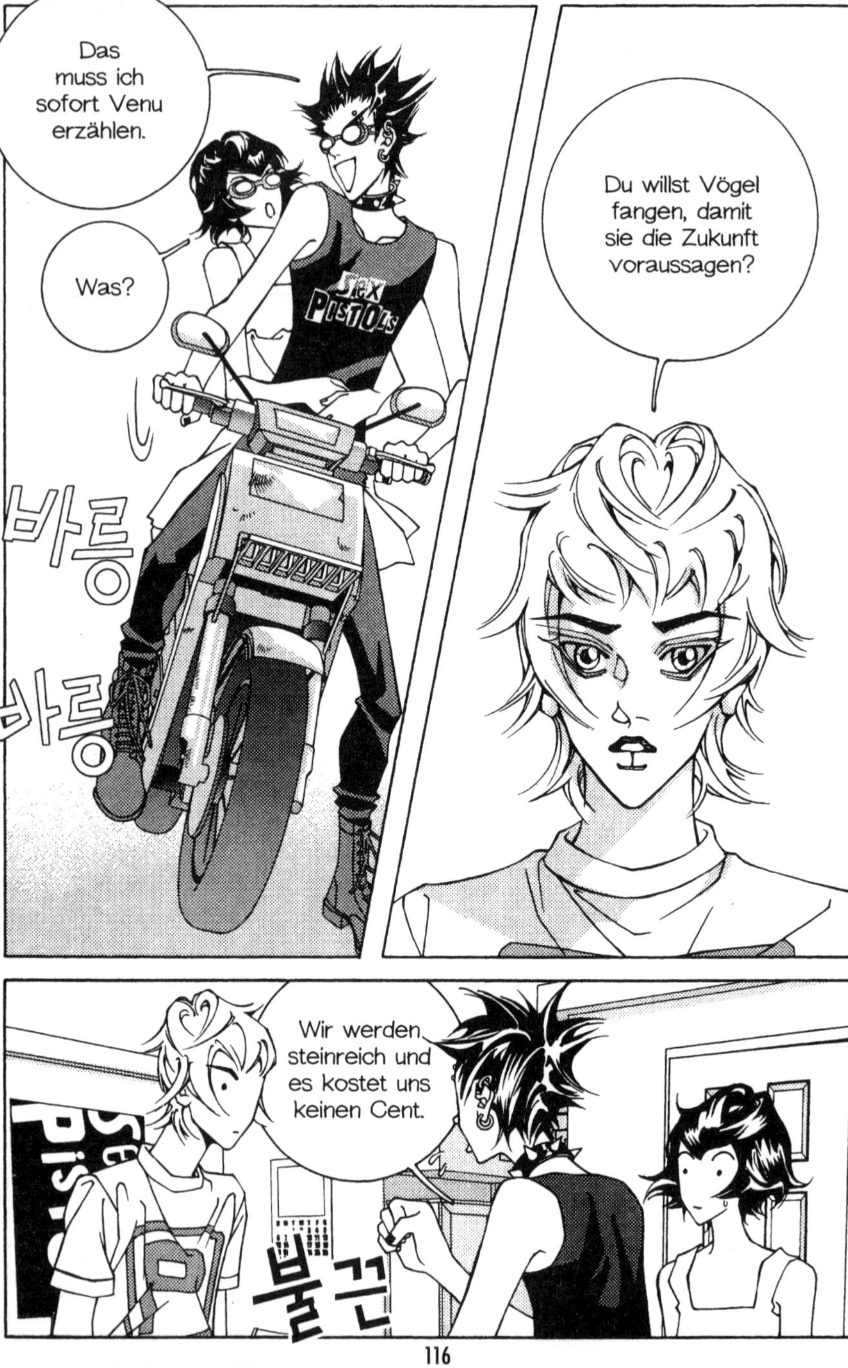
Das muss ich sofort Venu erzählen.
Was?
바릉
바릉
Du willst Vögel fangen, damit sie die Zukunft voraussagen?
Wir werden steinreich und es kostet uns keinen Cent.
불끈

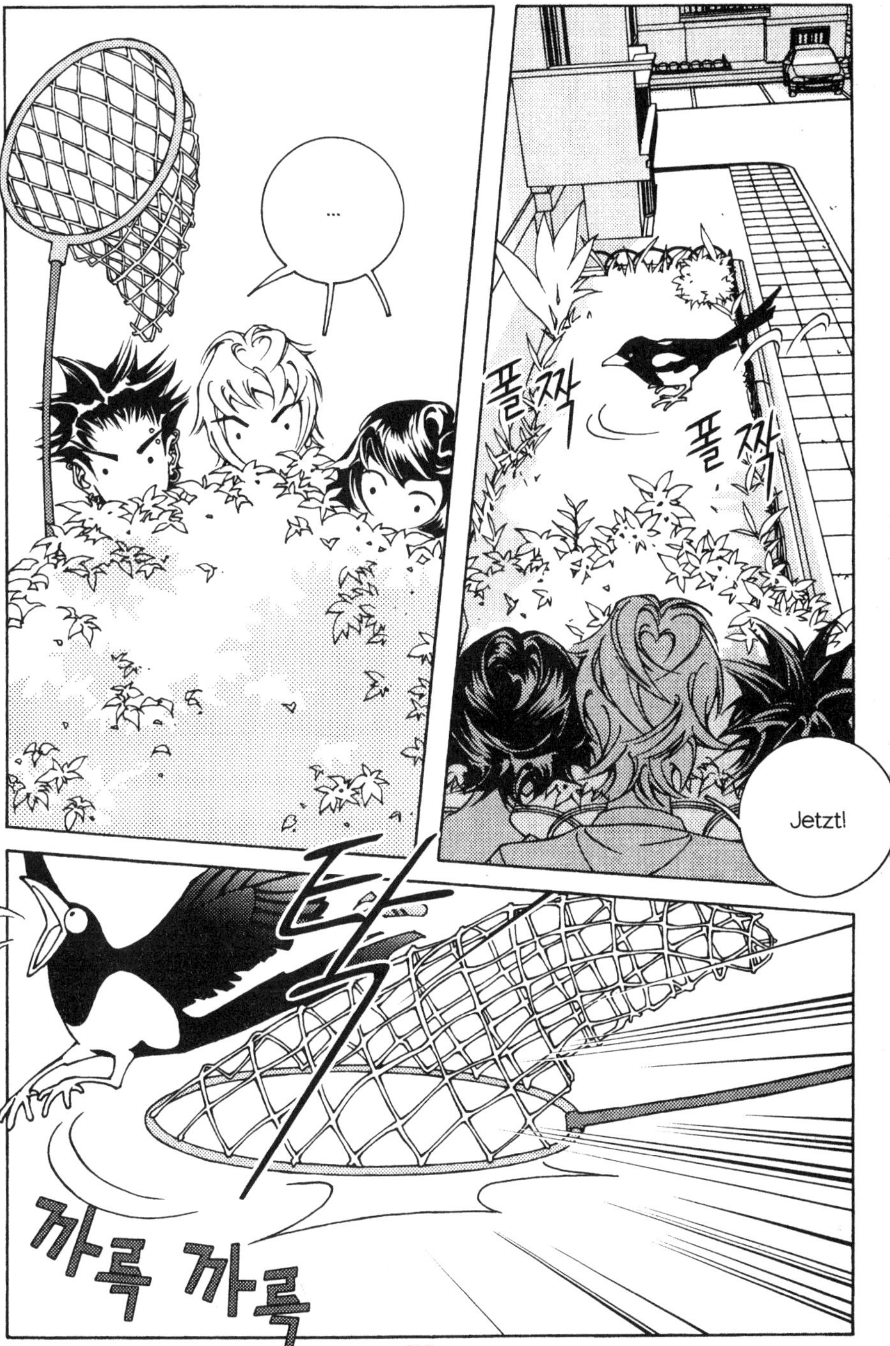
...
폴짝
폴짝
Jetzt!
타
까륵 까륵

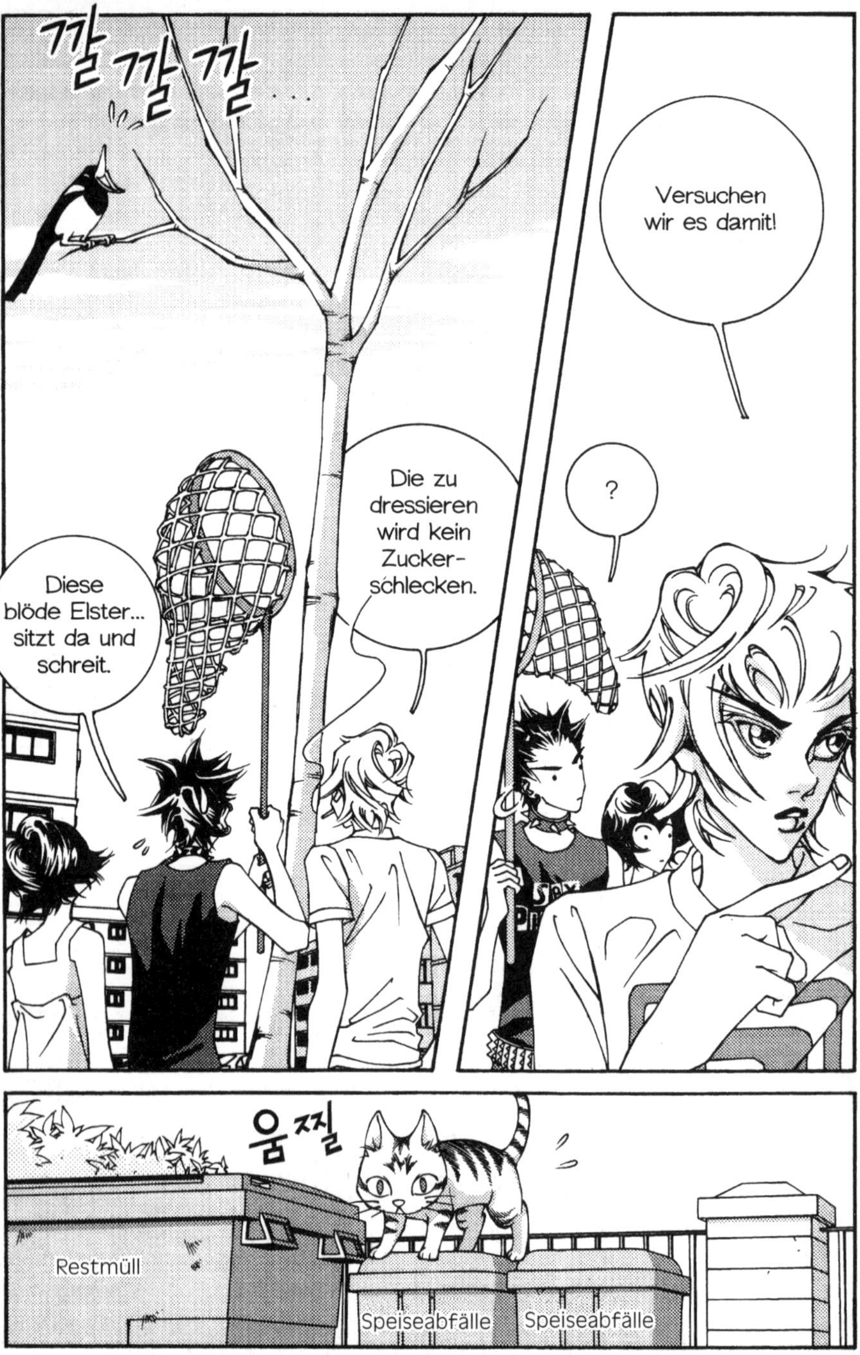
깔 깔 깔 ...
Diese blöde Elster... sitzt da und schreit.
Die zu dressieren wird kein Zucker-schlecken.
?
Versuchen wir es damit!
움찔
Restmüll
Speiseabfälle
Speiseabfälle

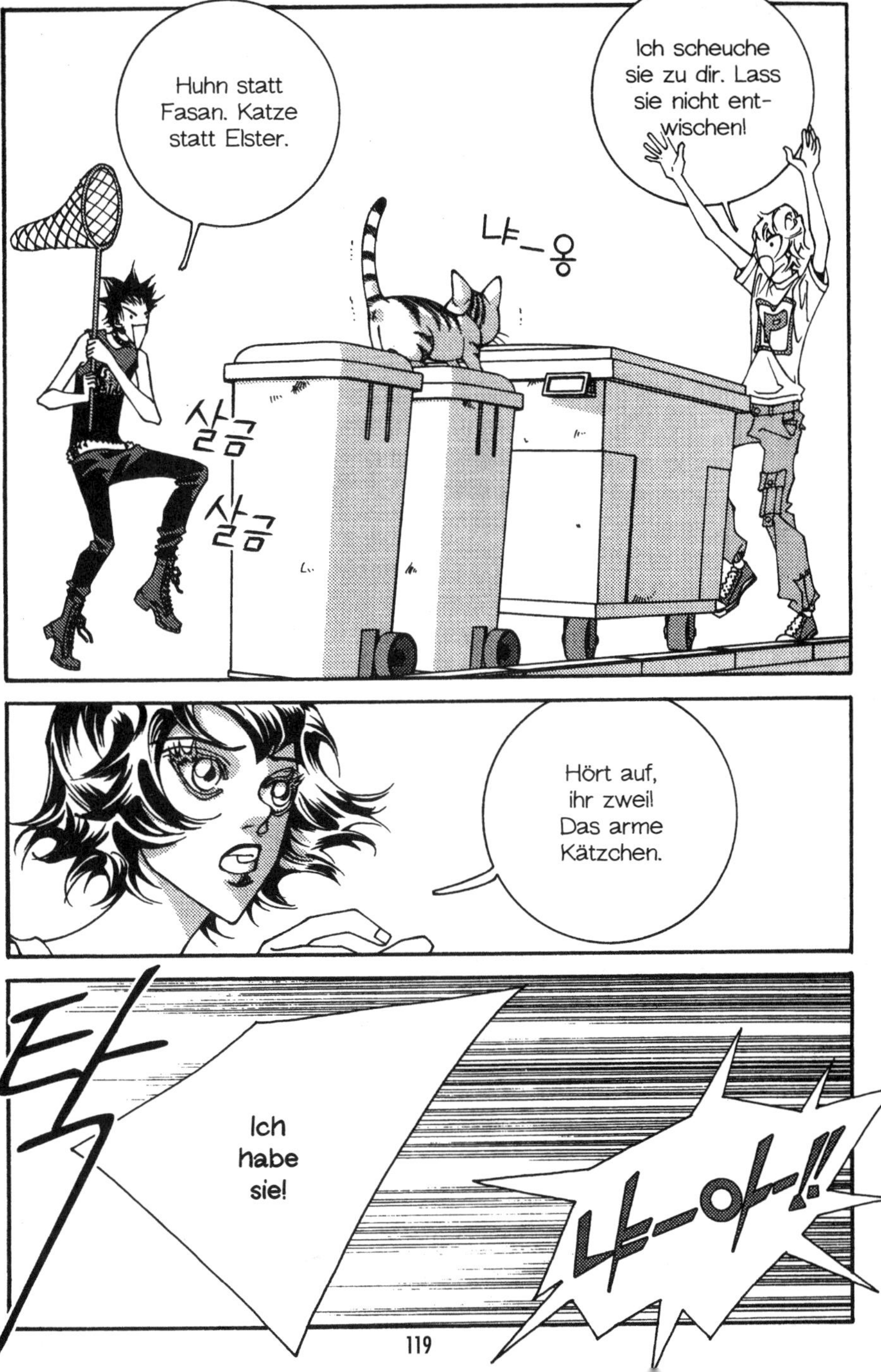
Huhn statt Fasan. Katze statt Elster.
Ich scheuche sie zu dir. Lass sie nicht entwischen!
냐–옹
살금 살금
Hört auf, ihr zwei! Das arme Kätzchen.
탁
Ich habe sie!
냐–아–!!

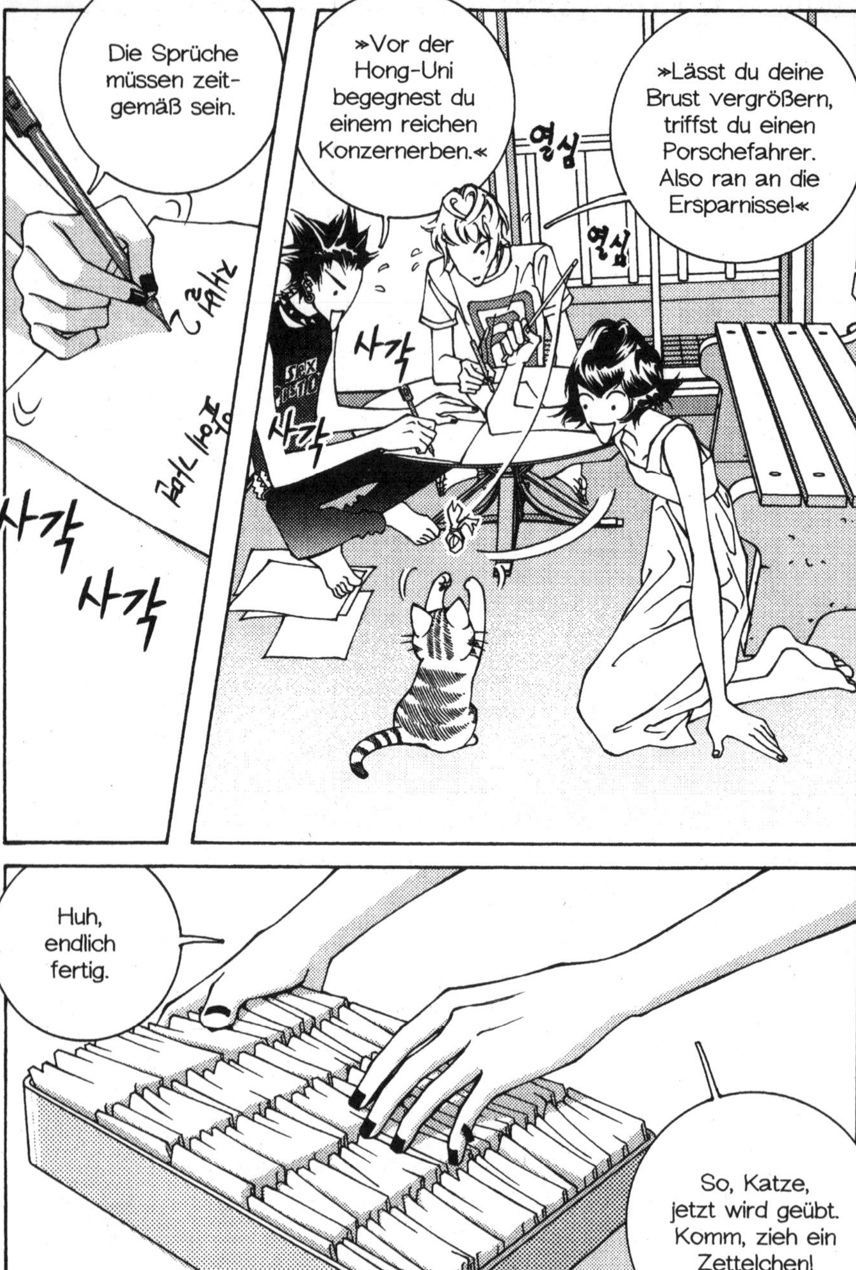
Die Sprüche müssen zeitgemäß sein.
»Vor der Hong-Uni begegnest du einem reichen Konzernerben.«
»Lässt du deine Brust vergrößern, triffst du einen Porschefahrer. Also ran an die Ersparnisse!«
열심
열심
사각
사각
사각
사각
Huh, endlich fertig.
So, Katze, jetzt wird geübt. Komm, zieh ein Zettelchen!

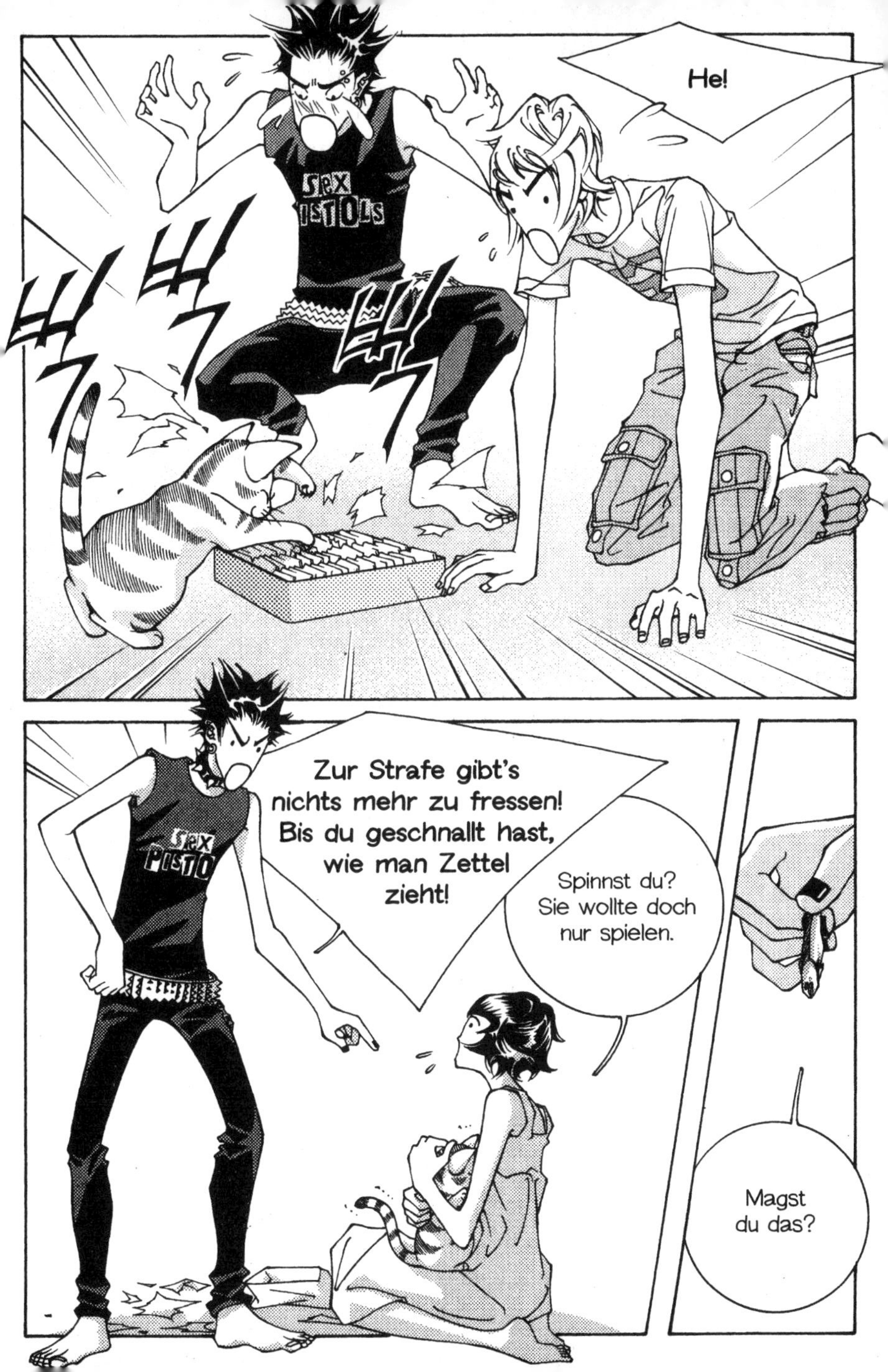
He!
Zur Strafe gibt's nichts mehr zu fressen! Bis du geschnallt hast, wie man Zettel zieht!
Spinnst du? Sie wollte doch nur spielen.
Magst du das?

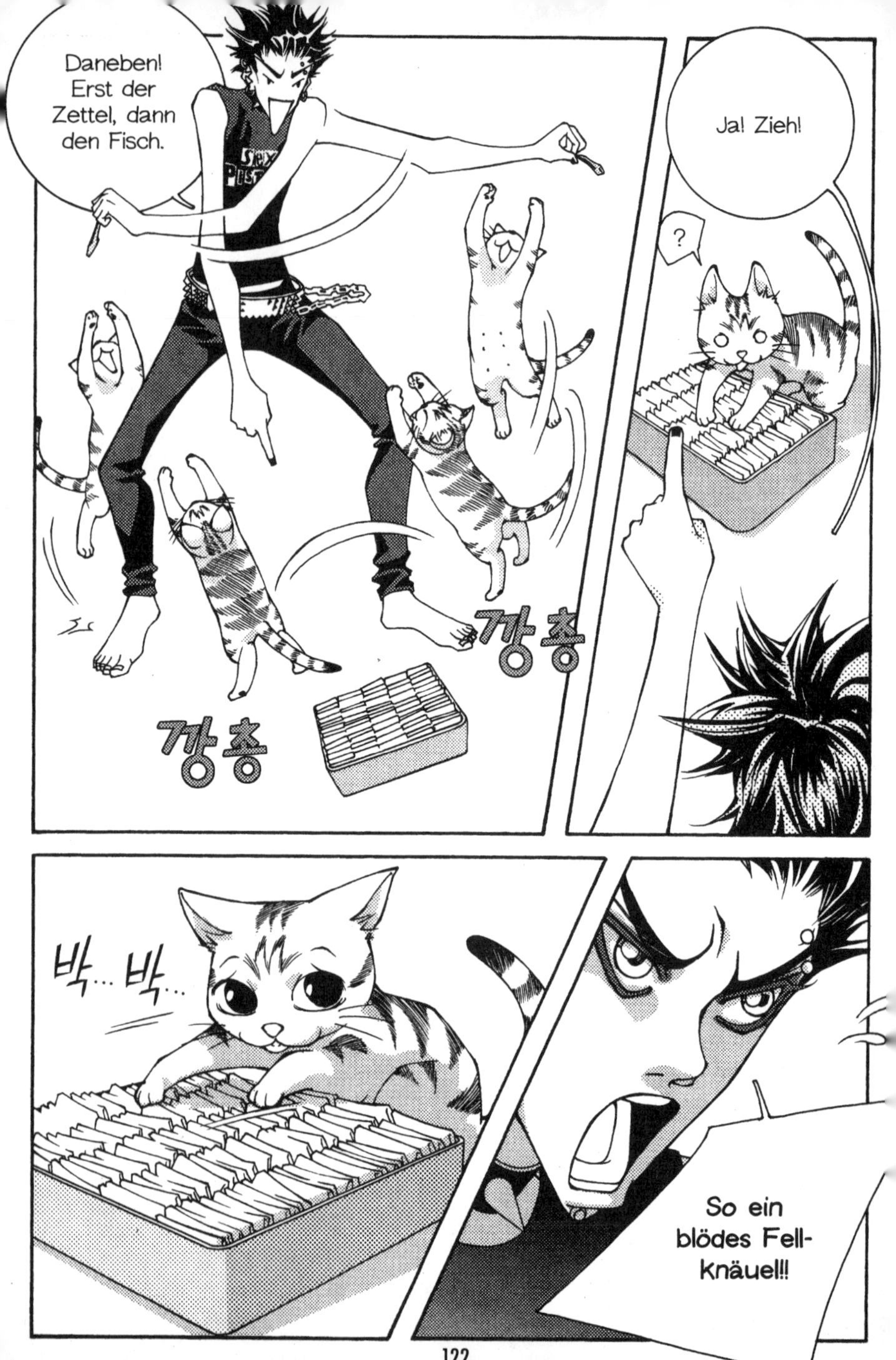
Daneben! Erst der Zettel, dann den Fisch.
깡총
깡총
Ja! Zieh!
?
박... 박...
So ein blödes Fell-knäuel!!

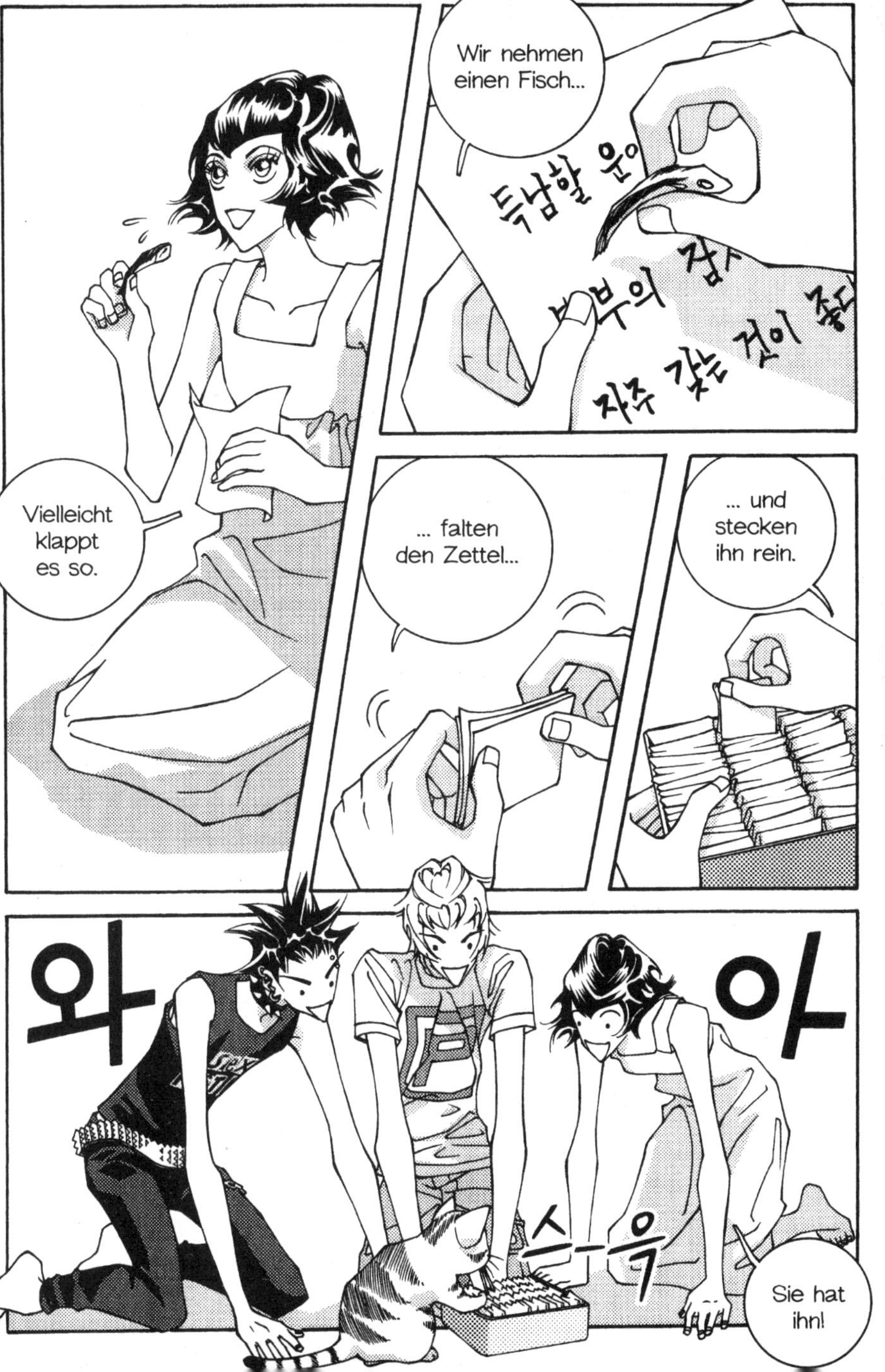
Vielleicht klappt es so.
Wir nehmen einen Fisch...
... falten den Zettel...
... und stecken ihn rein.
와 아
스-윽
Sie hat ihn!

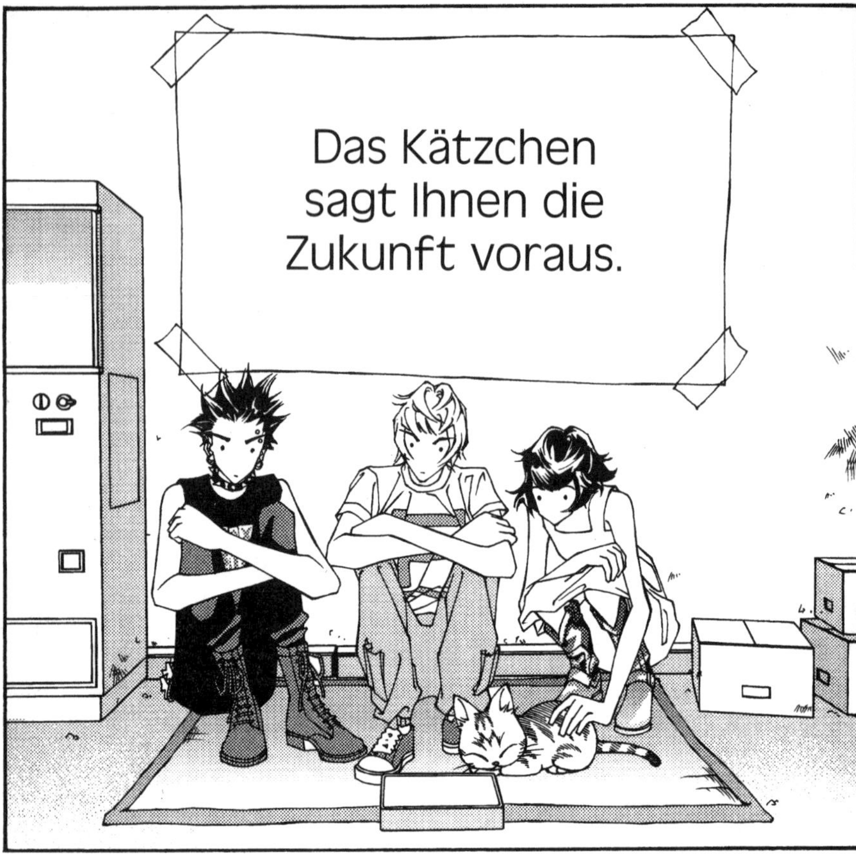
Das Kätzchen sagt Ihnen die Zukunft voraus.

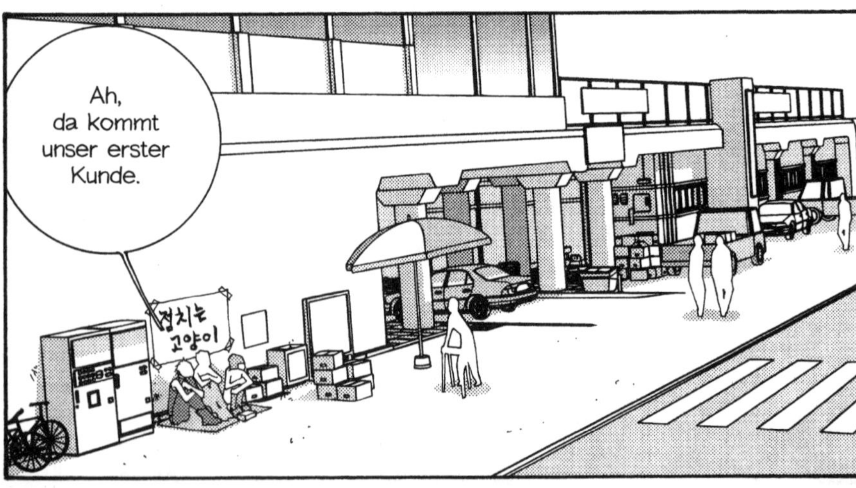
Ah, da kommt unser erster Kunde.
점치는 고양이

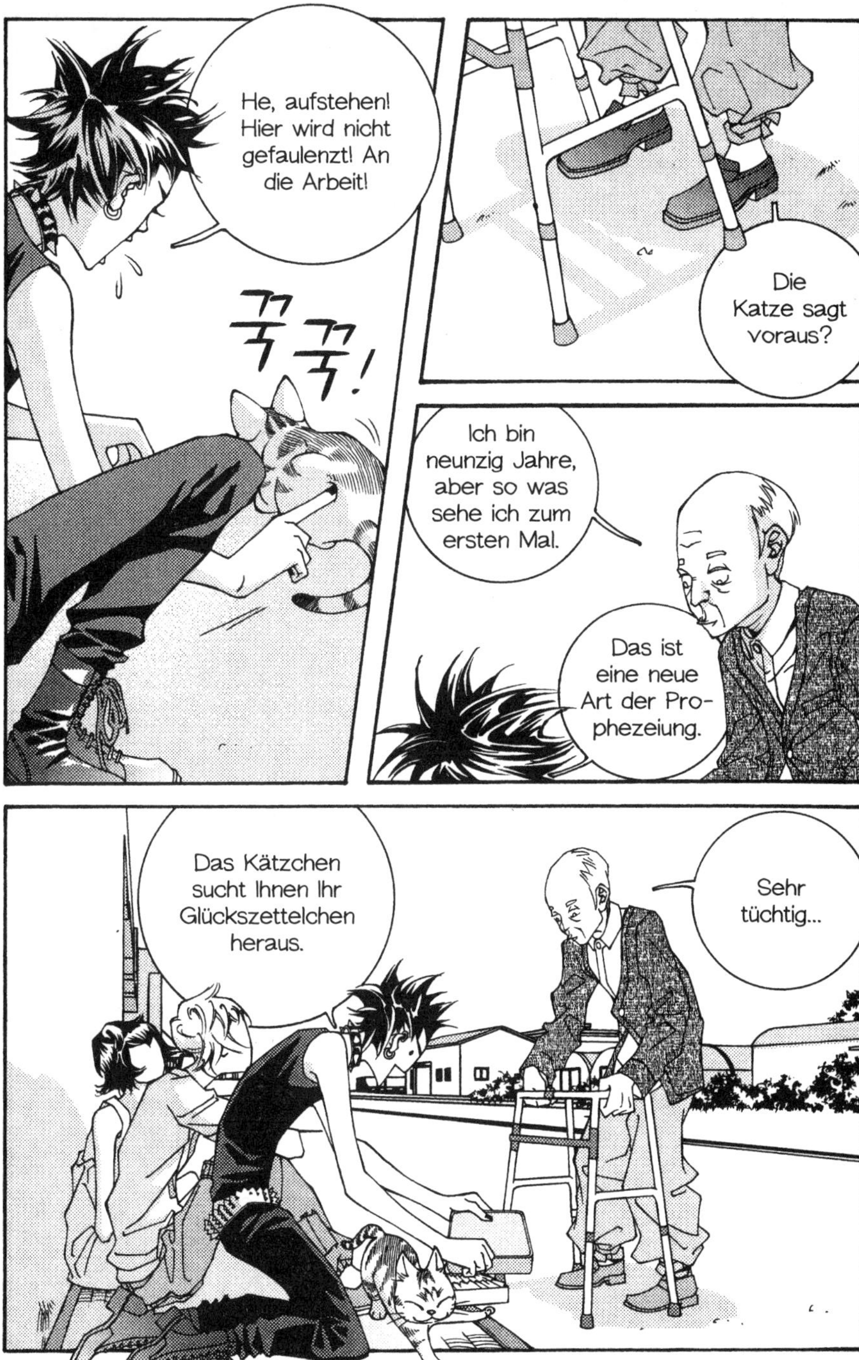
He, aufstehen! Hier wird nicht gefaulenzt! An die Arbeit!
쿡쿡!
Die Katze sagt voraus?
Ich bin neunzig Jahre, aber so was sehe ich zum ersten Mal.
Das ist eine neue Art der Prophezeiung.
Das Kätzchen sucht Ihnen Ihr Glückszettelchen heraus.
Sehr tüchtig...

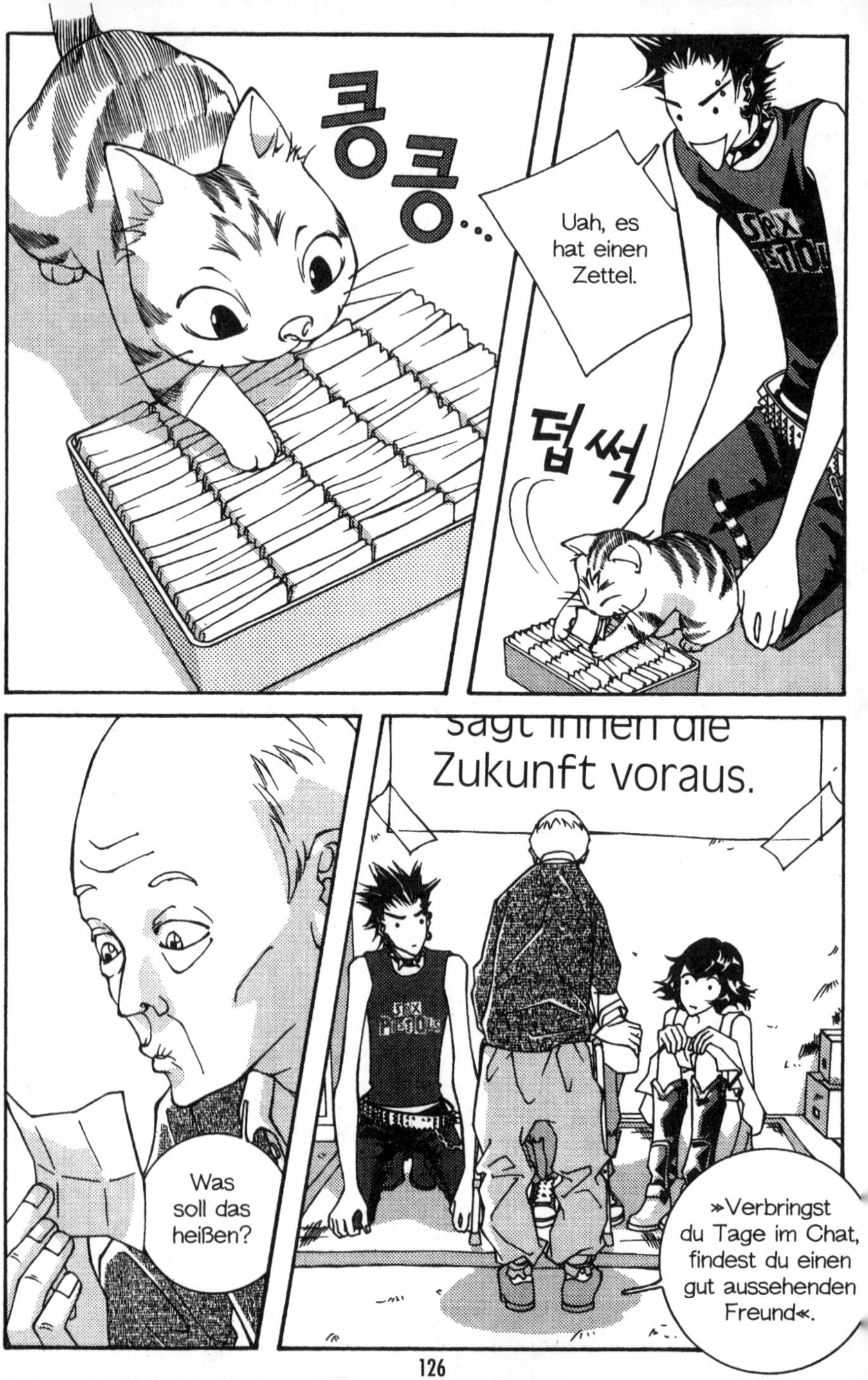

쿵쿵...
Uah, es hat einen Zettel.
덥썩
Was soll das heißen?
sagt Ihnen die
Zukunft voraus.
»Verbringst du Tage im Chat, findest du einen gut aussehenden Freund«.

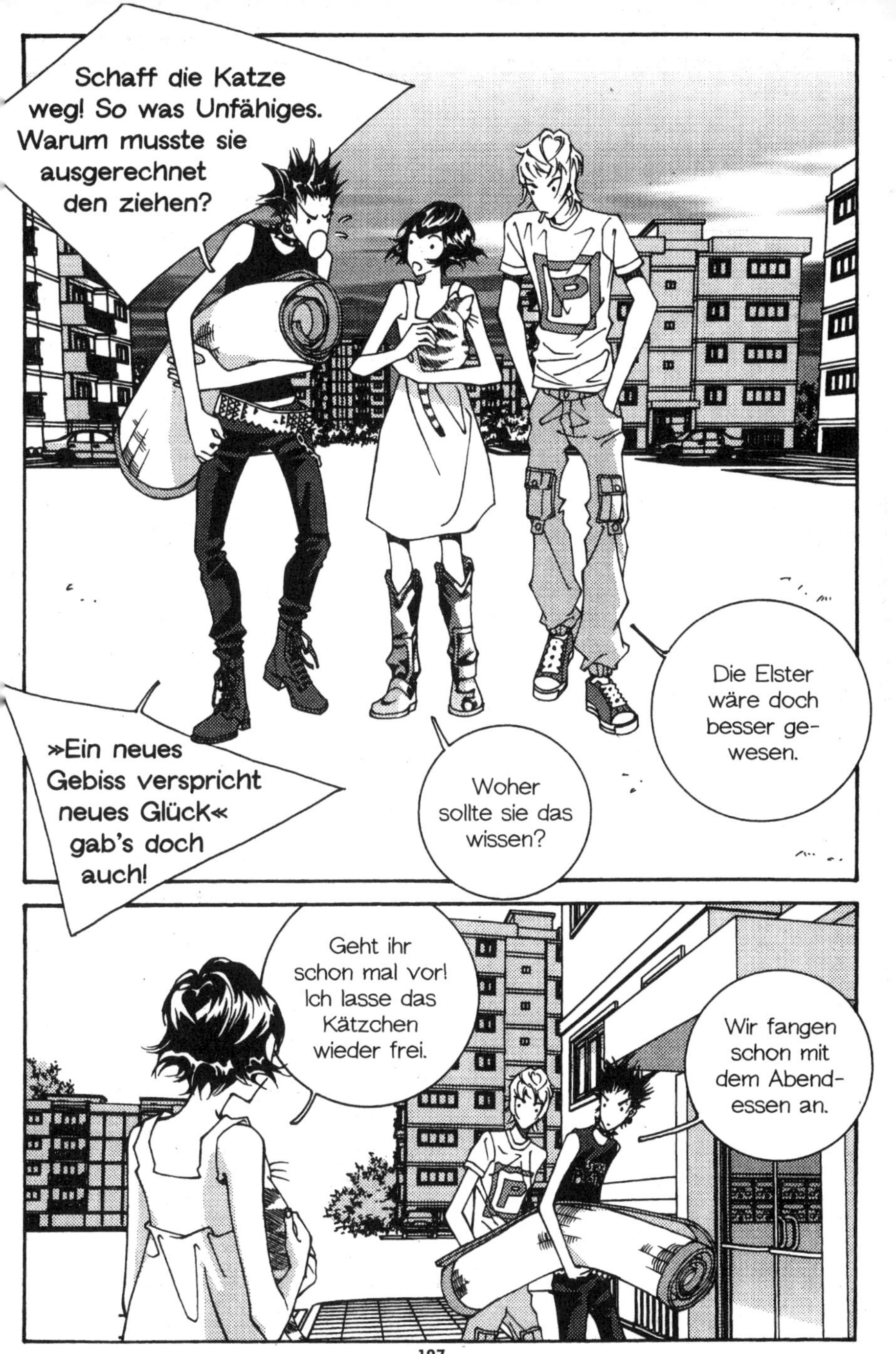
Schaff die Katze weg! So was Unfähiges. Warum musste sie ausgerechnet den ziehen?
Die Elster wäre doch besser ge-wesen.
Woher sollte sie das wissen?
»Ein neues Gebiss verspricht neues Glück« gab's doch auch!
Wir fangen schon mit dem Abend-essen an.
Geht ihr schon mal vor! Ich lasse das Kätzchen wieder frei.

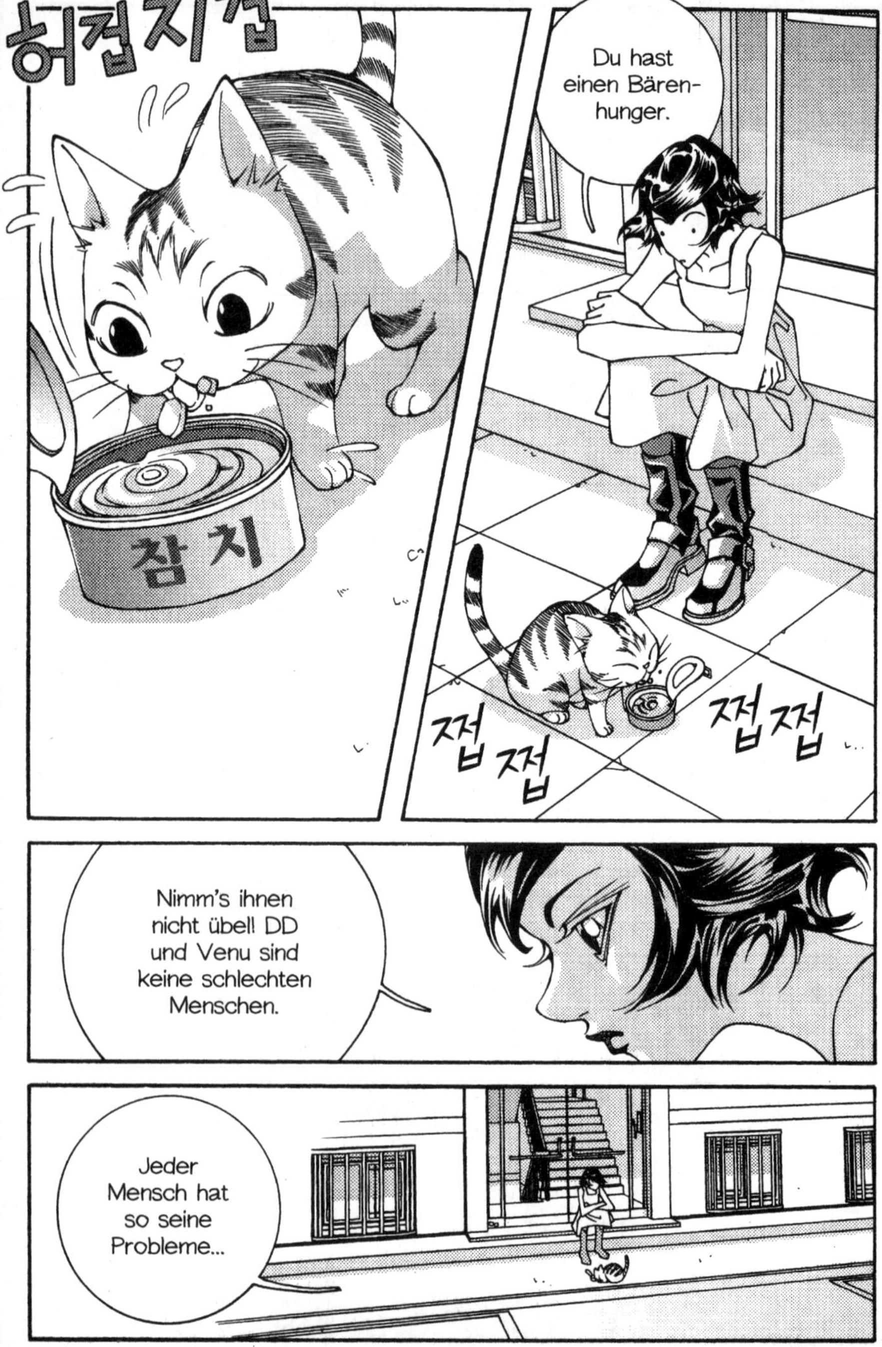
허겁지겁
참치
Du hast einen Bären-hunger.
쩝 쩝
쩝쩝
Nimm's ihnen nicht übel! DD und Venu sind keine schlechten Menschen.
Jeder Mensch hat so seine Probleme...

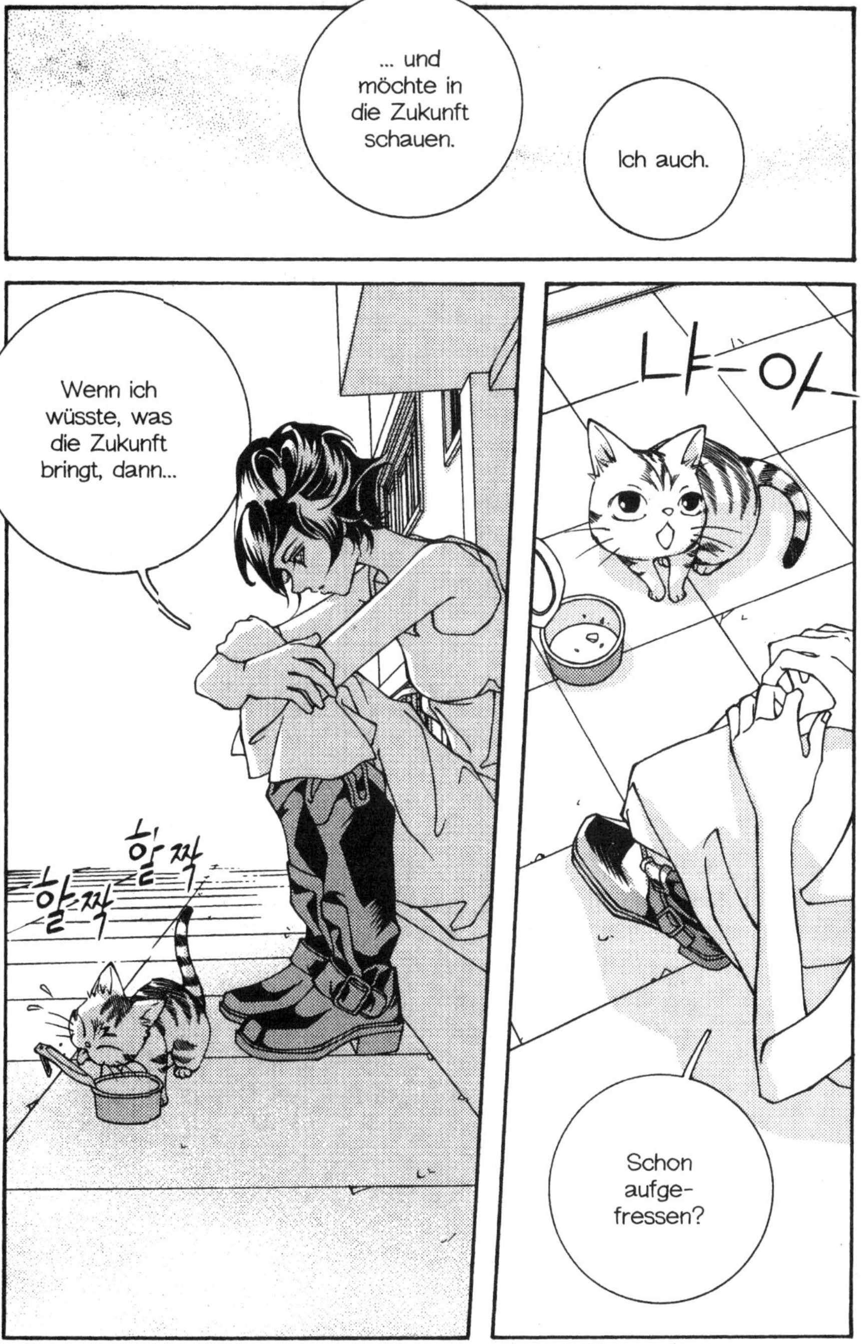
... und möchte in die Zukunft schauen.
Ich auch.
Wenn ich wüsste, was die Zukunft bringt, dann...
할짝
할짝
냐-아-
Schon aufge- fressen?

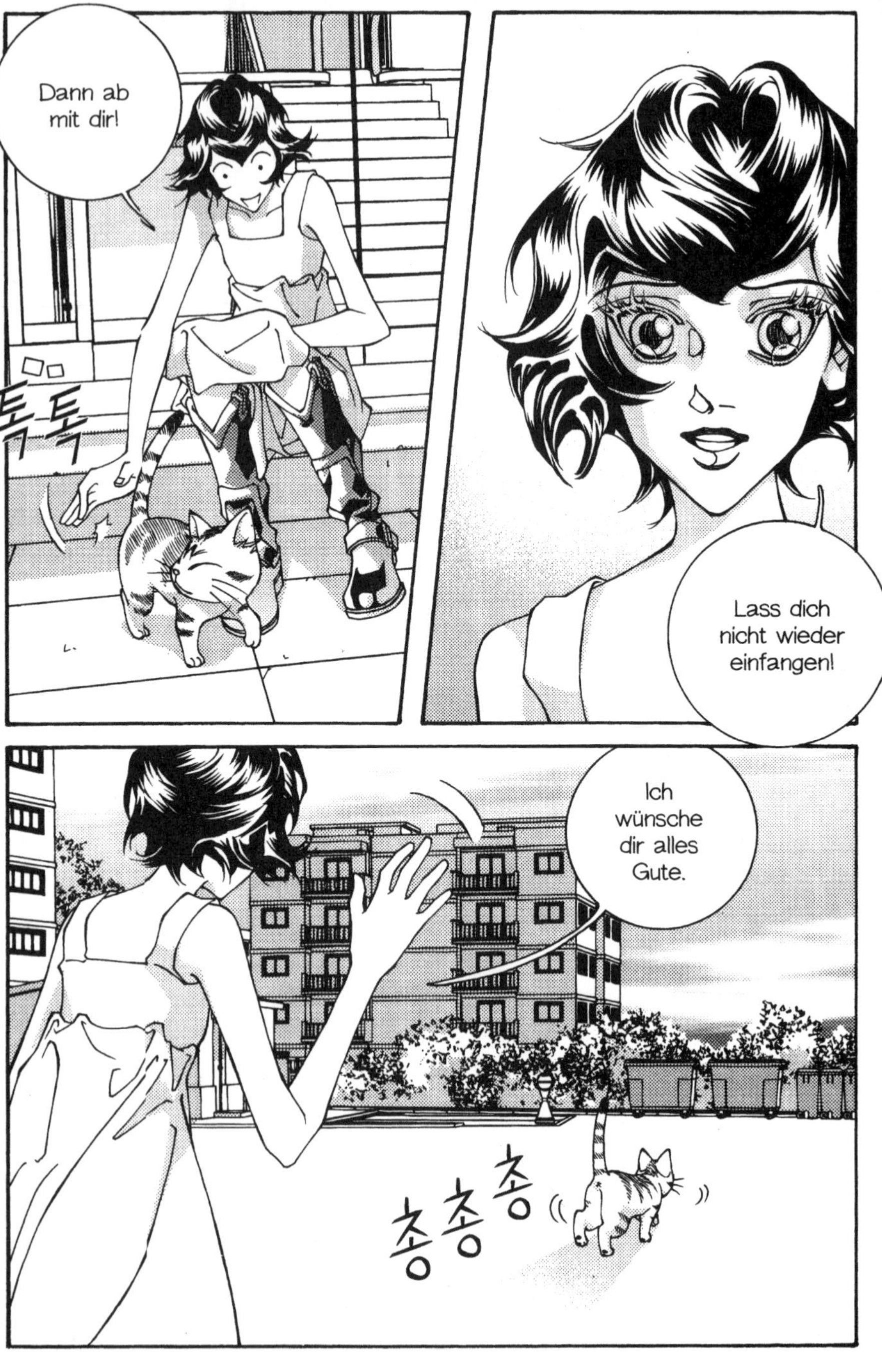
Dann ab mit dir!
톡톡
Lass dich nicht wieder einfangen!
Ich wünsche dir alles Gute.
총총총

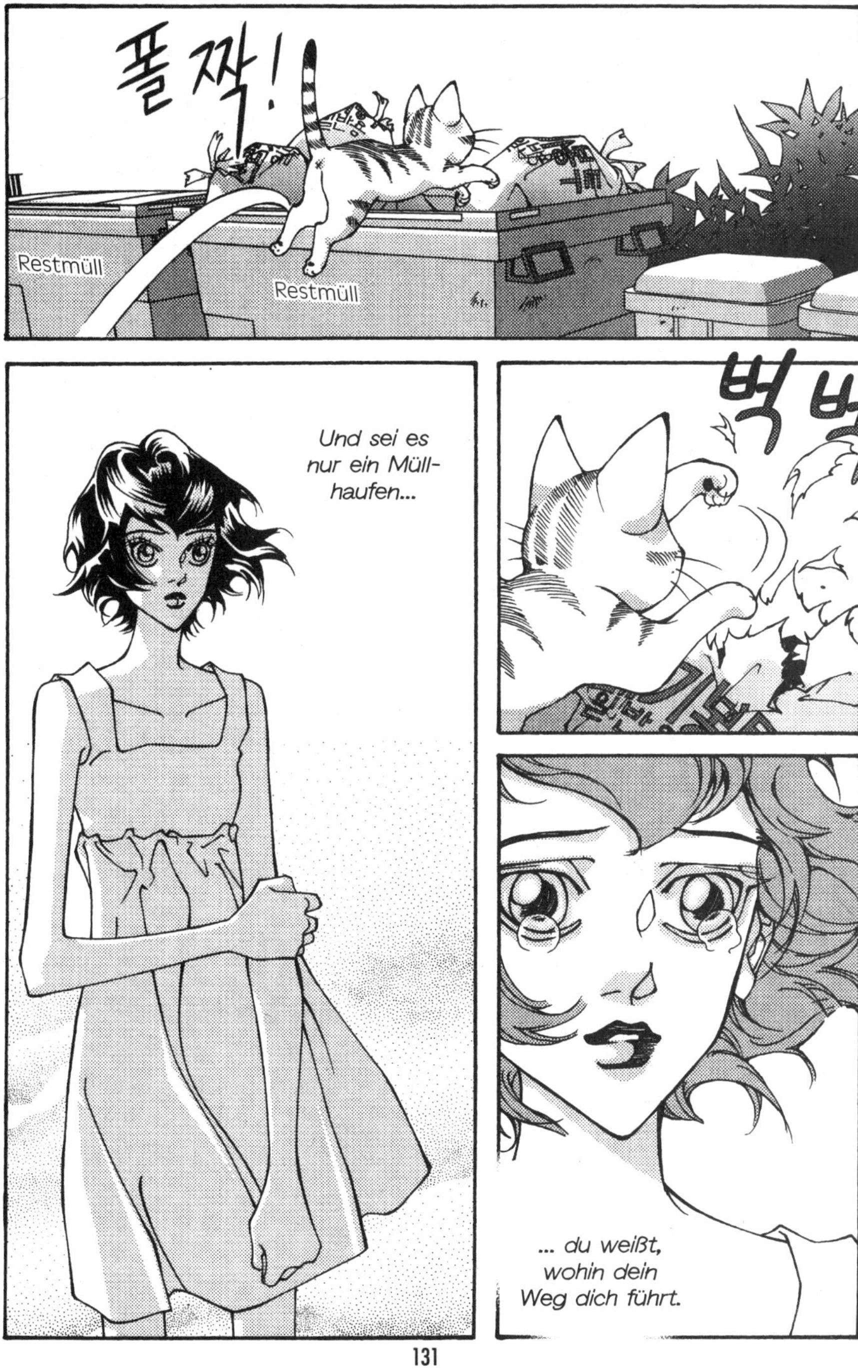
폴짝!
Restmüll
Restmüll
Und sei es nur ein Müllhaufen...
벅벅
... du weißt, wohin dein Weg dich führt.

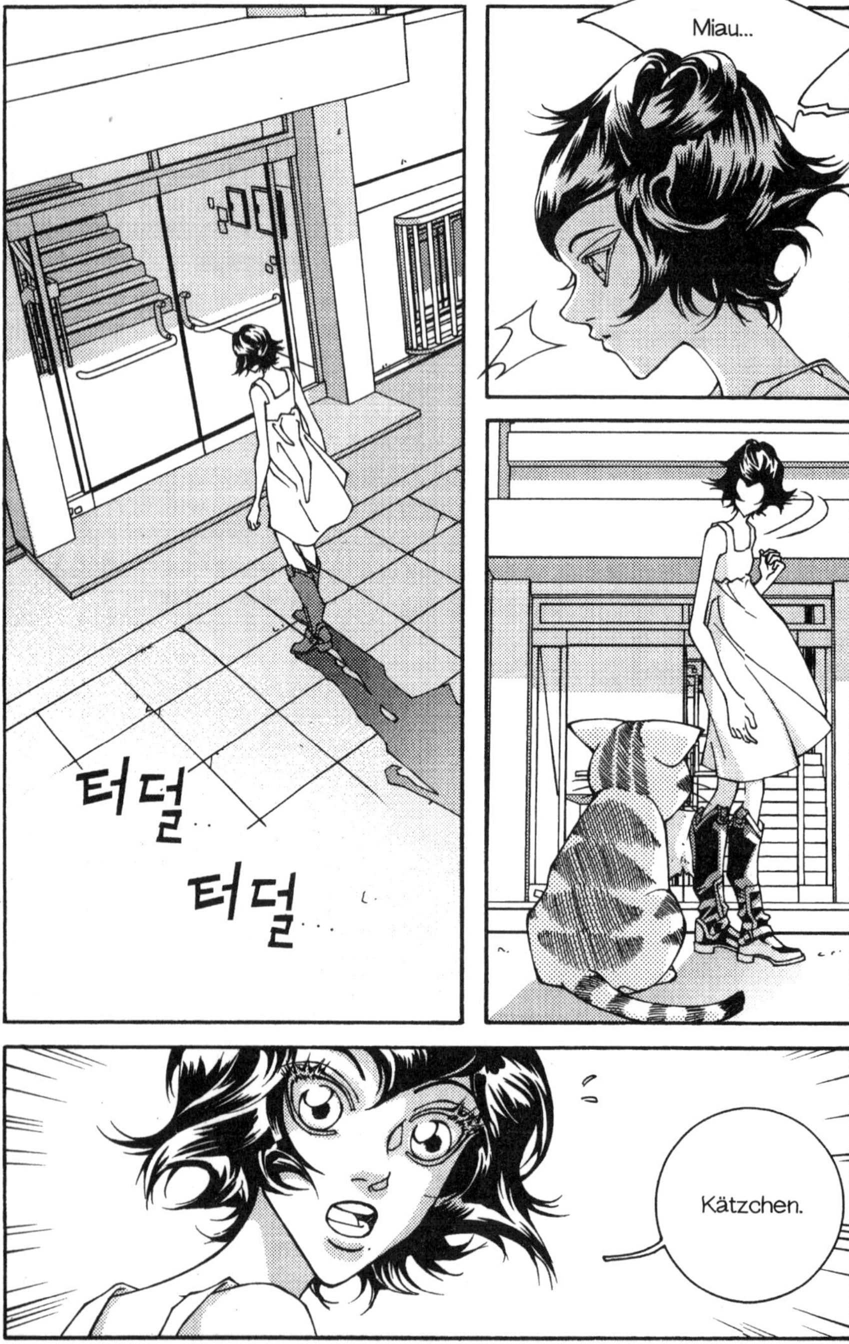

터덜...
터덜....
Miau...
Kätzchen.

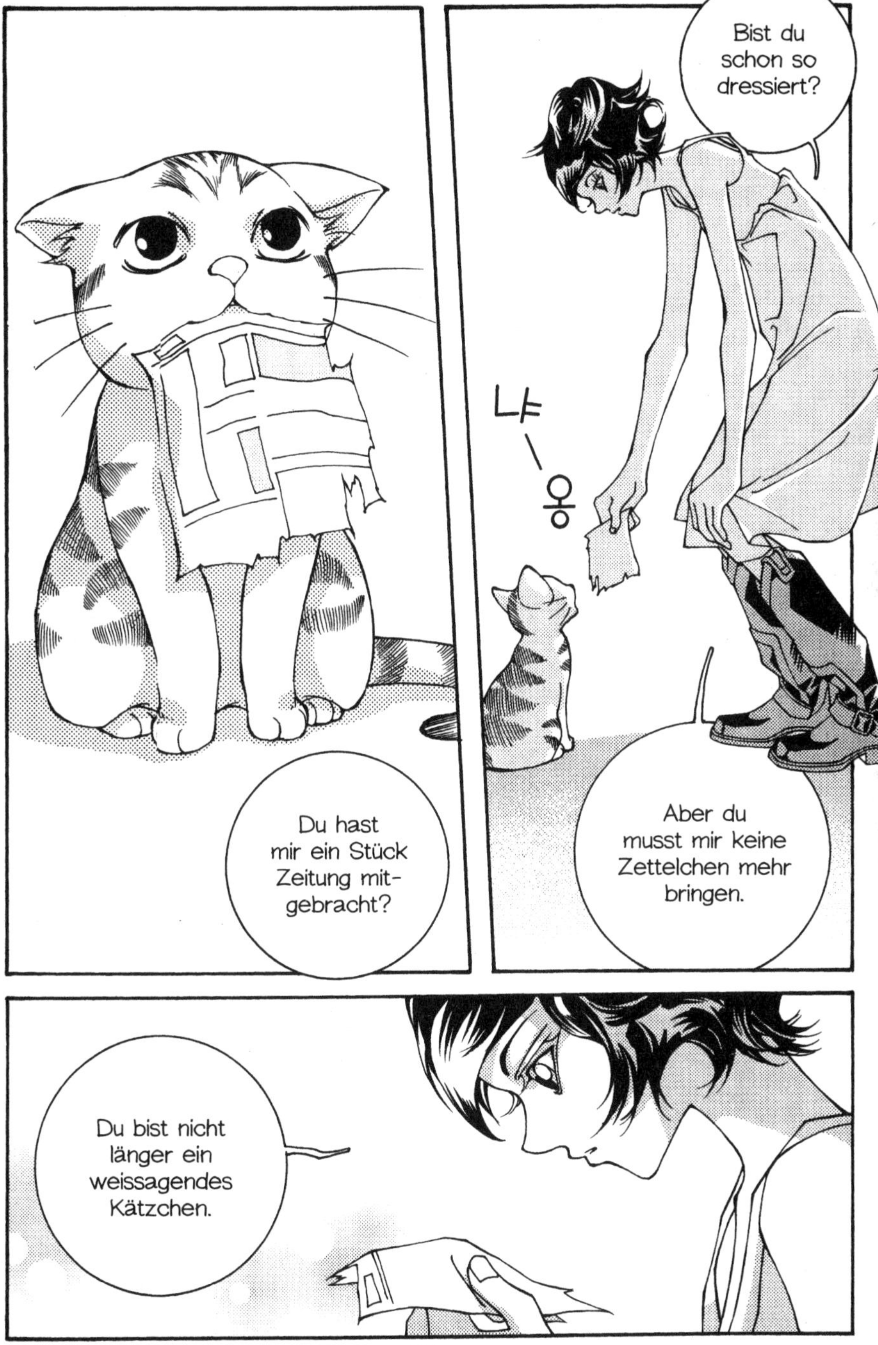
Du hast mir ein Stück Zeitung mit-gebracht?
Bist du schon so dressiert?
냐~옹
Aber du musst mir keine Zettelchen mehr bringen.
Du bist nicht länger ein weissagendes Kätzchen.

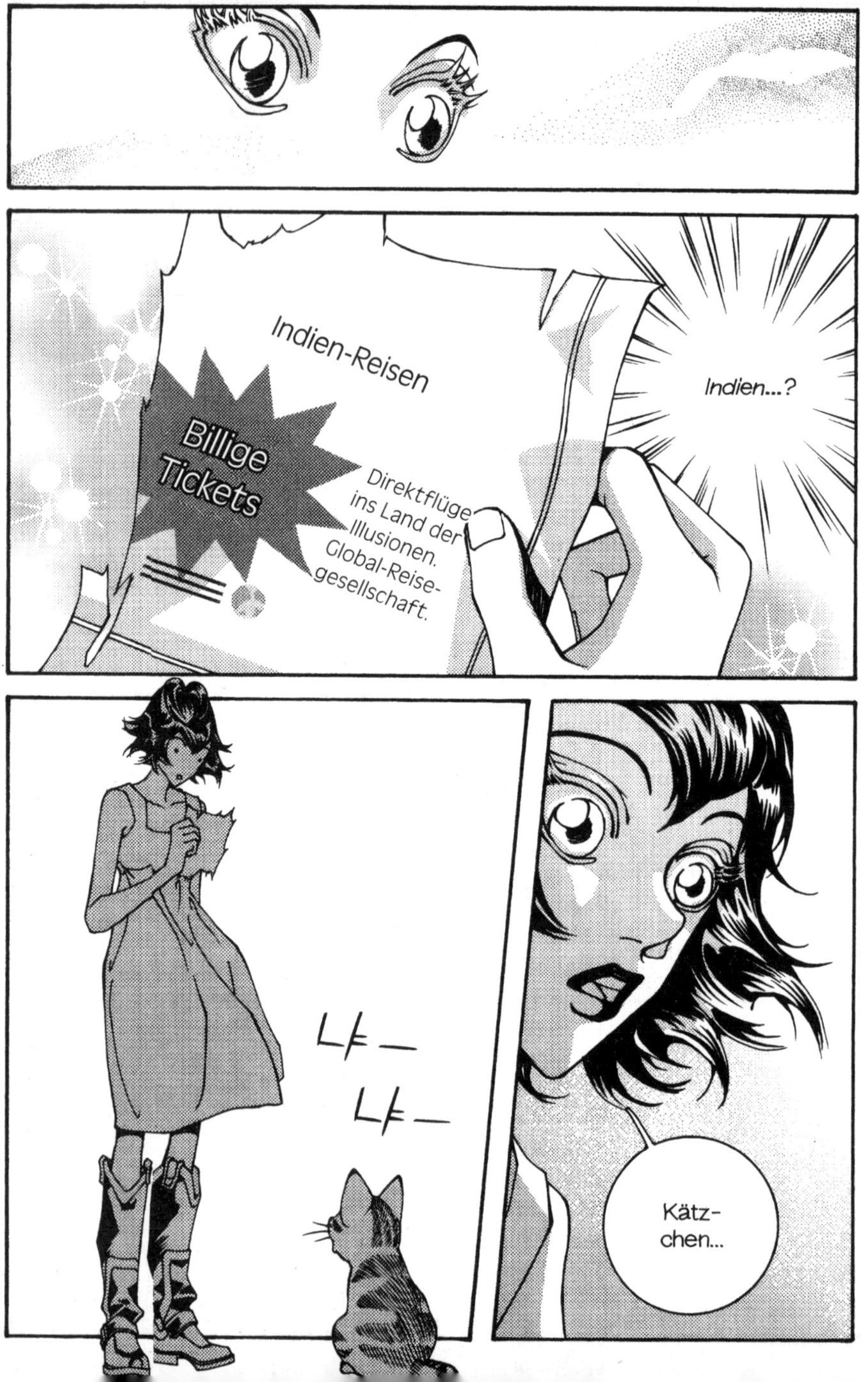

Indien-Reisen
Billige Tickets
Direktflüge ins Land der Illusionen. Global-Reisegesellschaft.
Indien...?
Kätz-chen...

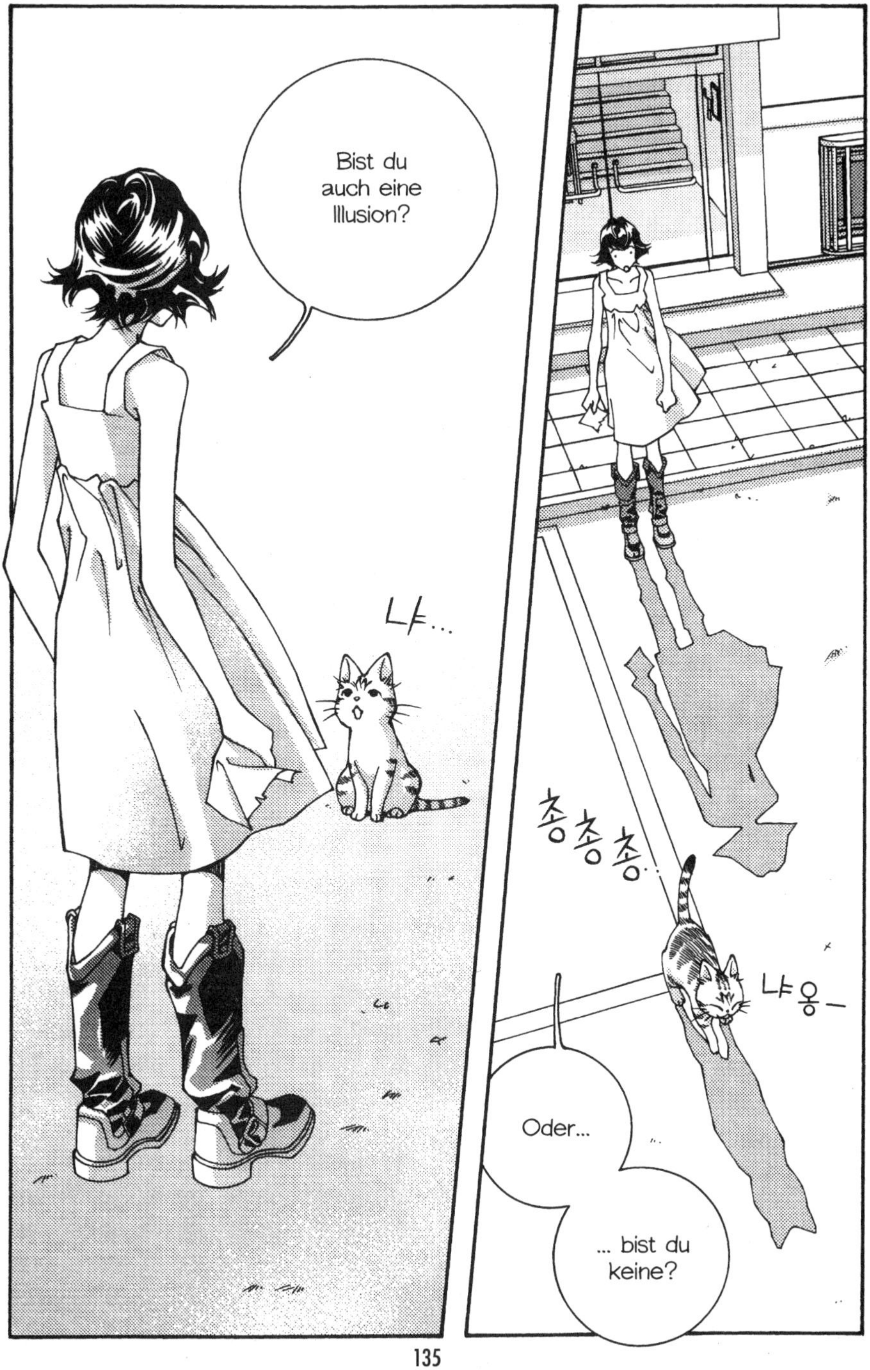
Bist du auch eine Illusion?
냐…
총총총…
냐옹–
Oder...
... bist du keine?

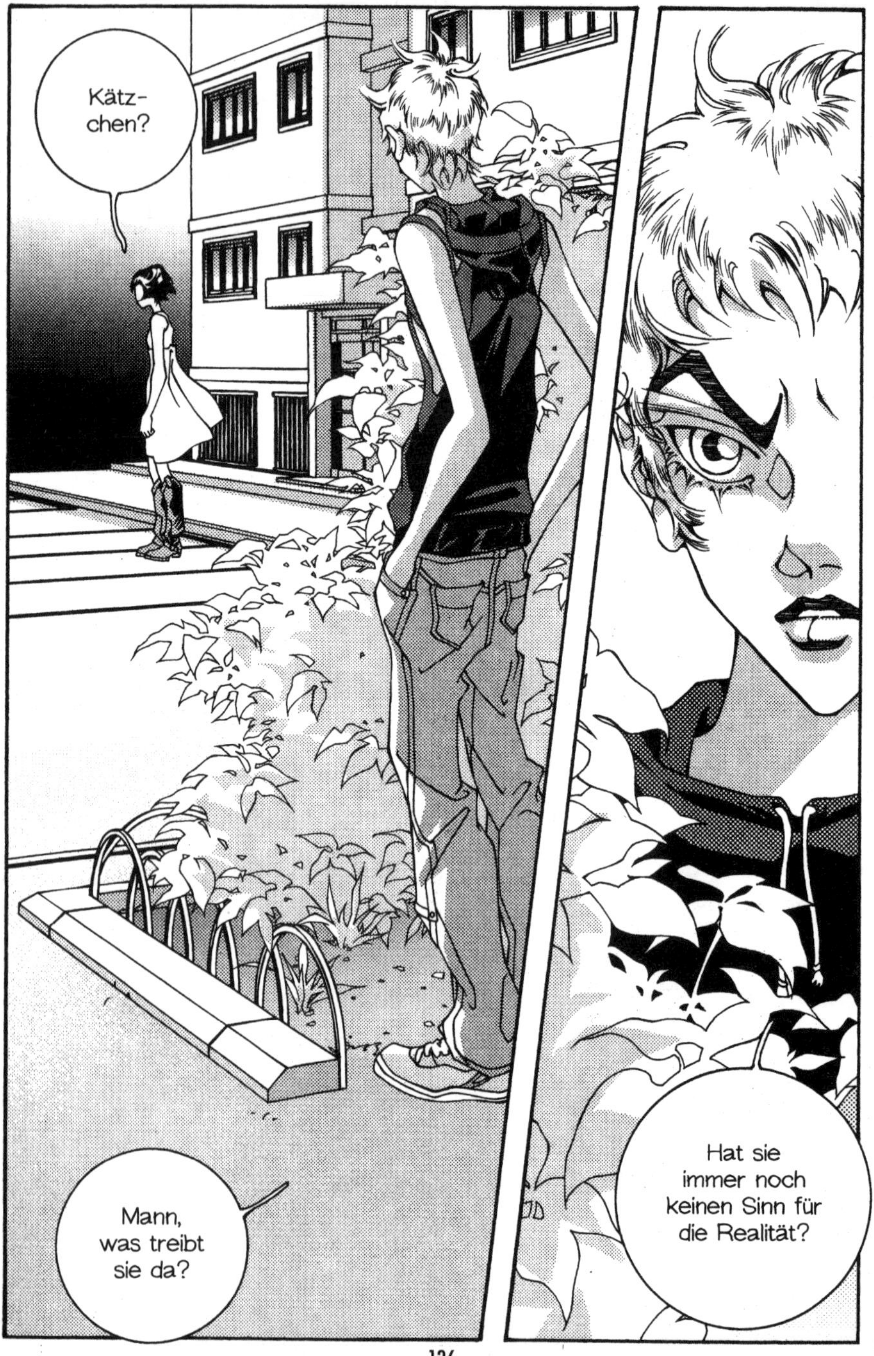
Kätz-
chen?
Mann,
was treibt
sie da?
Hat sie
immer noch
keinen Sinn für
die Realität?

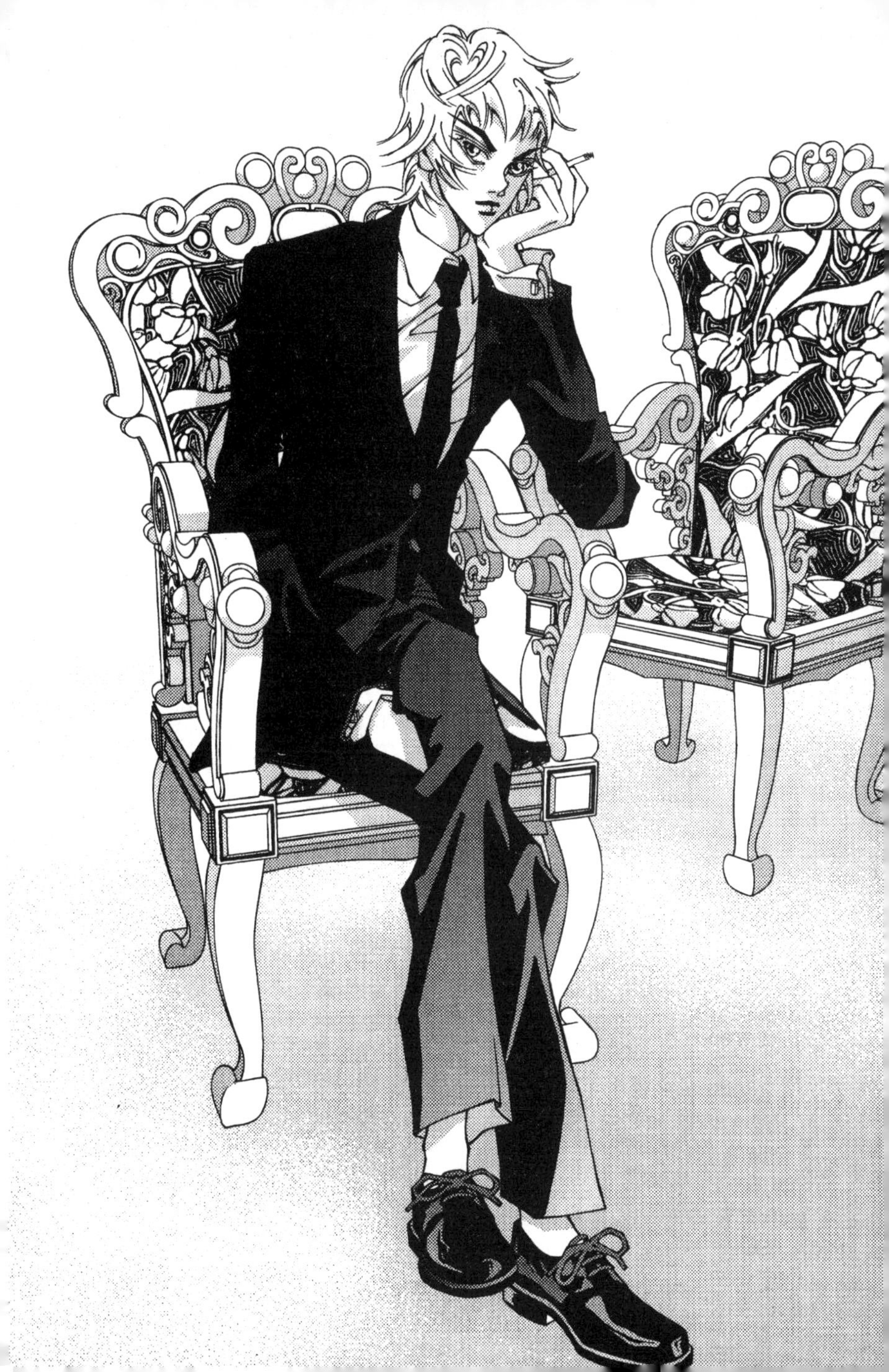

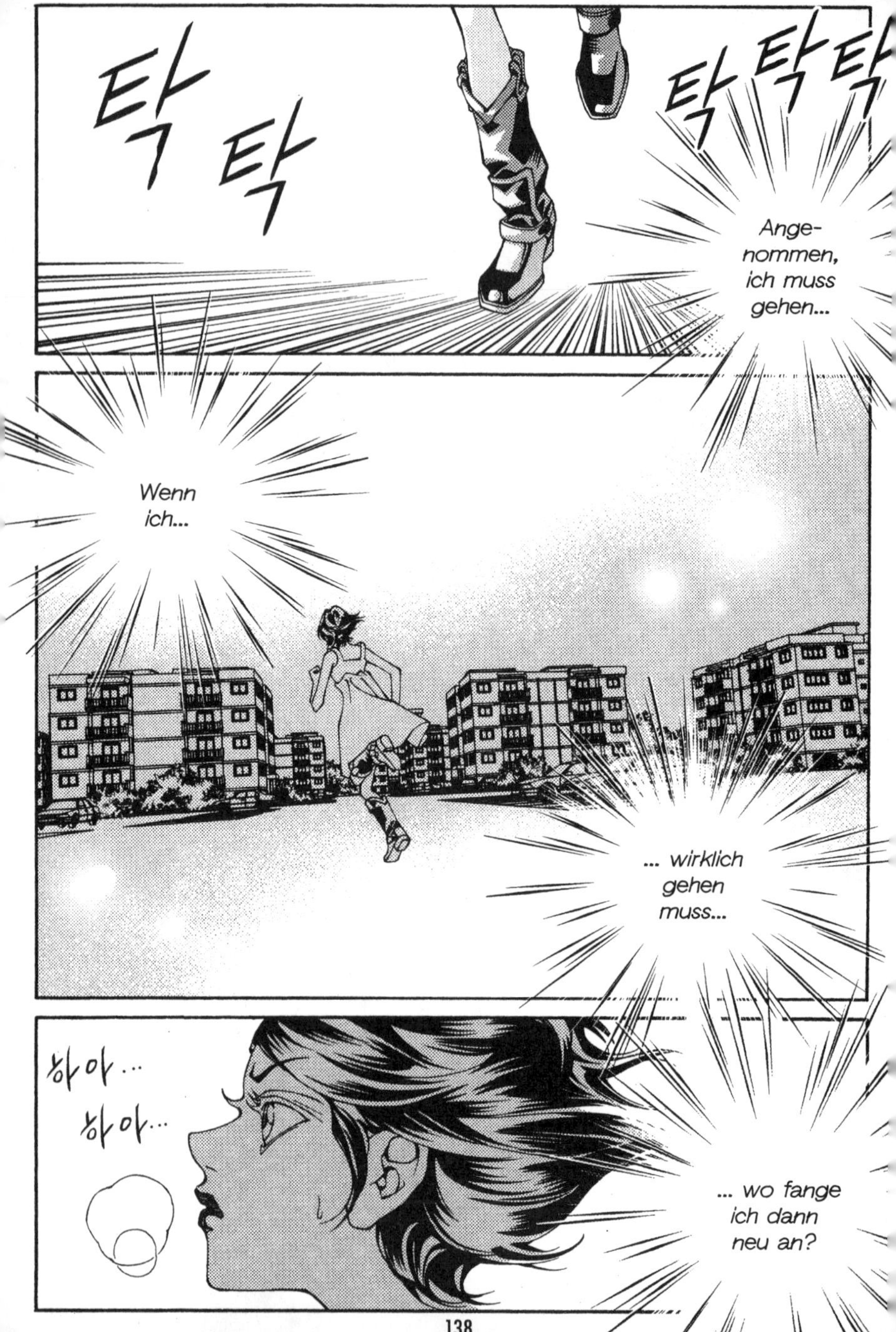
탁 탁
탁탁탁
Ange-nommen, ich muss gehen...
Wenn ich...
... wirklich gehen muss...
하아...
하아...
... wo fange ich dann neu an?

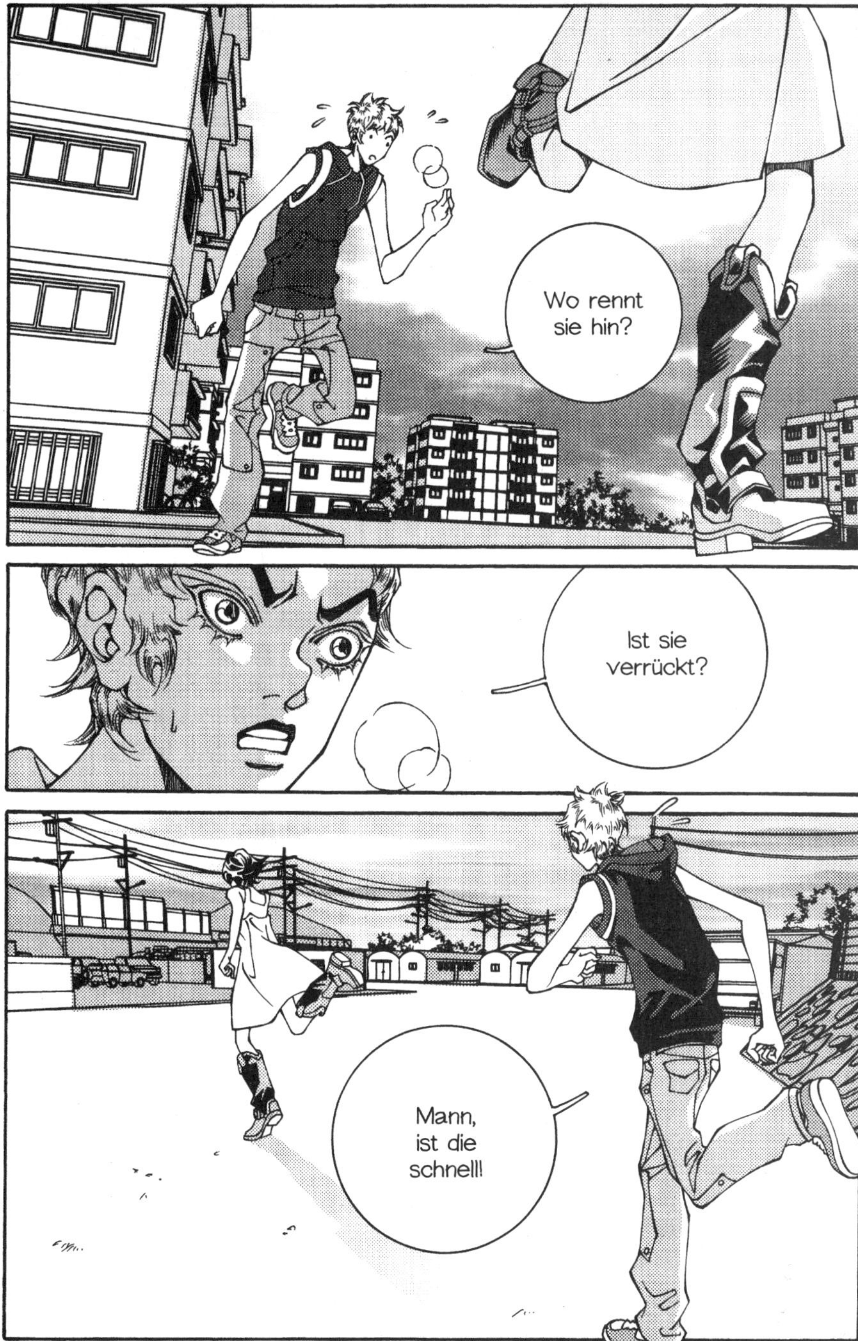
Wo rennt sie hin?
Ist sie verrückt?
Mann, ist die schnell!

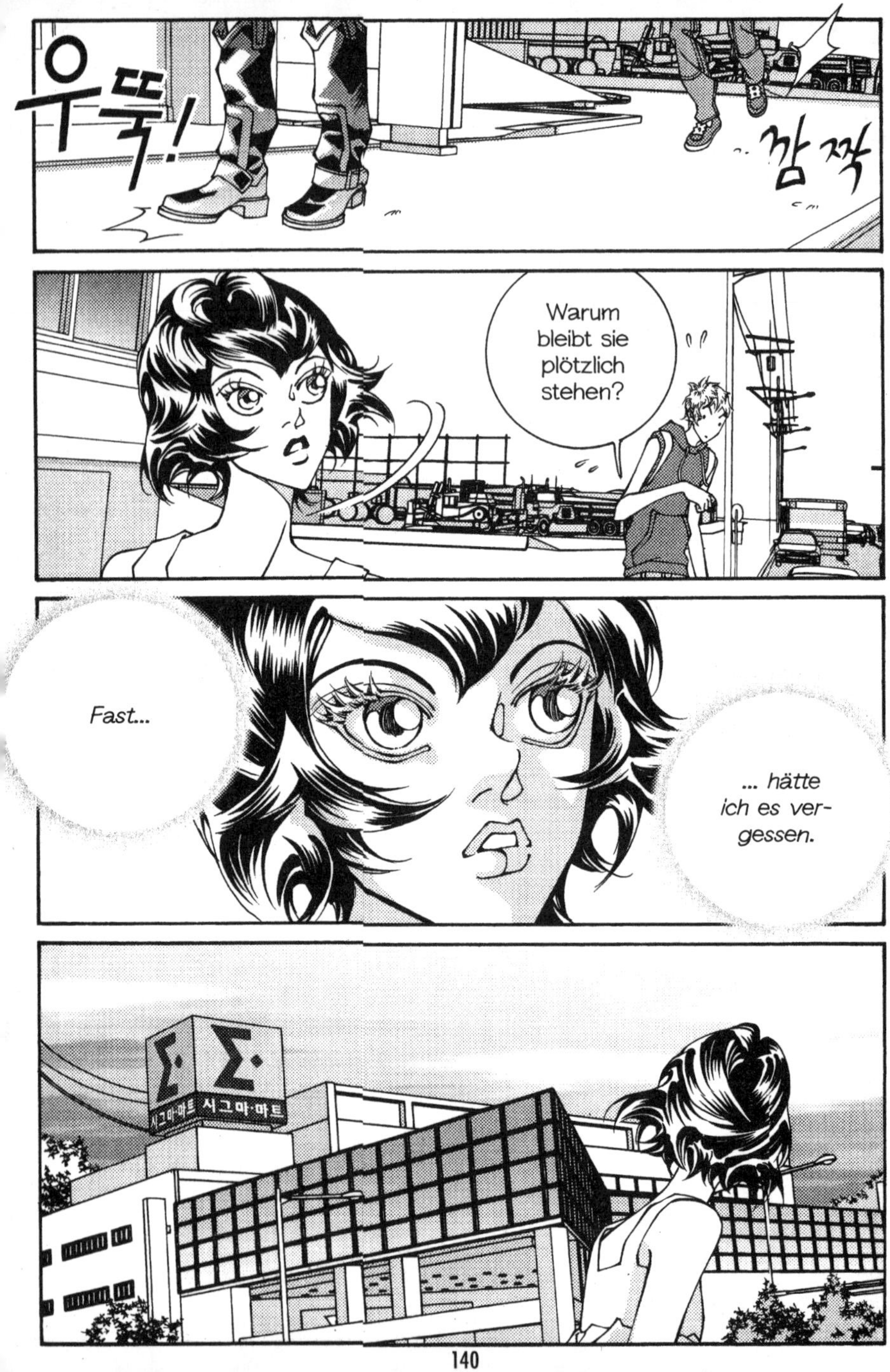
우뚝!
깜짝
Warum bleibt sie plötzlich stehen?
Fast...
... hätte ich es vergessen.
시그마·마트
시그마·마트

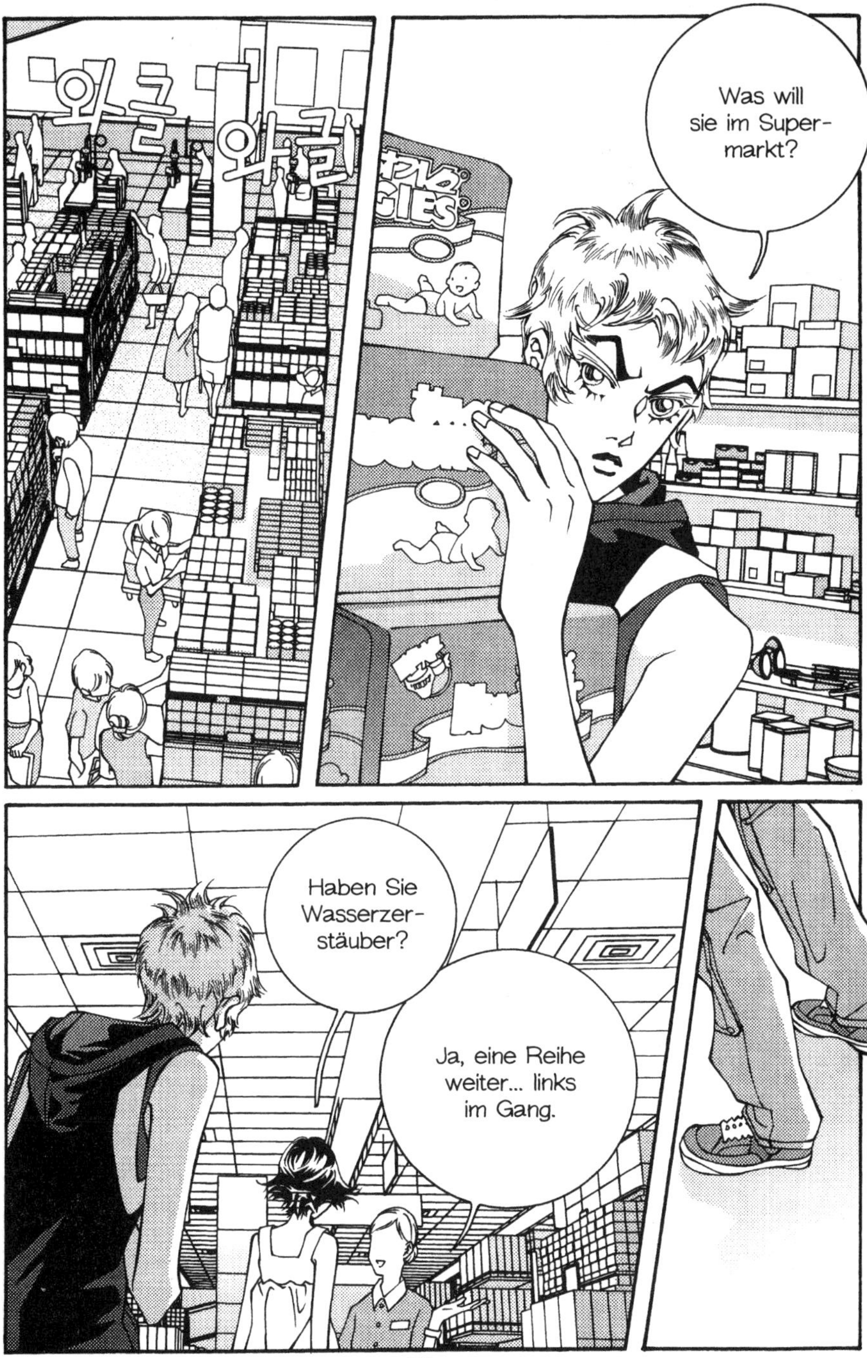
Was will sie im Supermarkt?
Haben Sie Wasserzerstäuber?
Ja, eine Reihe weiter... links im Gang.

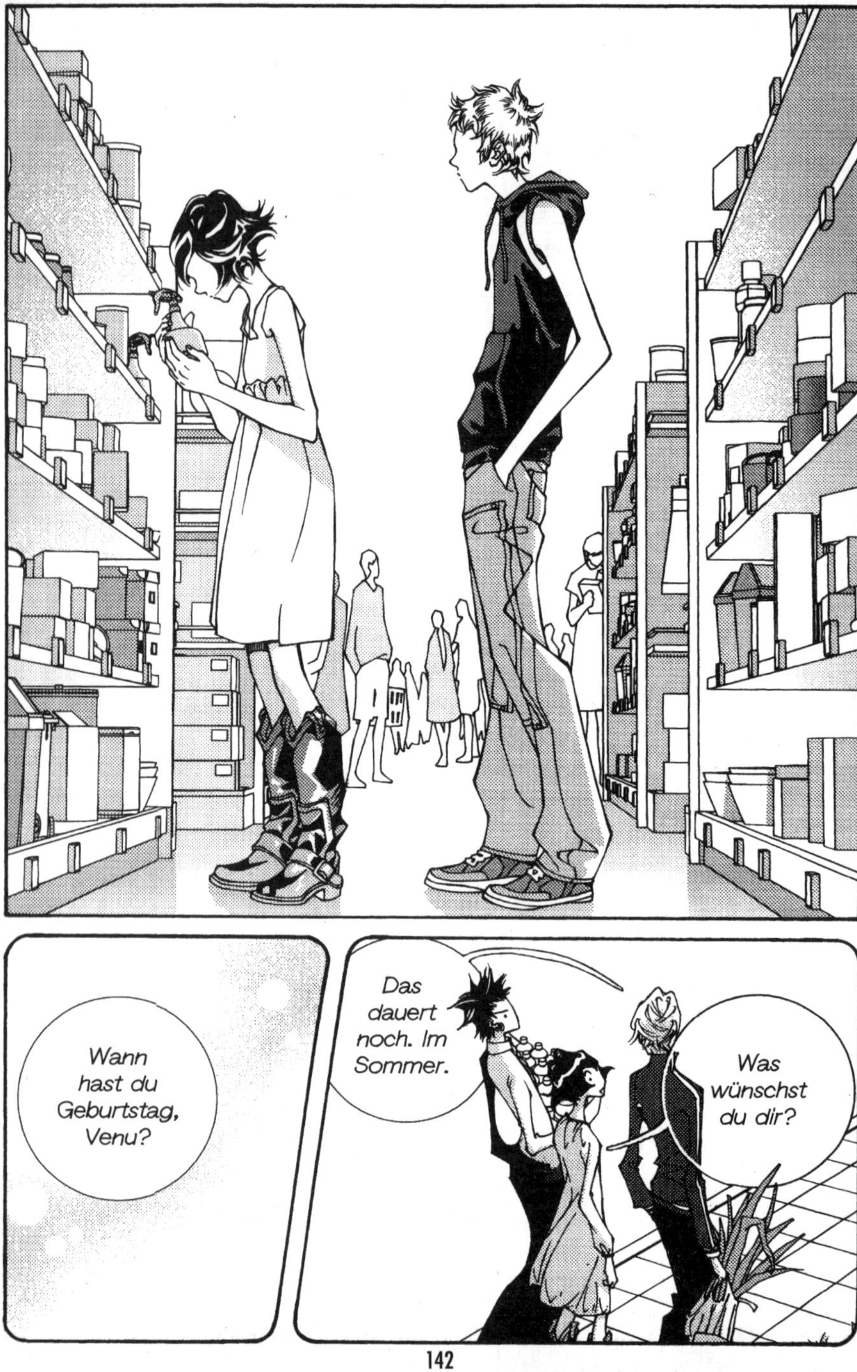
Wann hast du Geburtstag, Venu?
Das dauert noch. Im Sommer.
Was wünschst du dir?

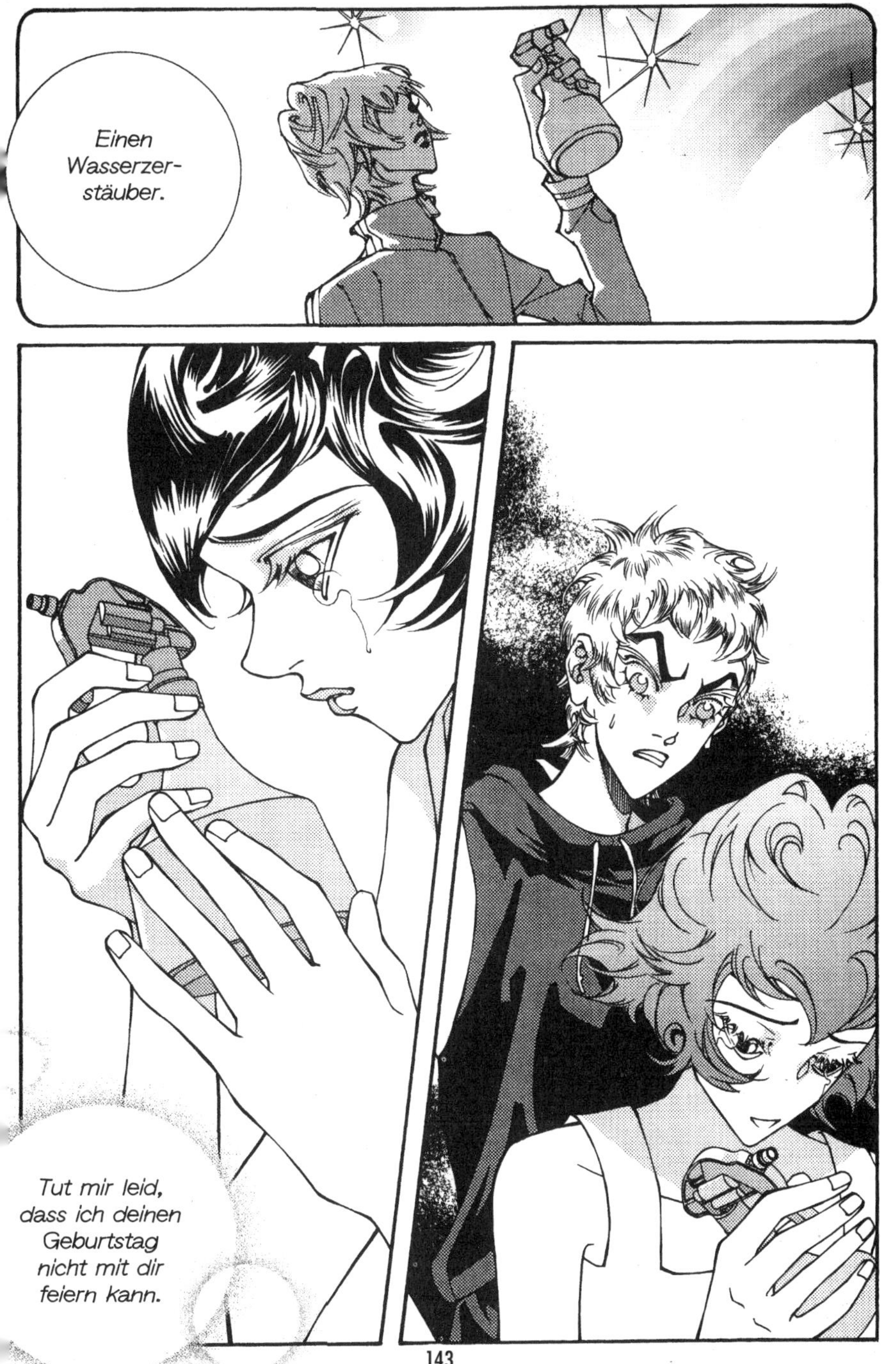
Einen Wasserzer- stäuber.
Tut mir leid, dass ich deinen Geburtstag nicht mit dir feiern kann.

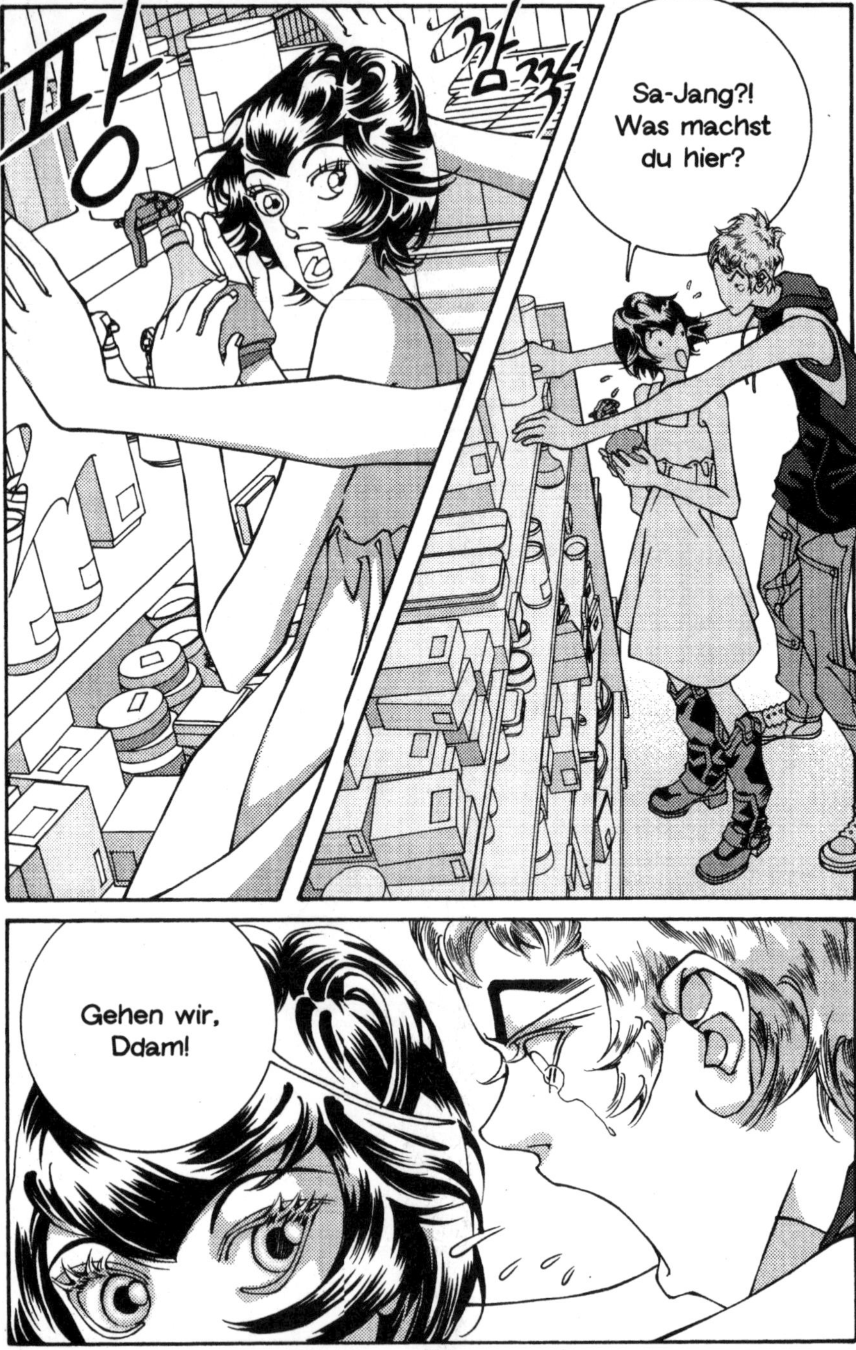
팡
깜짝
Sa-Jang?! Was machst du hier?
Gehen wir, Ddam!

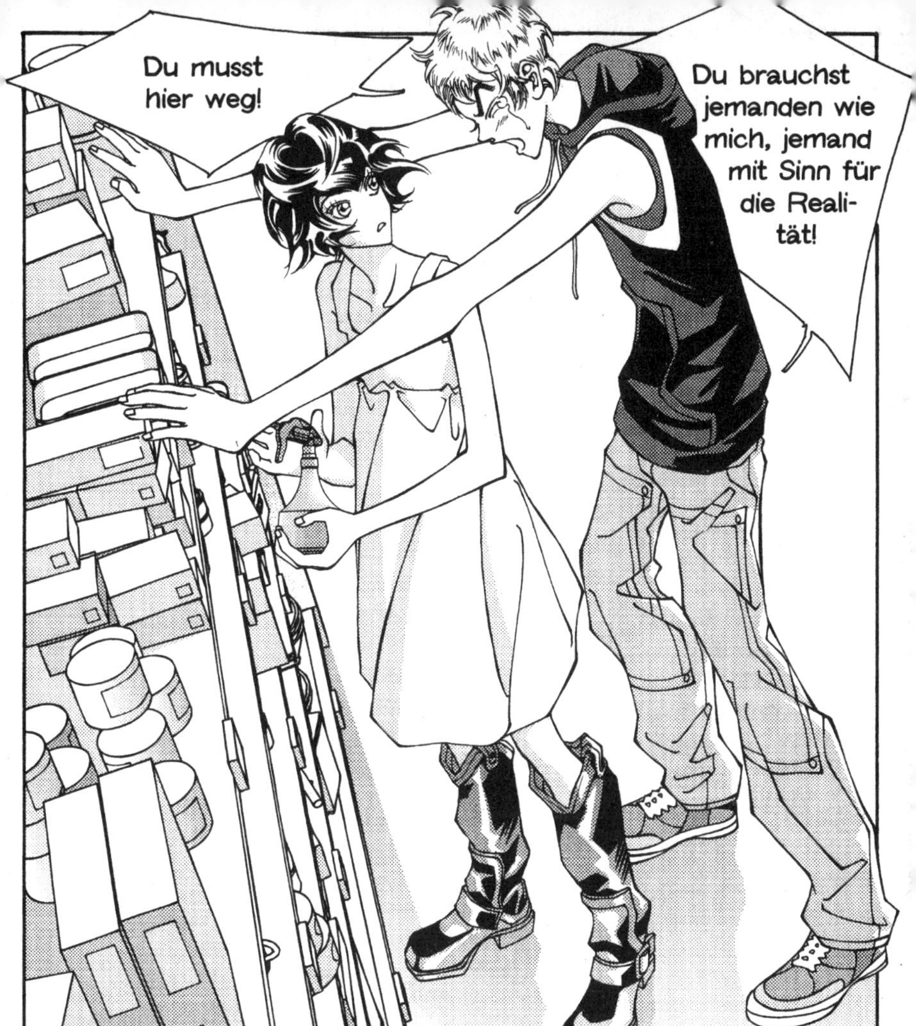
Du musst hier weg!
Du brauchst jemanden wie mich, jemand mit Sinn für die Realität!

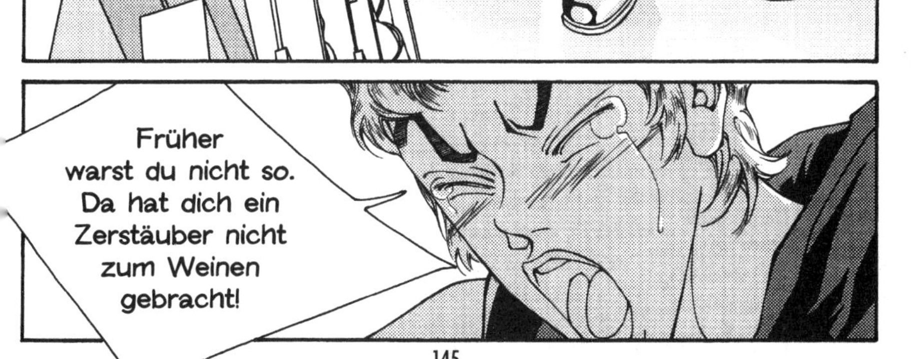
Früher warst du nicht so. Da hat dich ein Zerstäuber nicht zum Weinen gebracht!

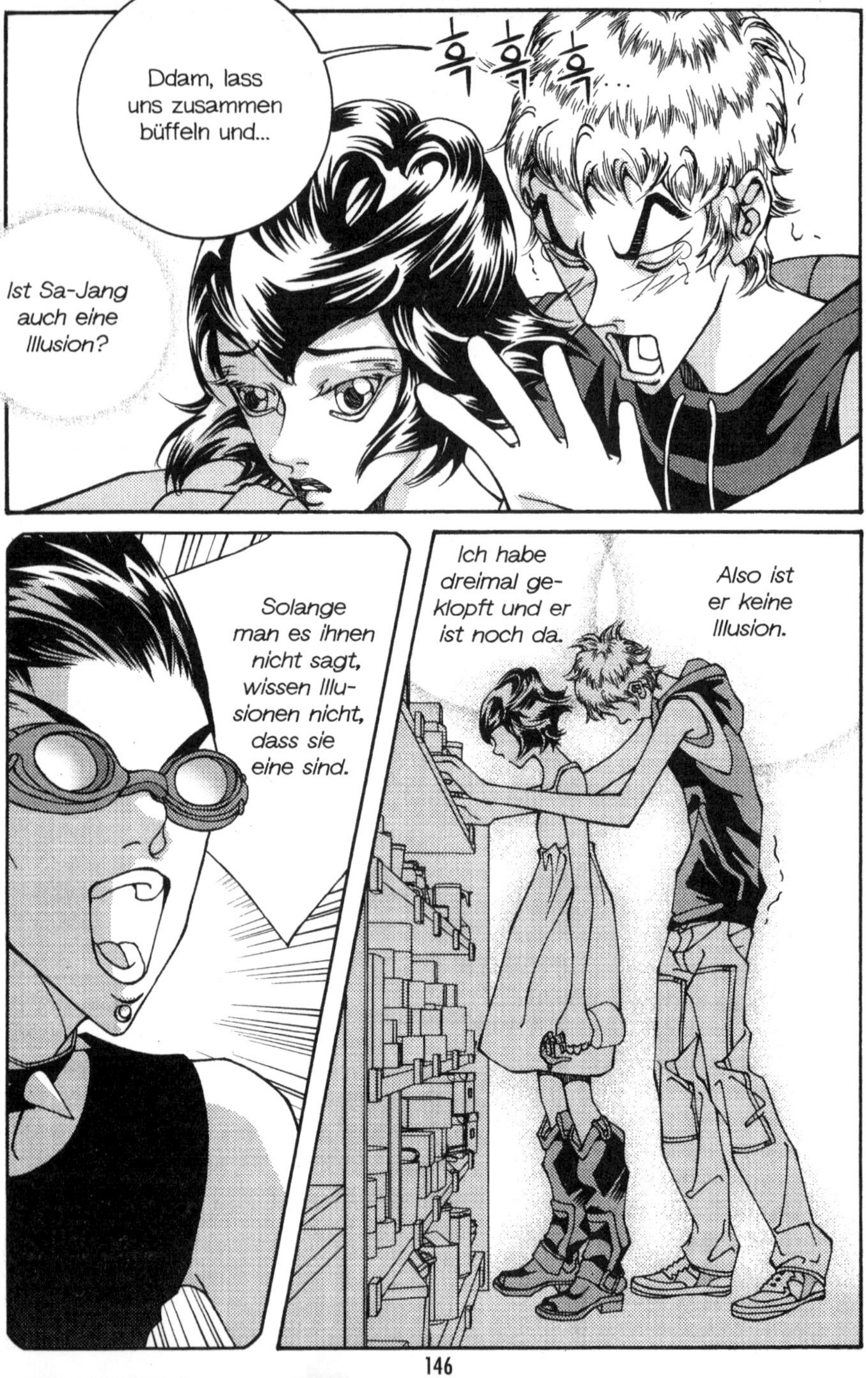
Ddam, lass uns zusammen büffeln und...
흑 흑 흑...
Ist Sa-Jang auch eine Illusion?
Solange man es ihnen nicht sagt, wissen Illusionen nicht, dass sie eine sind.
Ich habe dreimal geklopft und er ist noch da.
Also ist er keine Illusion.

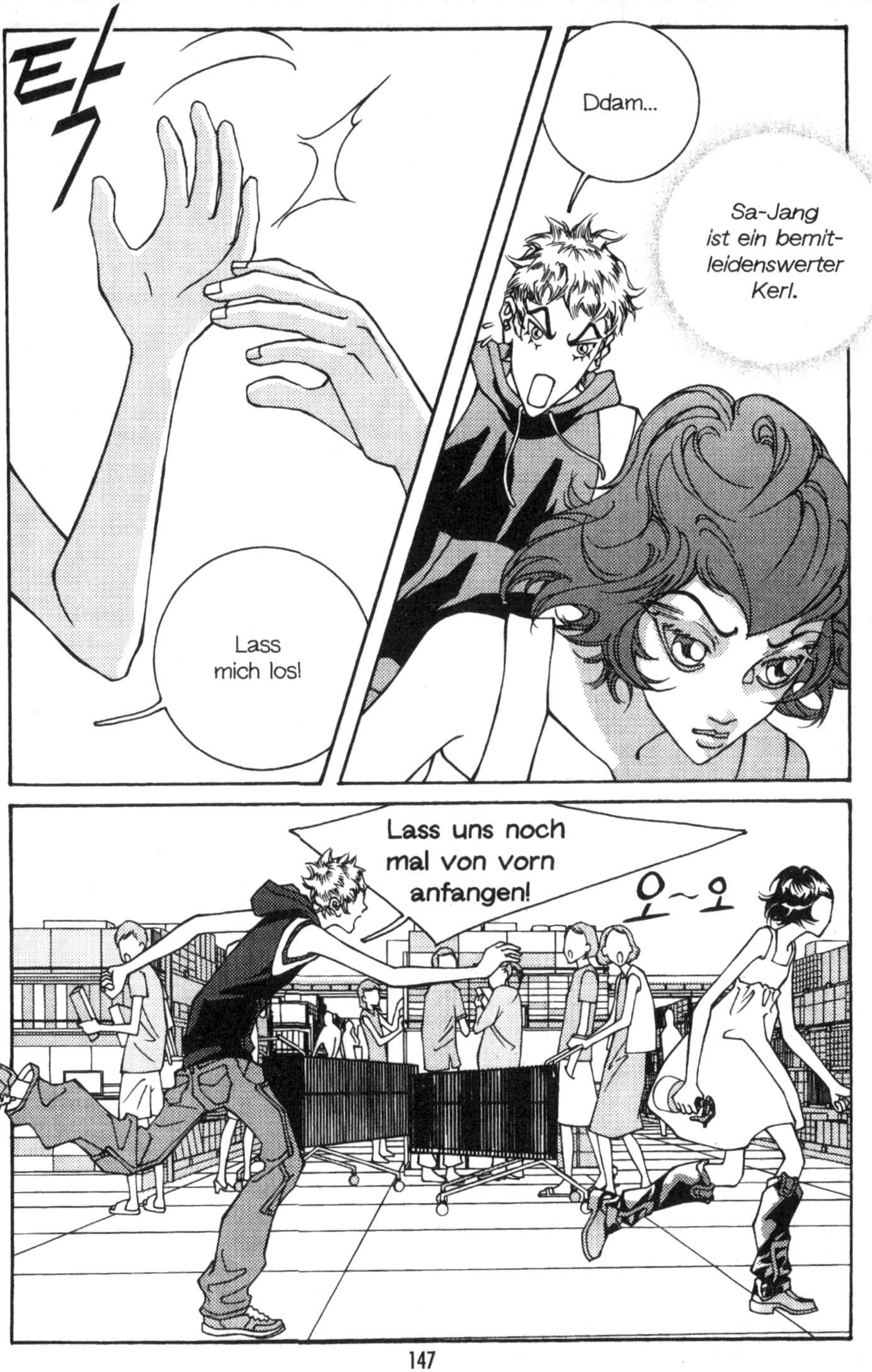
탁
Lass mich los!
Ddam...
Sa-Jang ist ein bemitleidenswerter Kerl.
Lass uns noch mal von vorn anfangen!

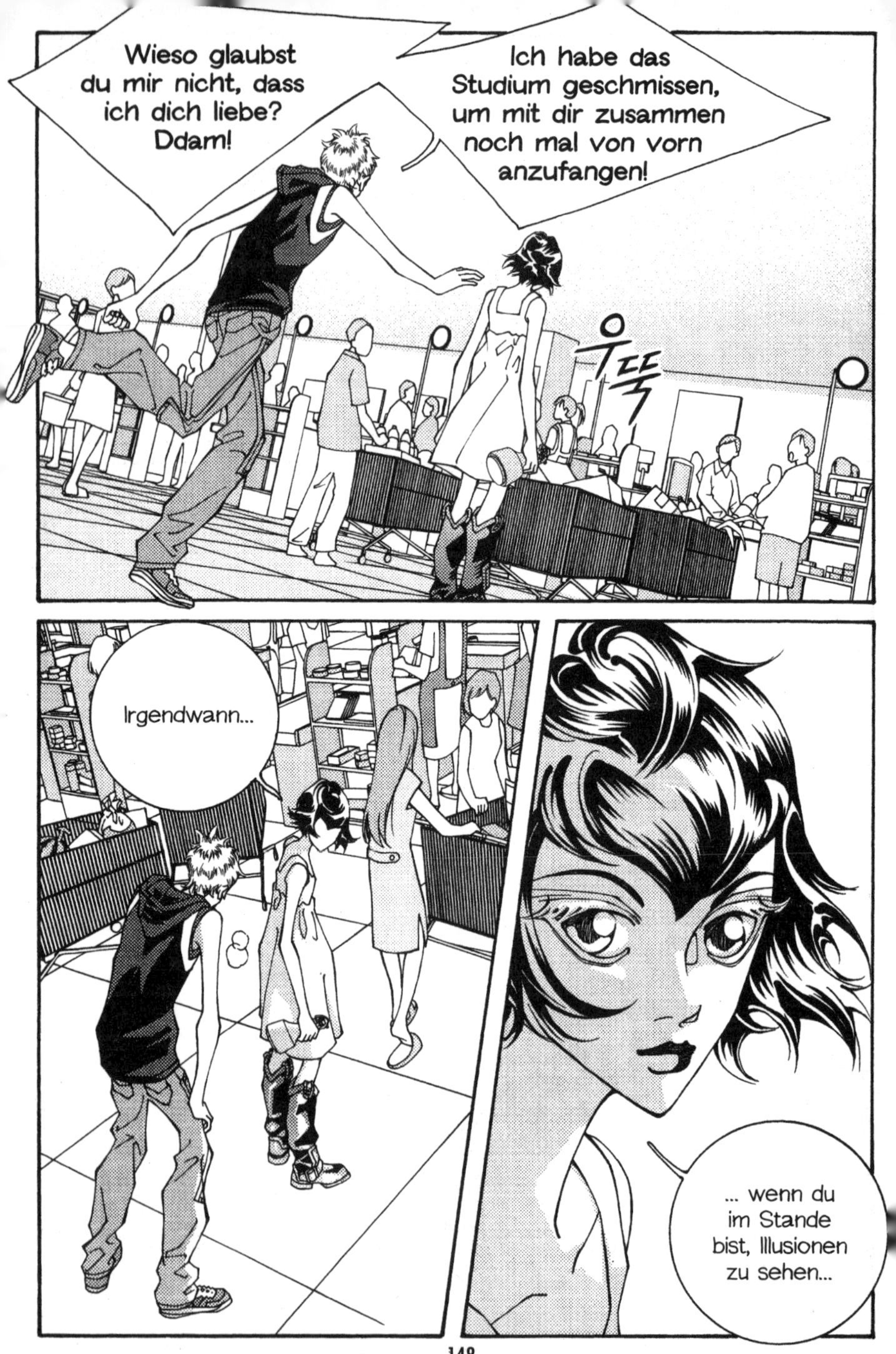
Wieso glaubst du mir nicht, dass ich dich liebe? Ddam!
Ich habe das Studium geschmissen, um mit dir zusammen noch mal von vorn anzufangen!
우뚝
Irgendwann...
... wenn du im Stande bist, Illusionen zu sehen...

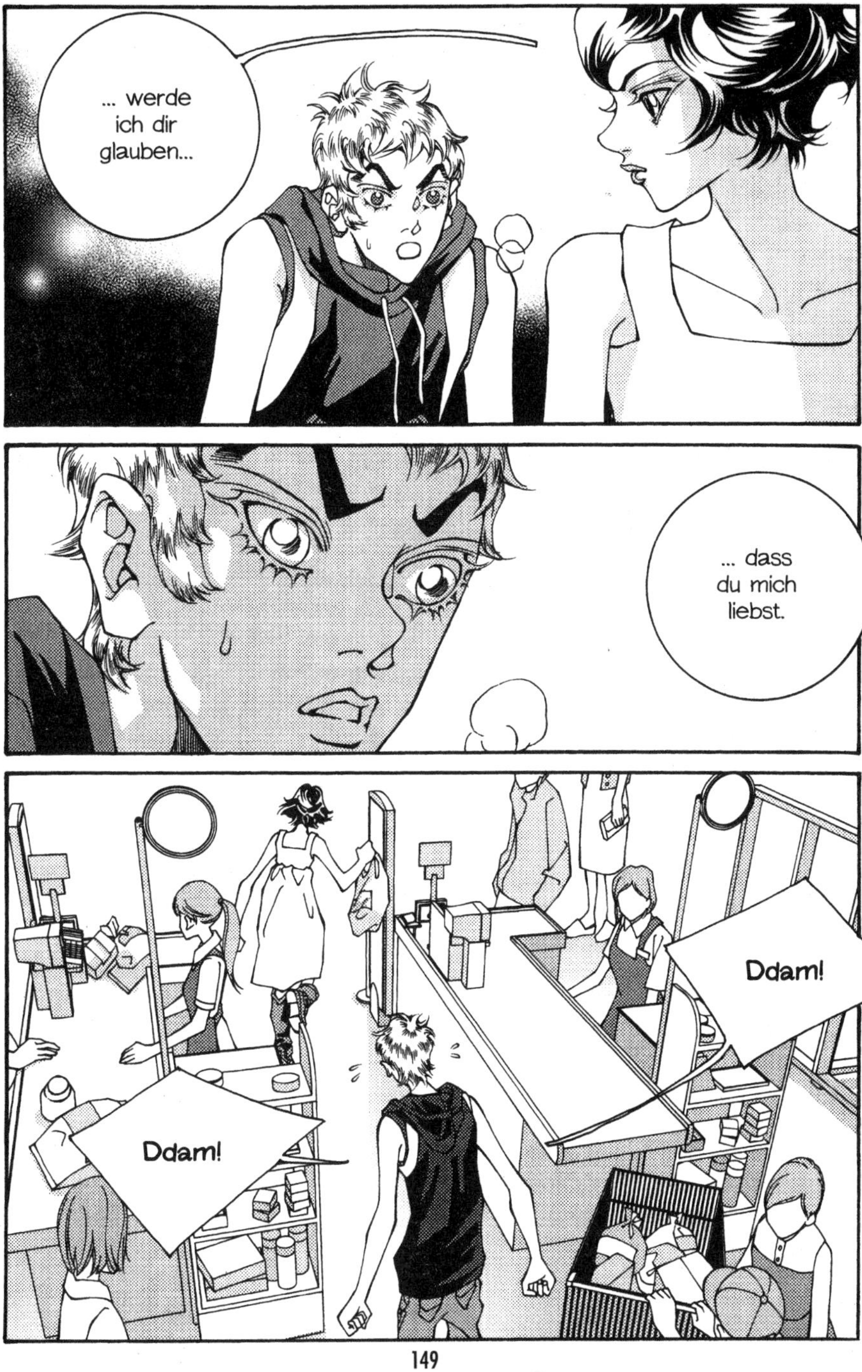
... werde ich dir glauben...
... dass du mich liebst.
Ddam!
Ddam!

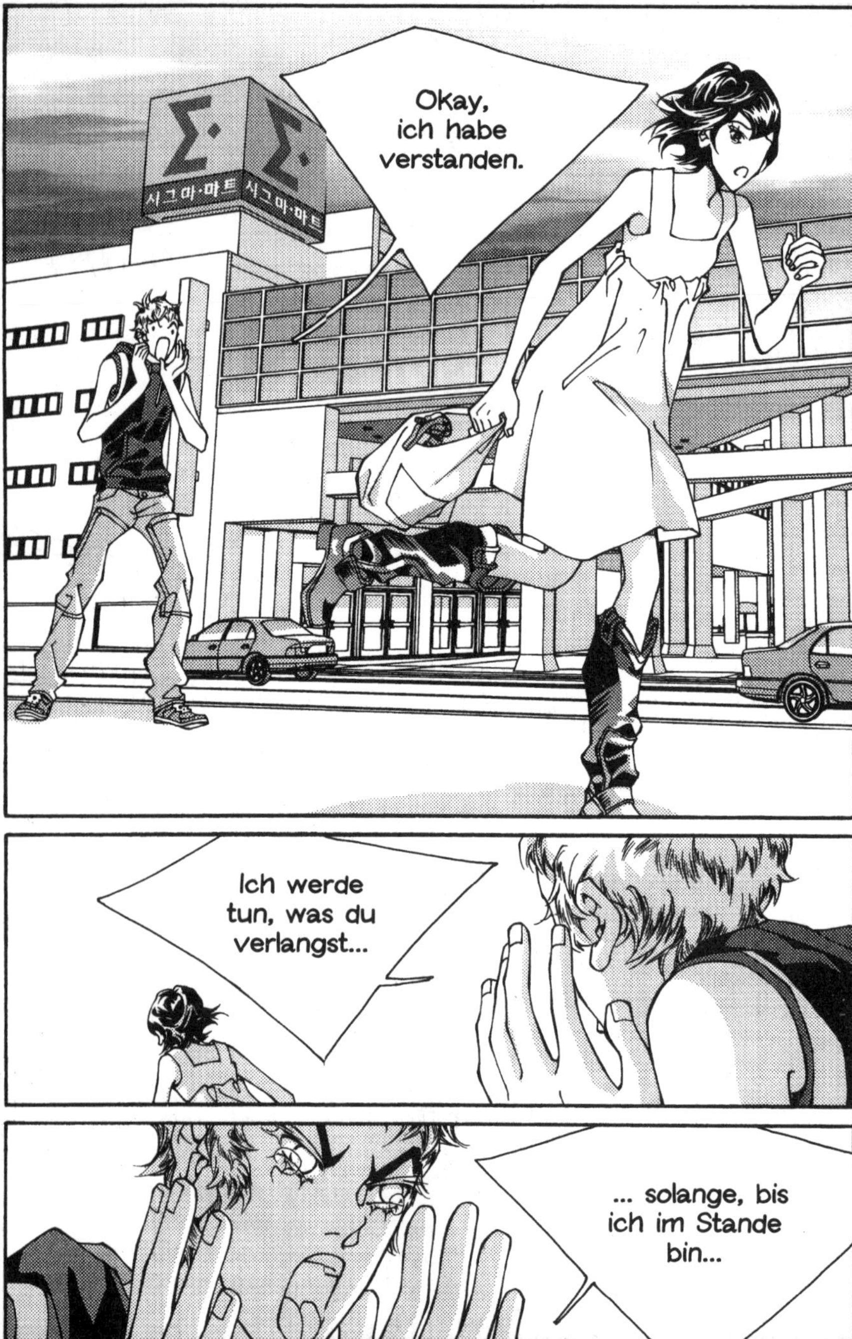

시그마·마트
Okay, ich habe verstanden.
Ich werde tun, was du verlangst...
... solange, bis ich im Stande bin...

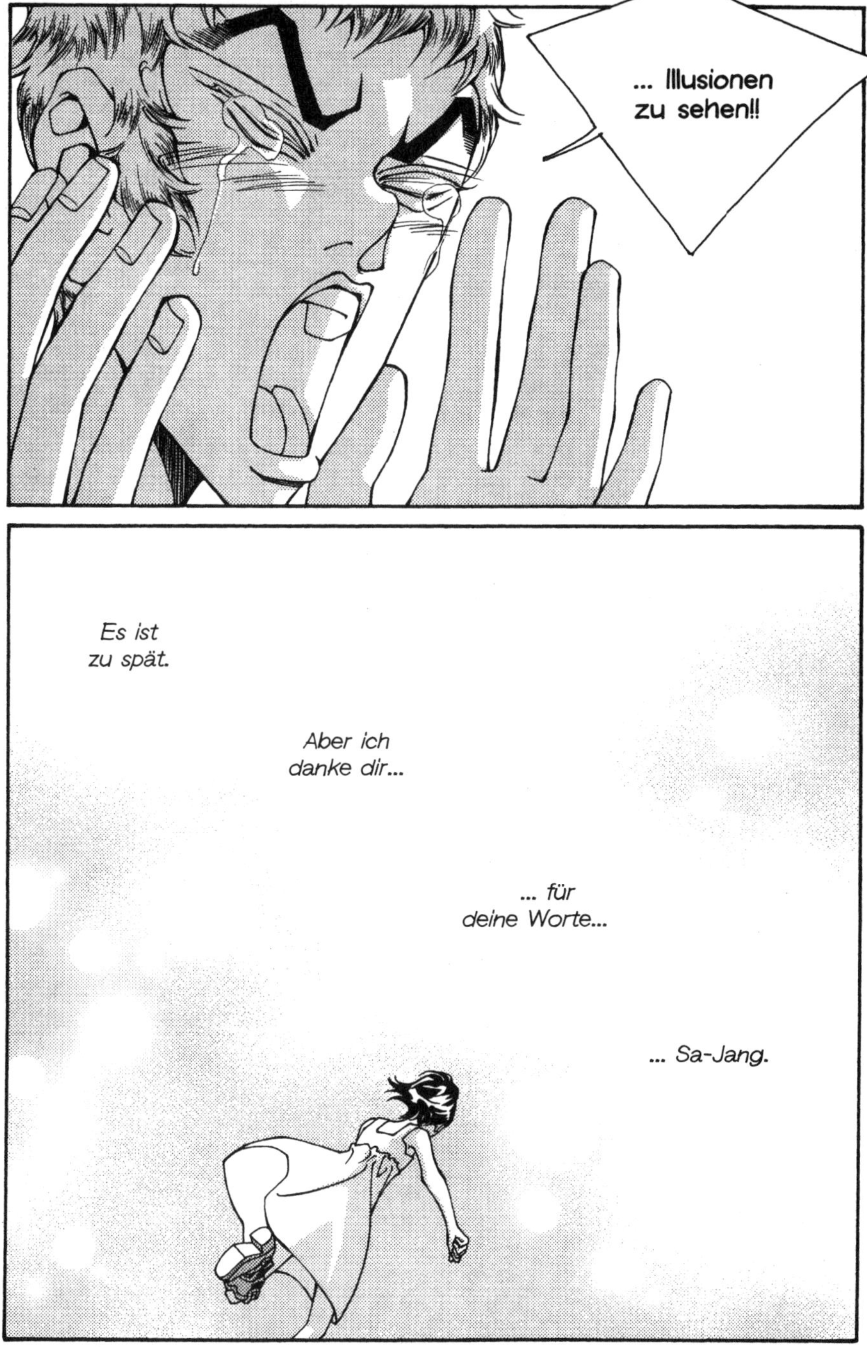
... Illusionen zu sehen!!
Es ist zu spät.
Aber ich danke dir...
... für deine Worte...
... Sa-Jang.

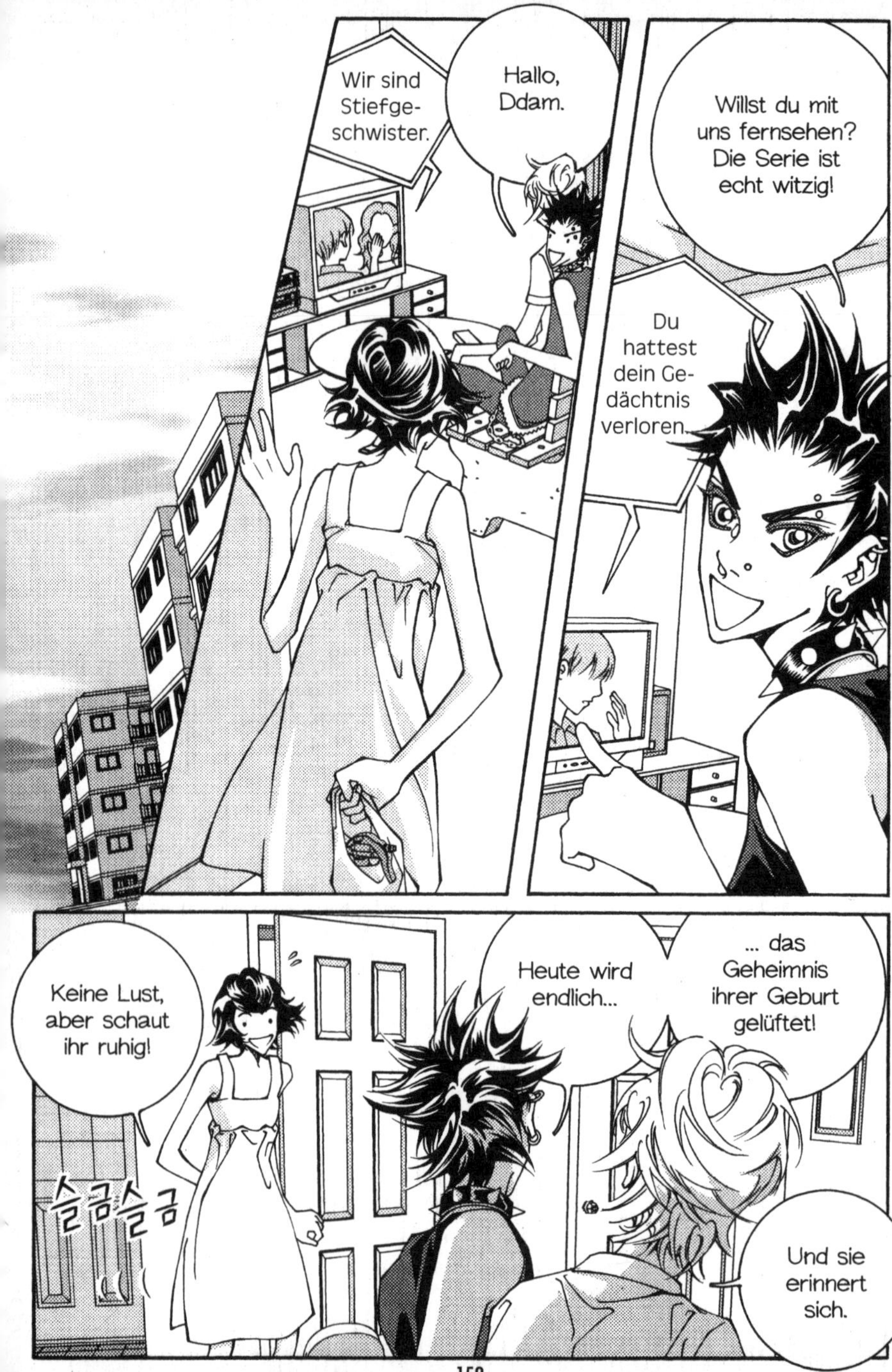
Wir sind Stiefgeschwister.
Hallo, Ddam.
Willst du mit uns fernsehen? Die Serie ist echt witzig!
Du hattest dein Gedächtnis verloren.
Keine Lust, aber schaut ihr ruhig!
슬금슬금
Heute wird endlich...
... das Geheimnis ihrer Geburt gelüftet!
Und sie erinnert sich.

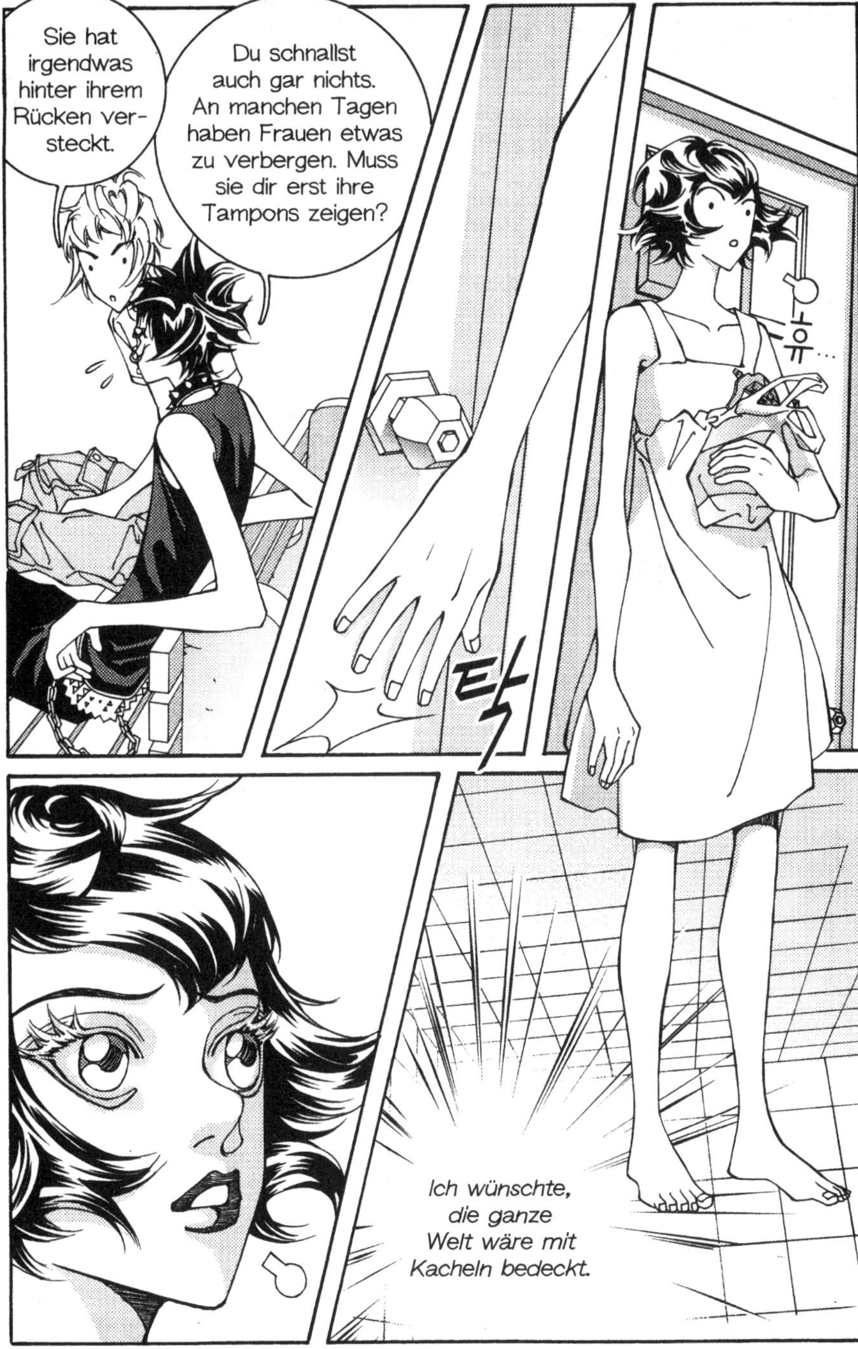

Sie hat irgendwas hinter ihrem Rücken versteckt.
Du schnallst auch gar nichts. An manchen Tagen haben Frauen etwas zu verbergen. Muss sie dir erst ihre Tampons zeigen?
탁
움…
Ich wünschte, die ganze Welt wäre mit Kacheln bedeckt.

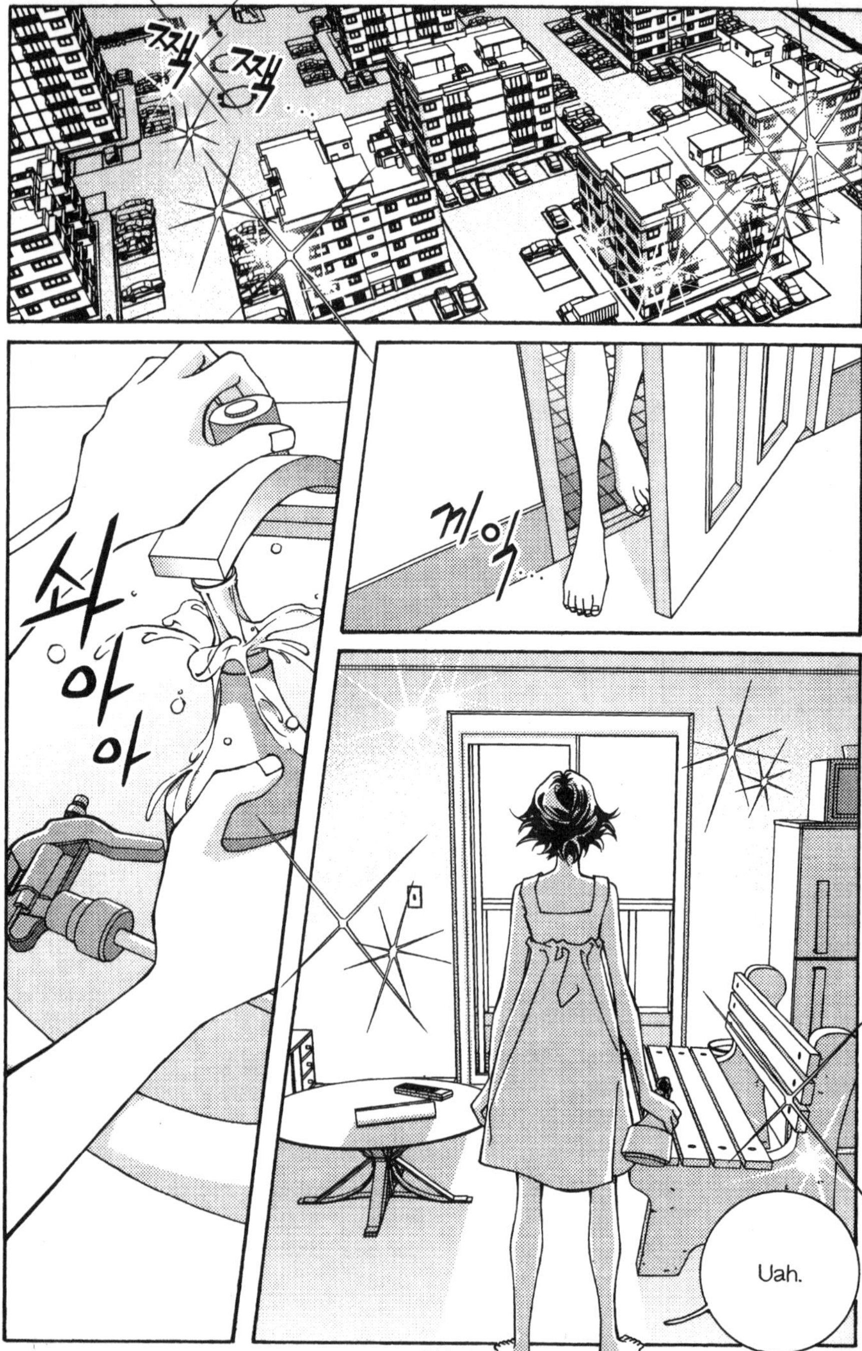
짹 짹...
쏴아아
끼익...
Uah.

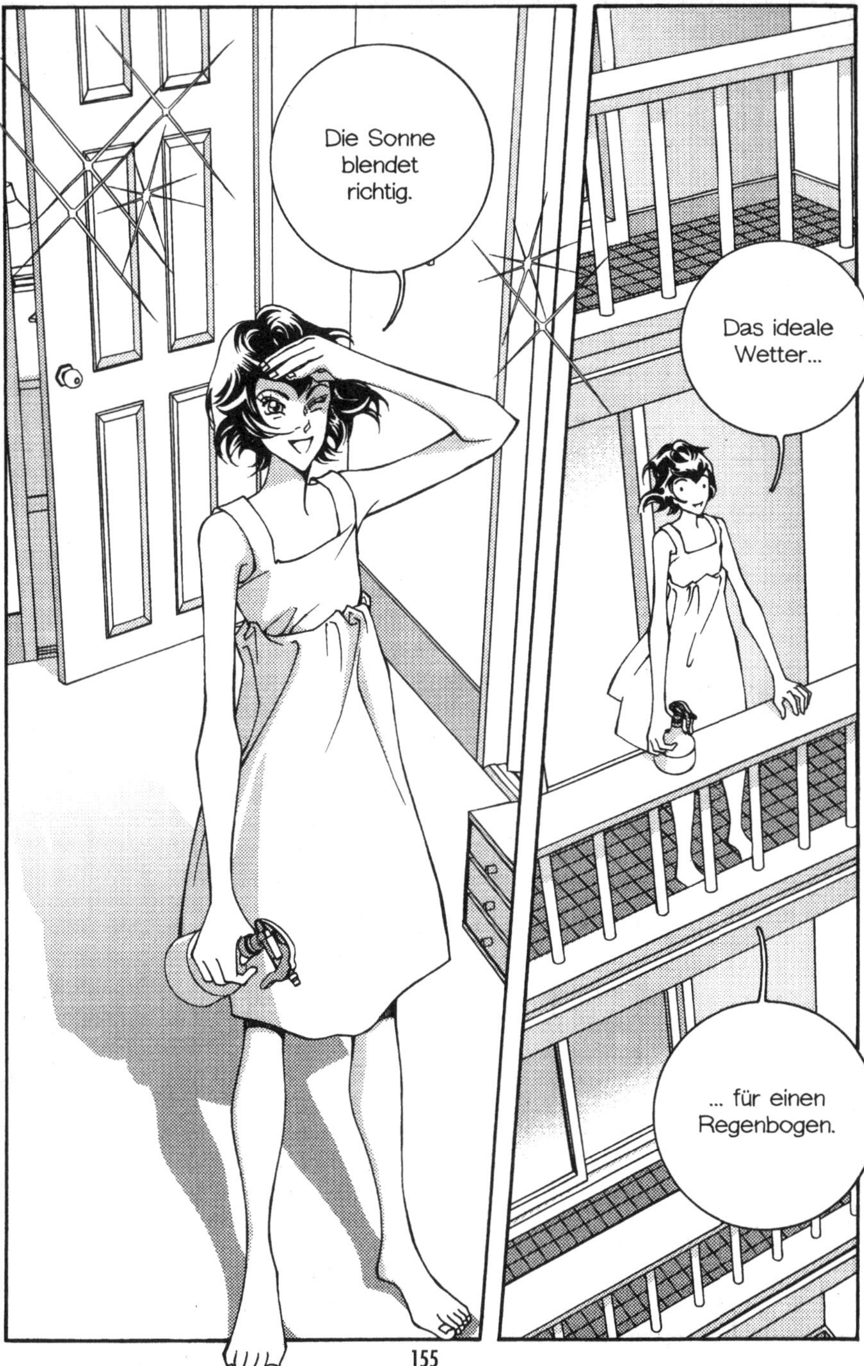
Die Sonne blendet richtig.
Das ideale Wetter...
... für einen Regenbogen.

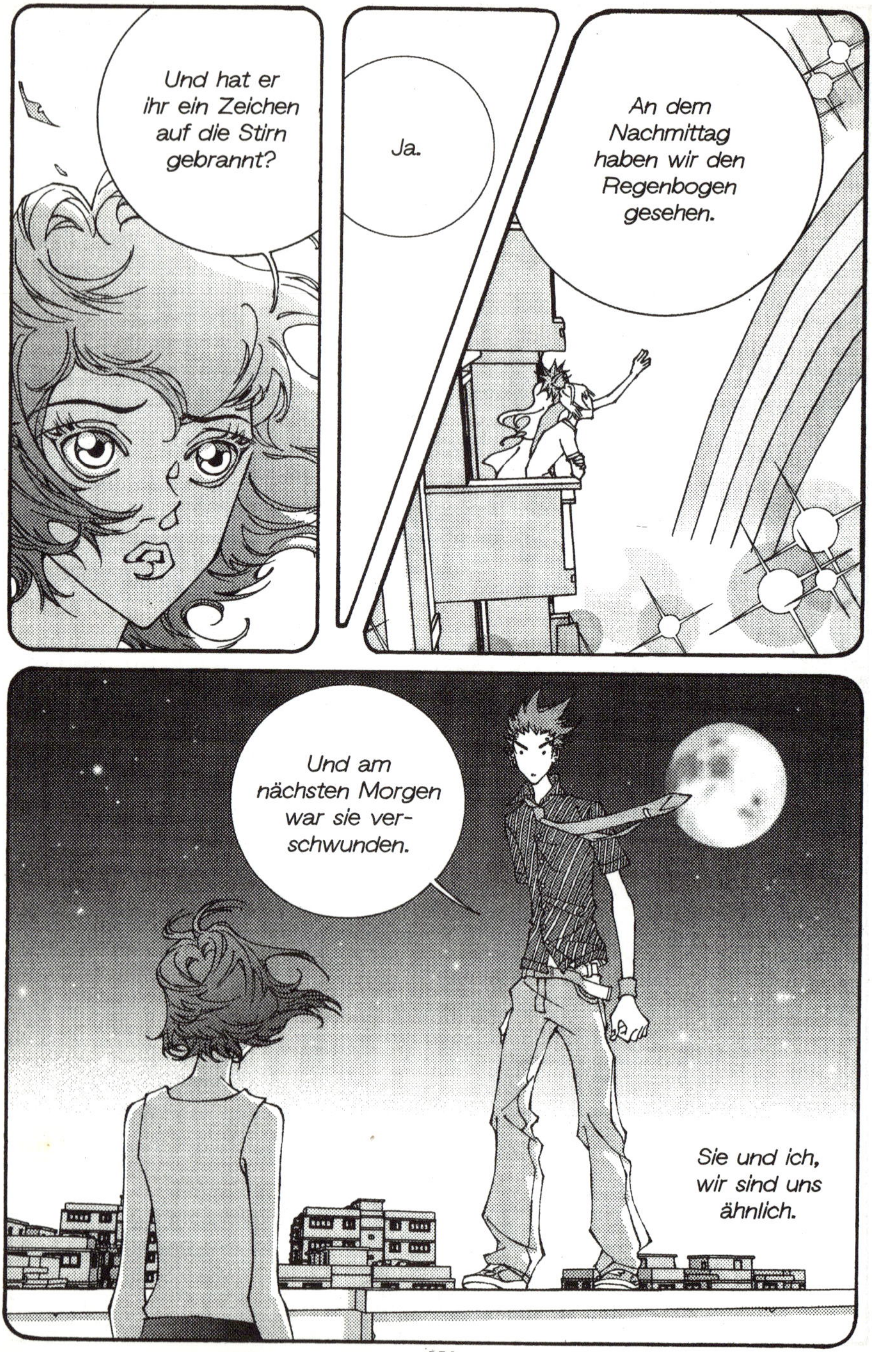
Und hat er ihr ein Zeichen auf die Stirn gebrannt?
Ja.
An dem Nachmittag haben wir den Regenbogen gesehen.
Und am nächsten Morgen war sie verschwunden.
Sie und ich, wir sind uns ähnlich.

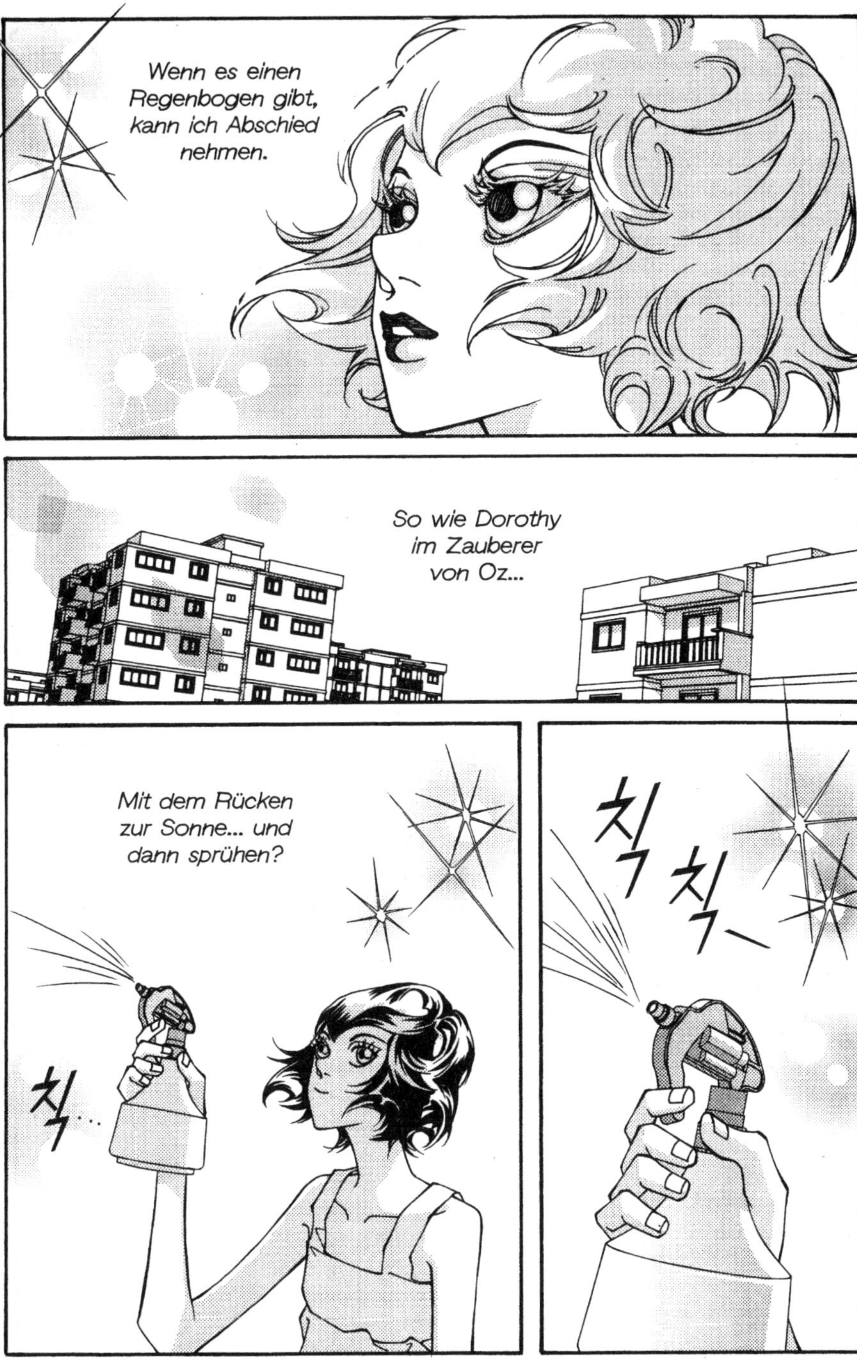
Wenn es einen Regenbogen gibt, kann ich Abschied nehmen.
So wie Dorothy im Zauberer von Oz...
Mit dem Rücken zur Sonne... und dann sprühen?
칙...
칙 칙

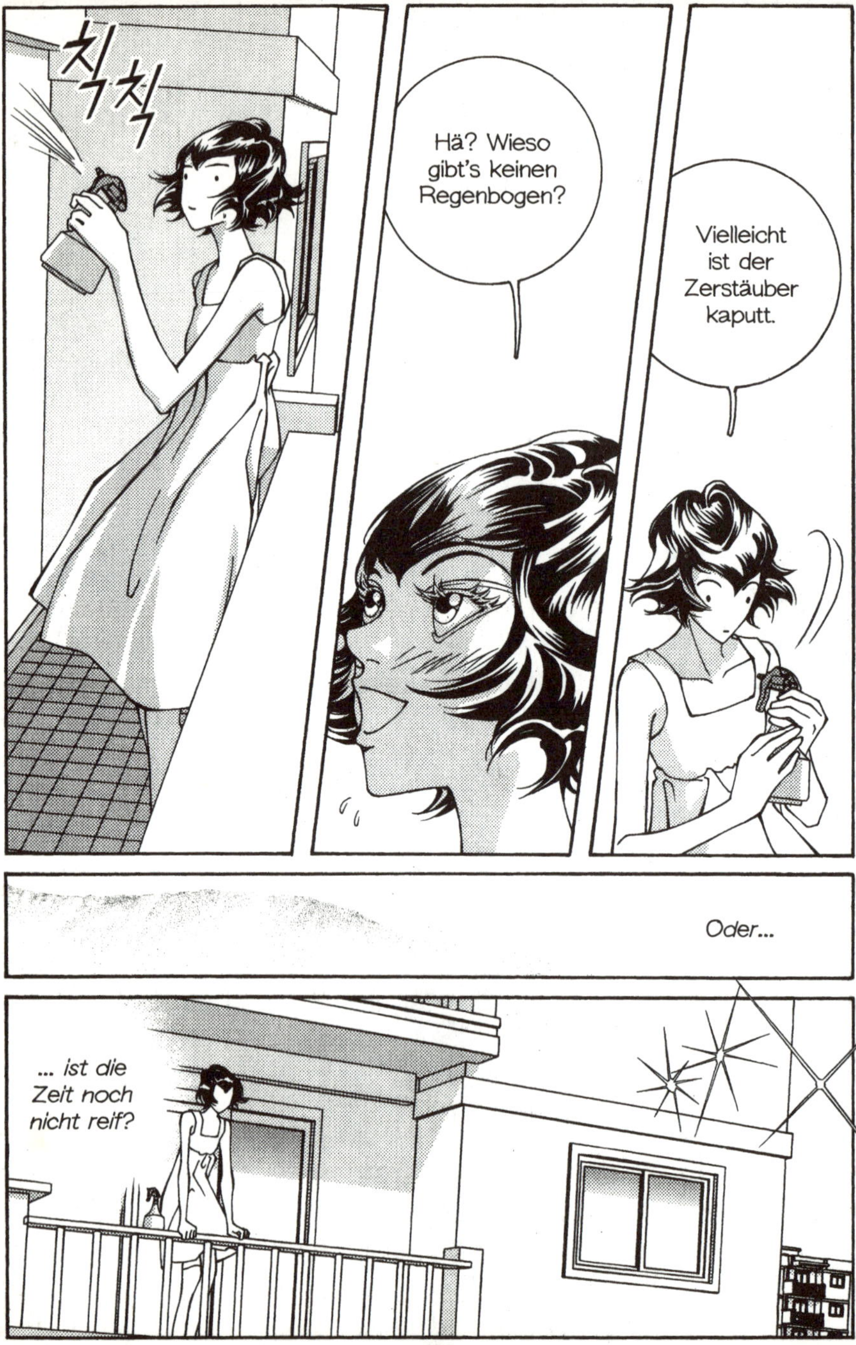
칙칙
Hä? Wieso gibt's keinen Regenbogen?
Vielleicht ist der Zerstäuber kaputt.
Oder...
... ist die Zeit noch nicht reif?

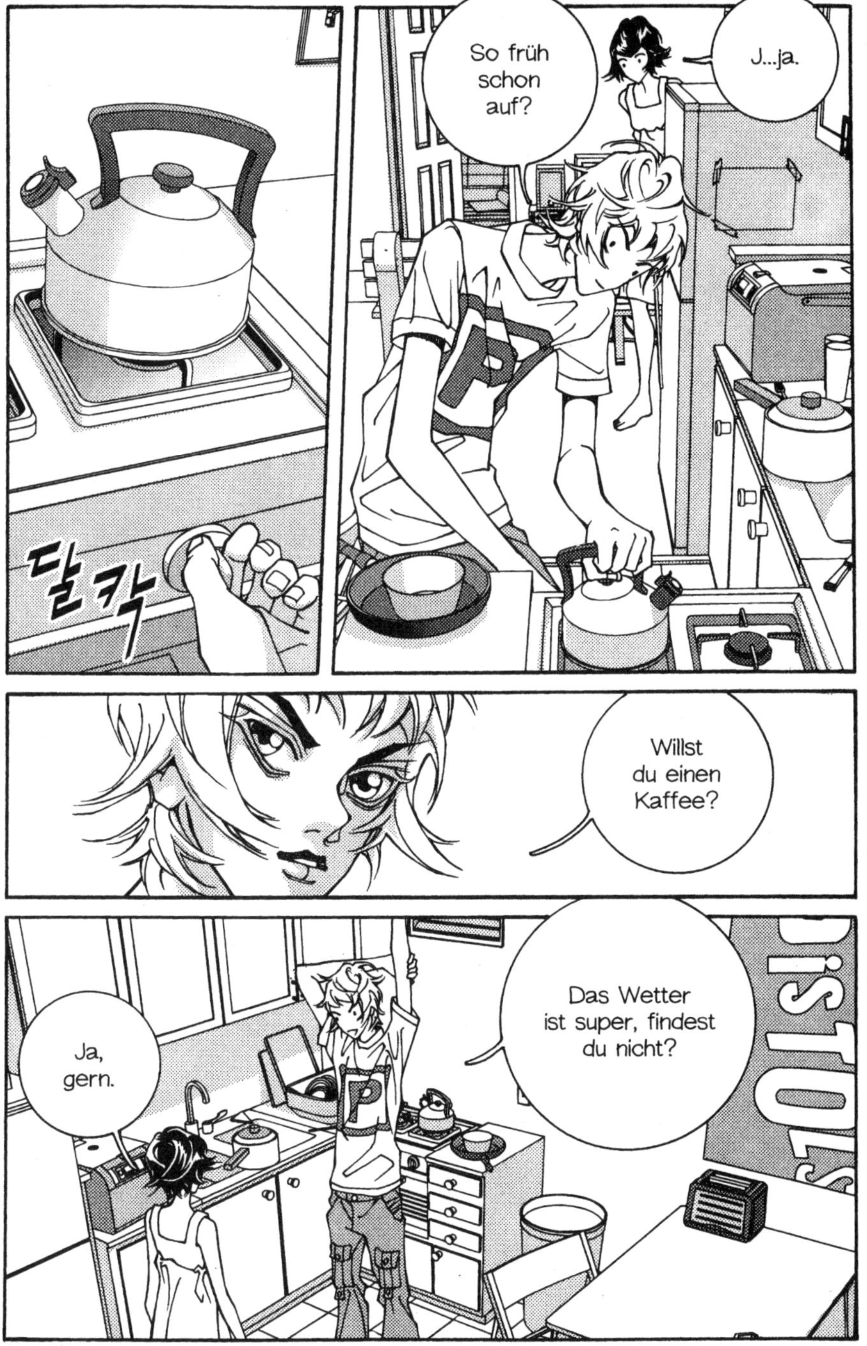
달칵
So früh schon auf?
J...ja.
Willst du einen Kaffee?
Ja, gern.
Das Wetter ist super, findest du nicht?

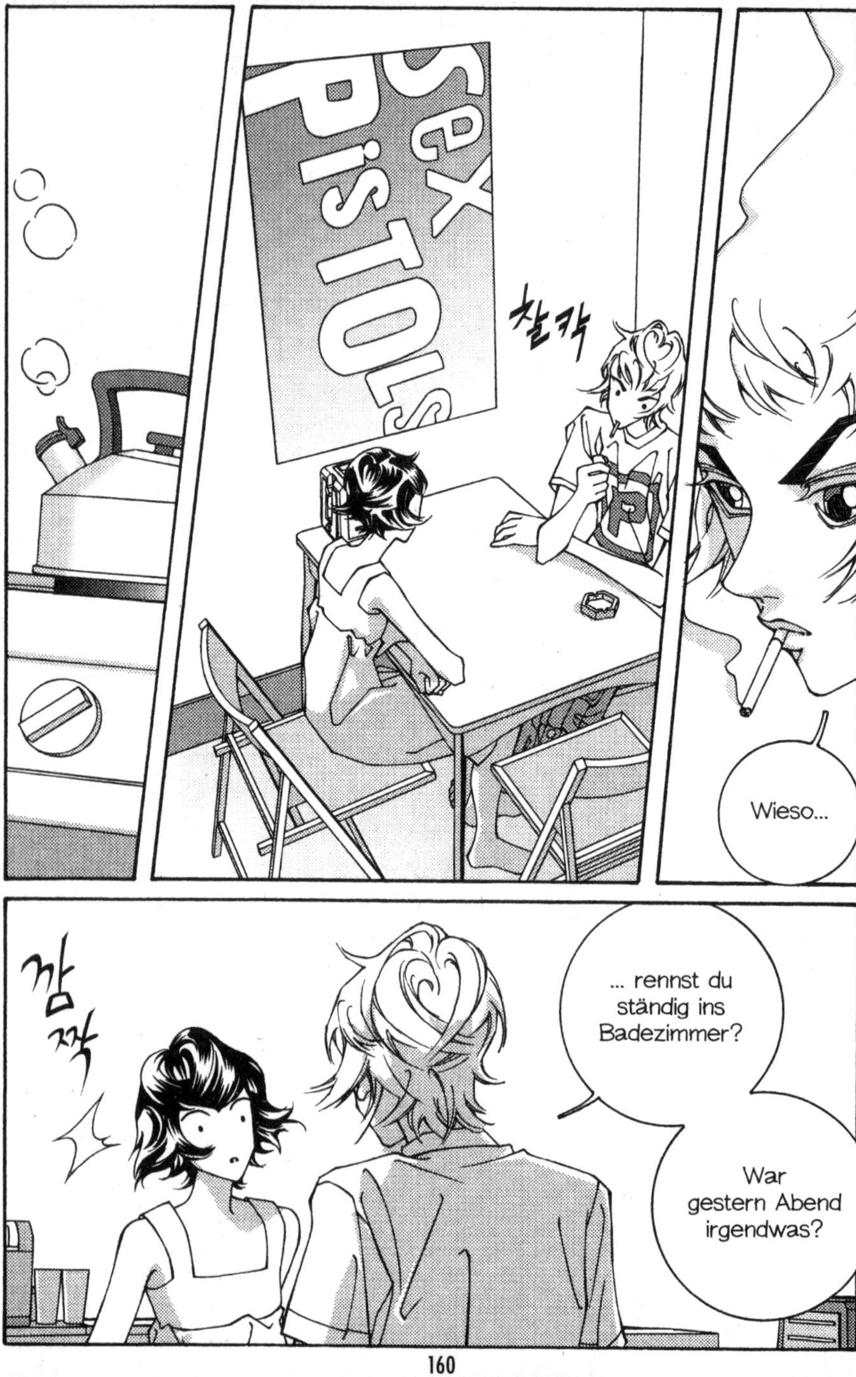
sex
pistols
찰칵
Wieso...
깜짝
... rennst du ständig ins Badezimmer?
War gestern Abend irgendwas?

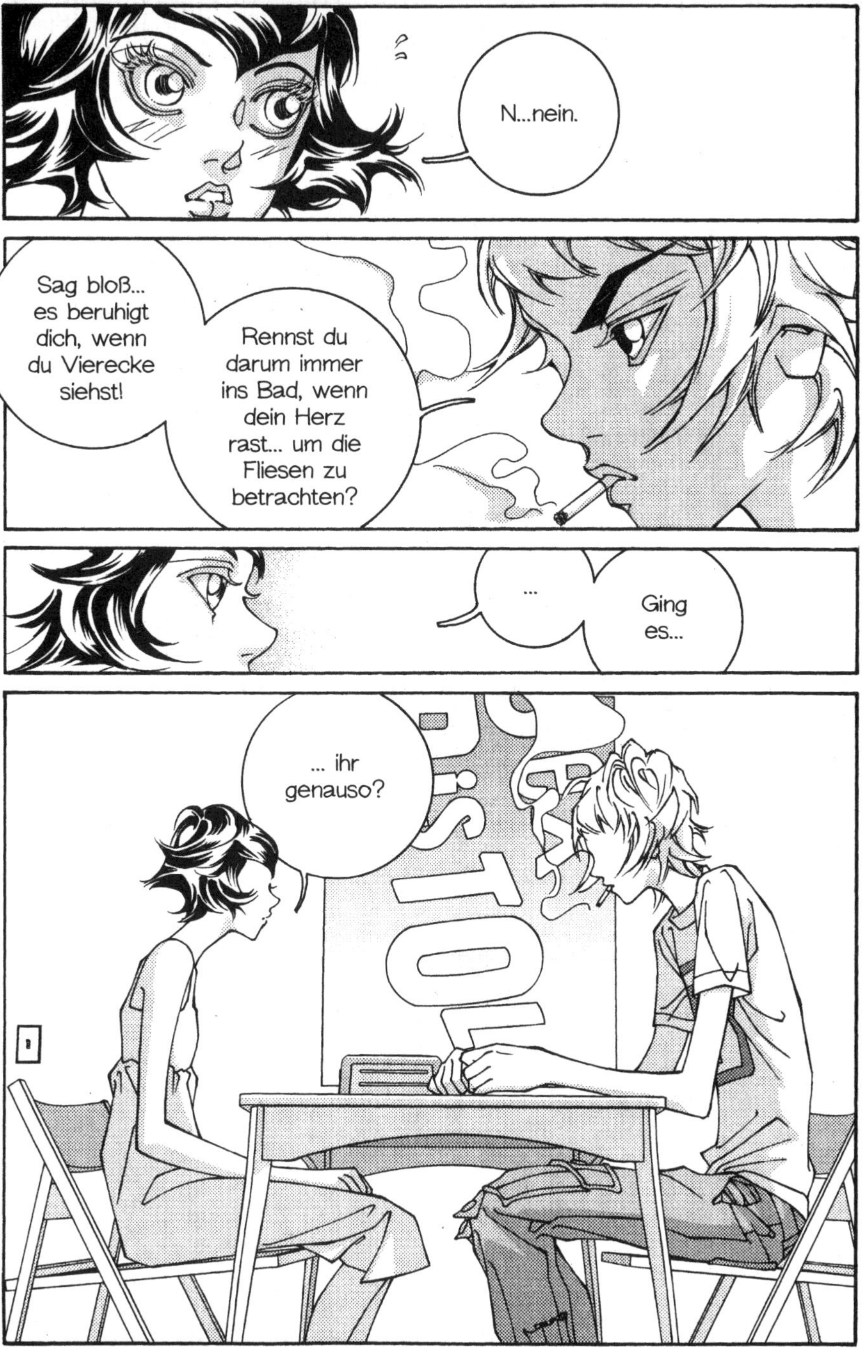
N...nein.
Sag bloß... es beruhigt dich, wenn du Vierecke siehst!
Rennst du darum immer ins Bad, wenn dein Herz rast... um die Fliesen zu betrachten?
...
Ging es...
... ihr genauso?

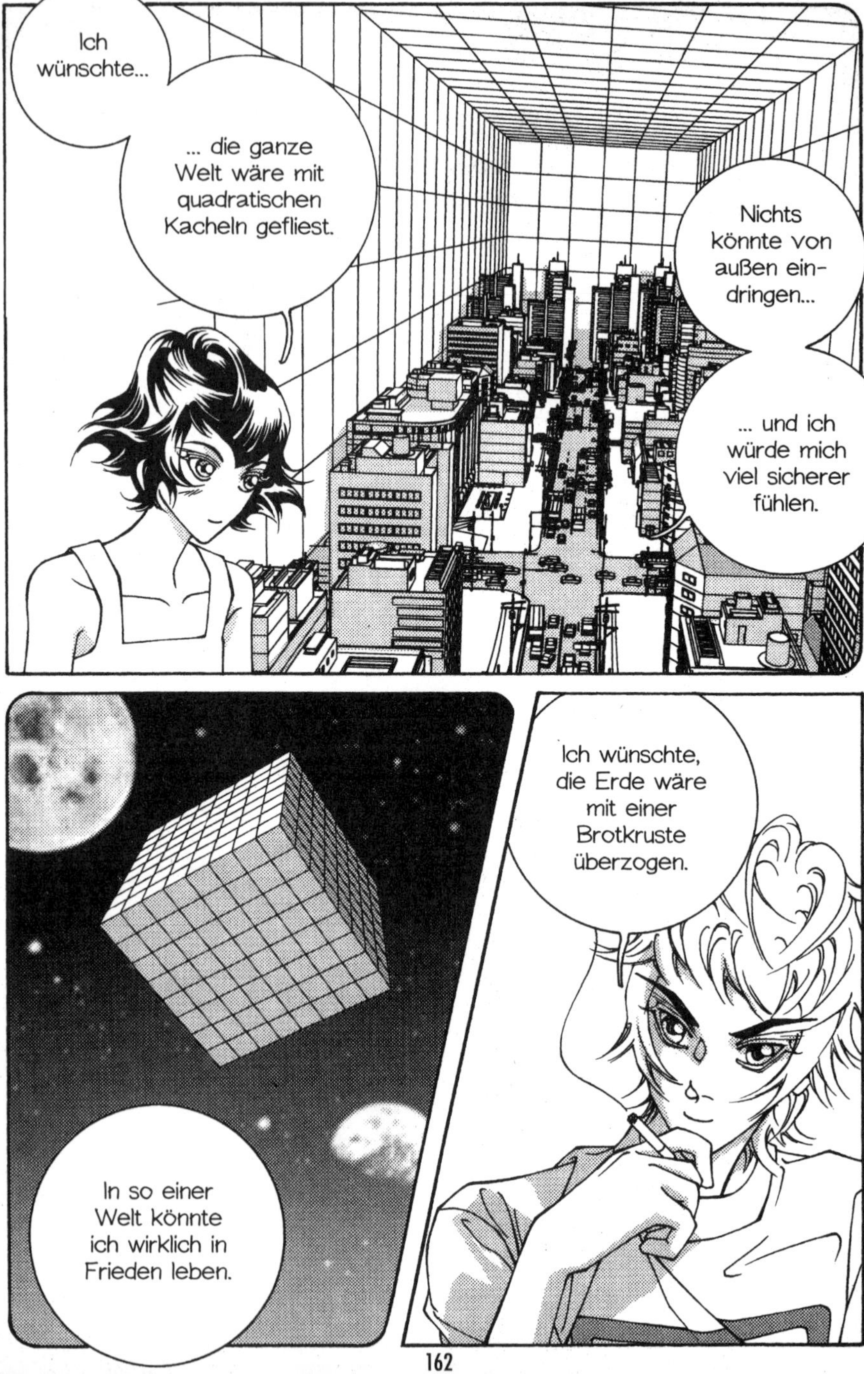
Ich wünschte...
... die ganze Welt wäre mit quadratischen Kacheln gefliest.
Nichts könnte von außen eindringen...
... und ich würde mich viel sicherer fühlen.
In so einer Welt könnte ich wirklich in Frieden leben.
Ich wünschte, die Erde wäre mit einer Brotkruste überzogen.

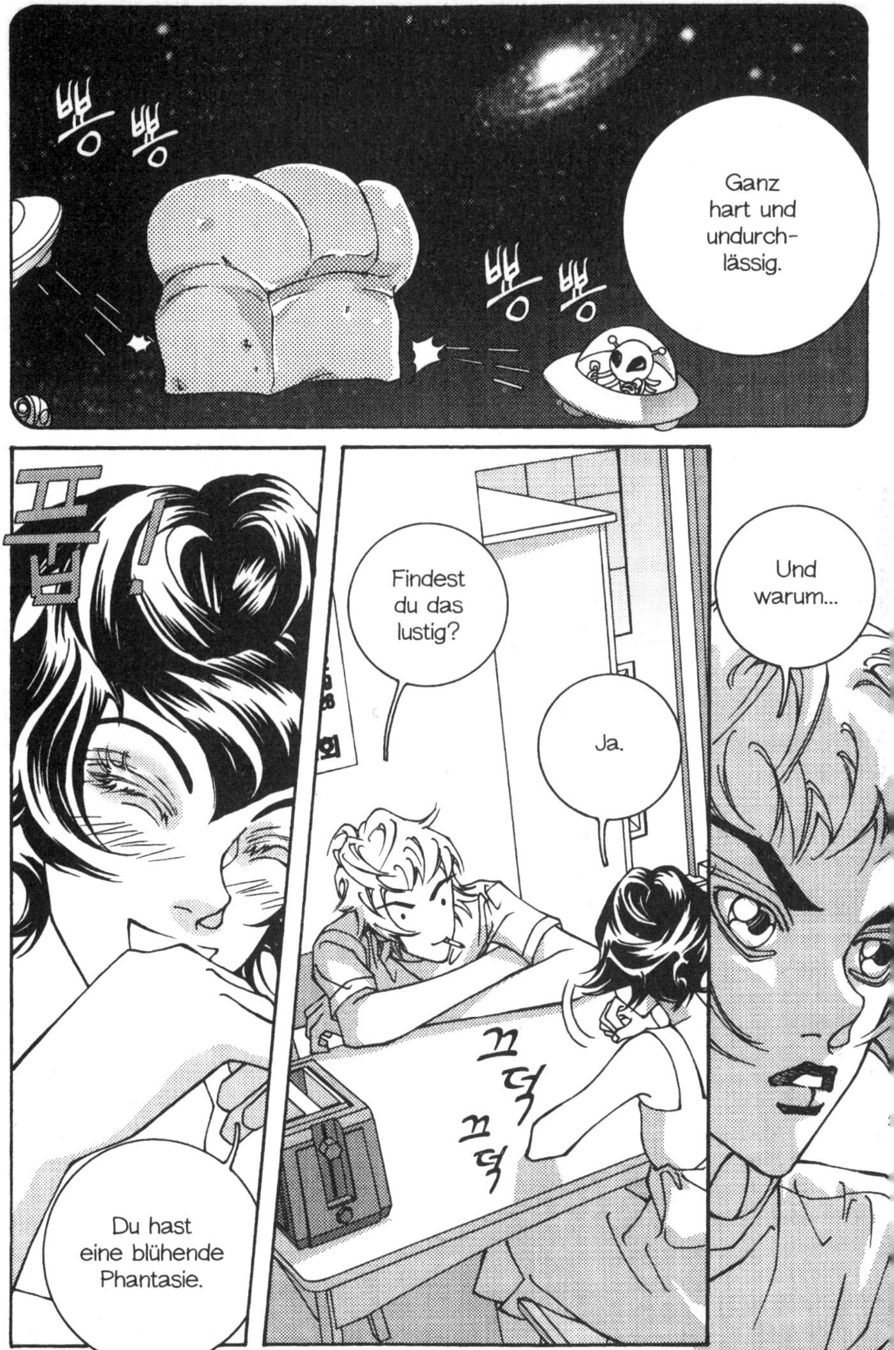
뿅 뿅
뿅 뿅
Ganz hart und undurch-lässig.
픕!
Du hast eine blühende Phantasie.
Findest du das lustig?
Ja.
끄덕 끄덕
Und warum...

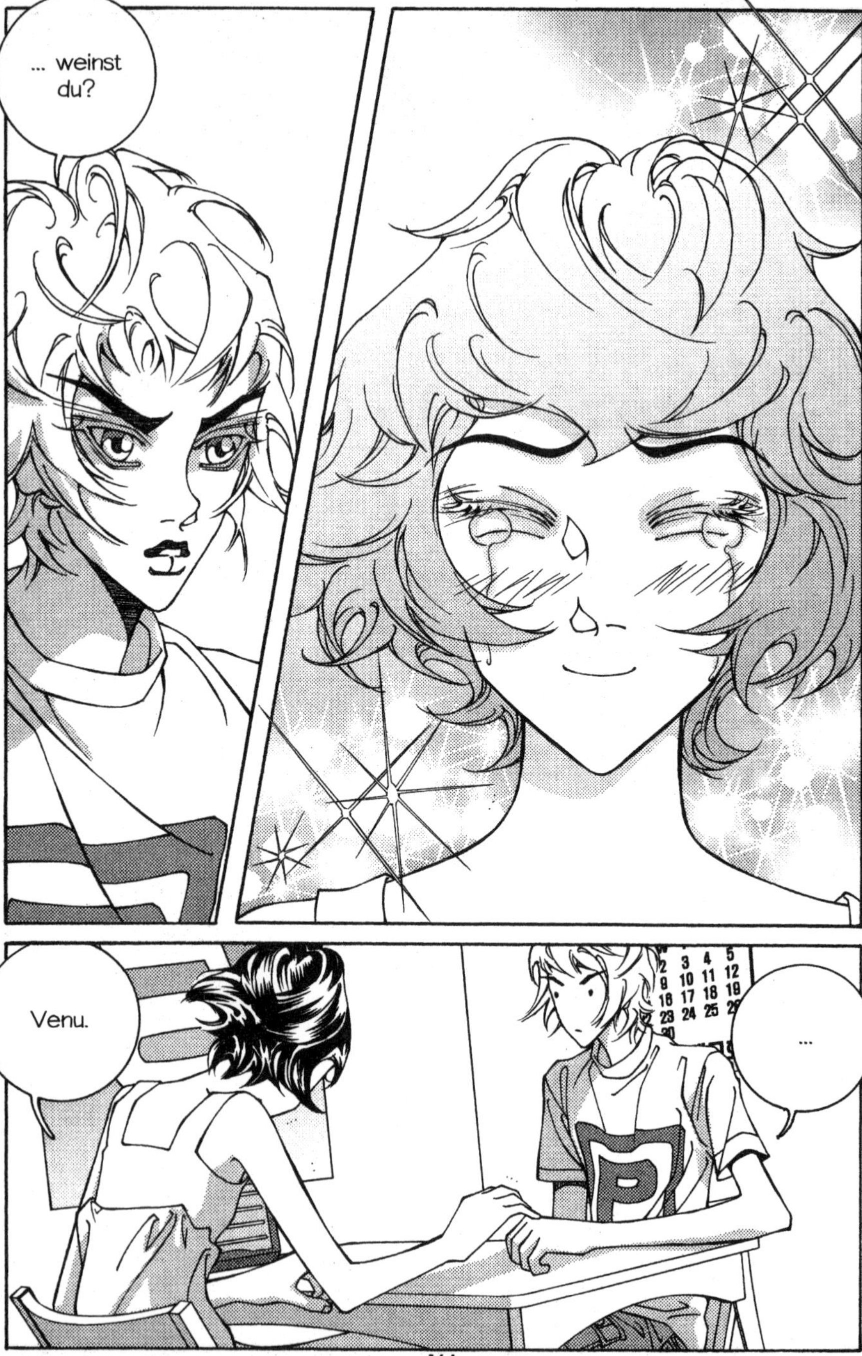
... weinst du?
Venu.
...

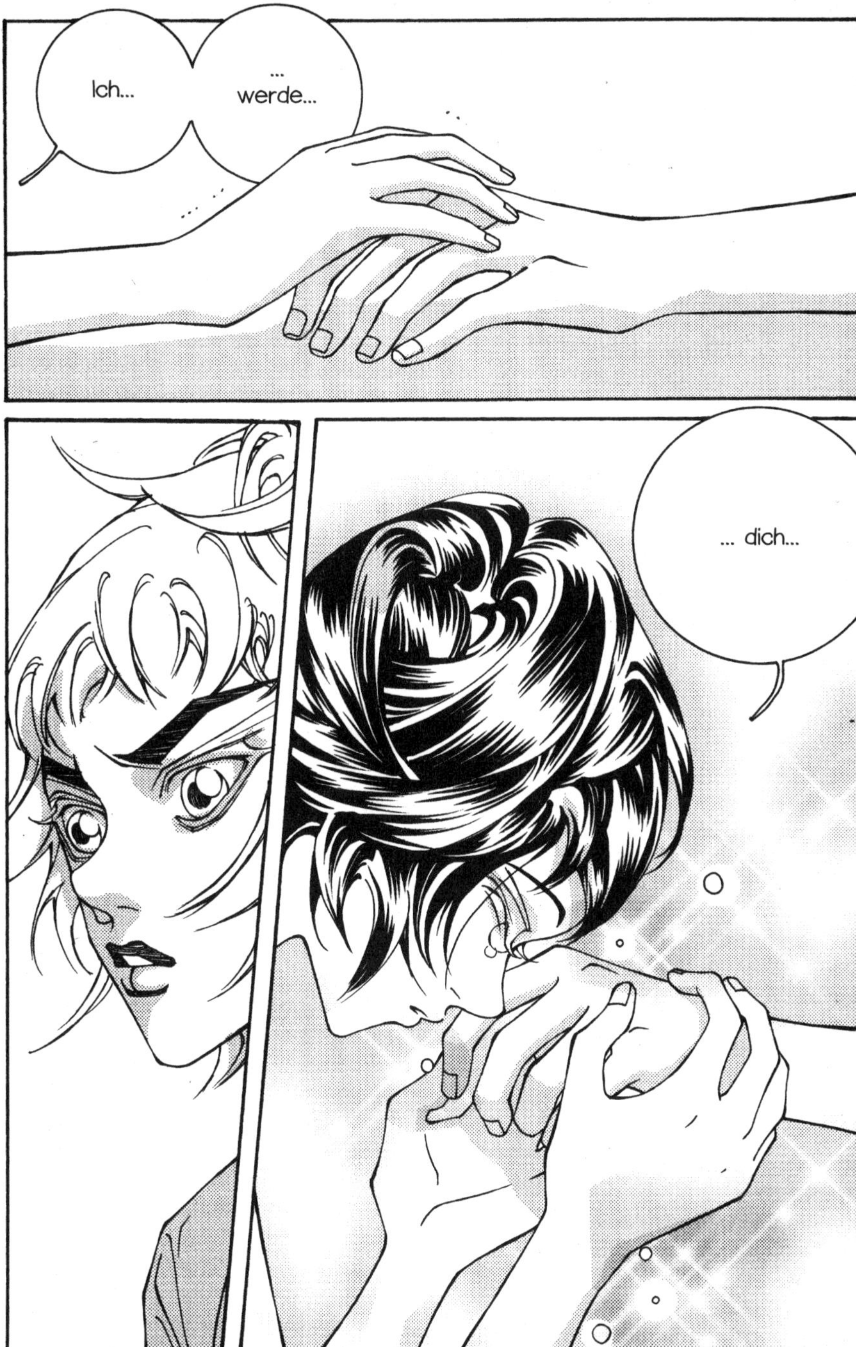
Ich...
... werde...
... dich...

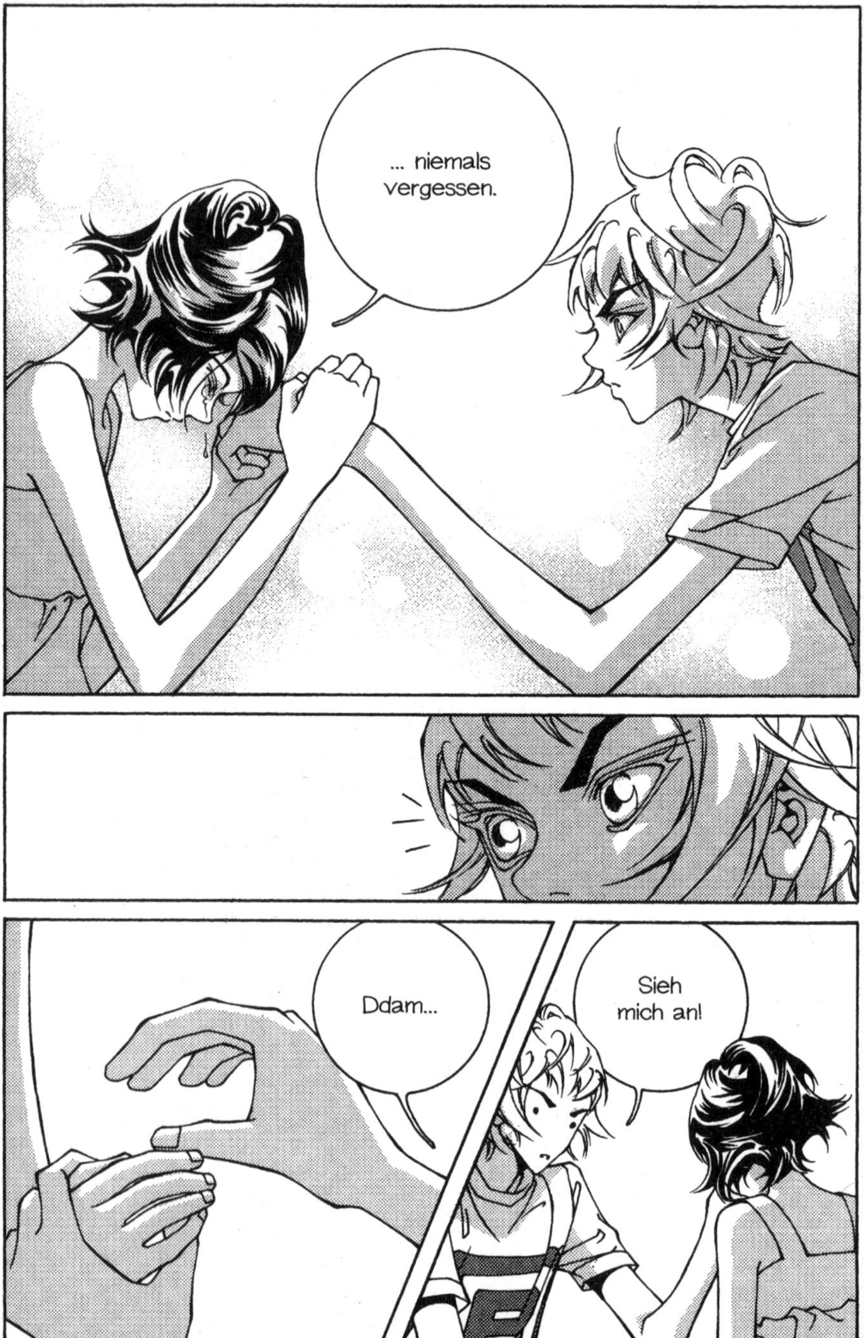
... niemals vergessen.
Ddam...
Sieh mich an!

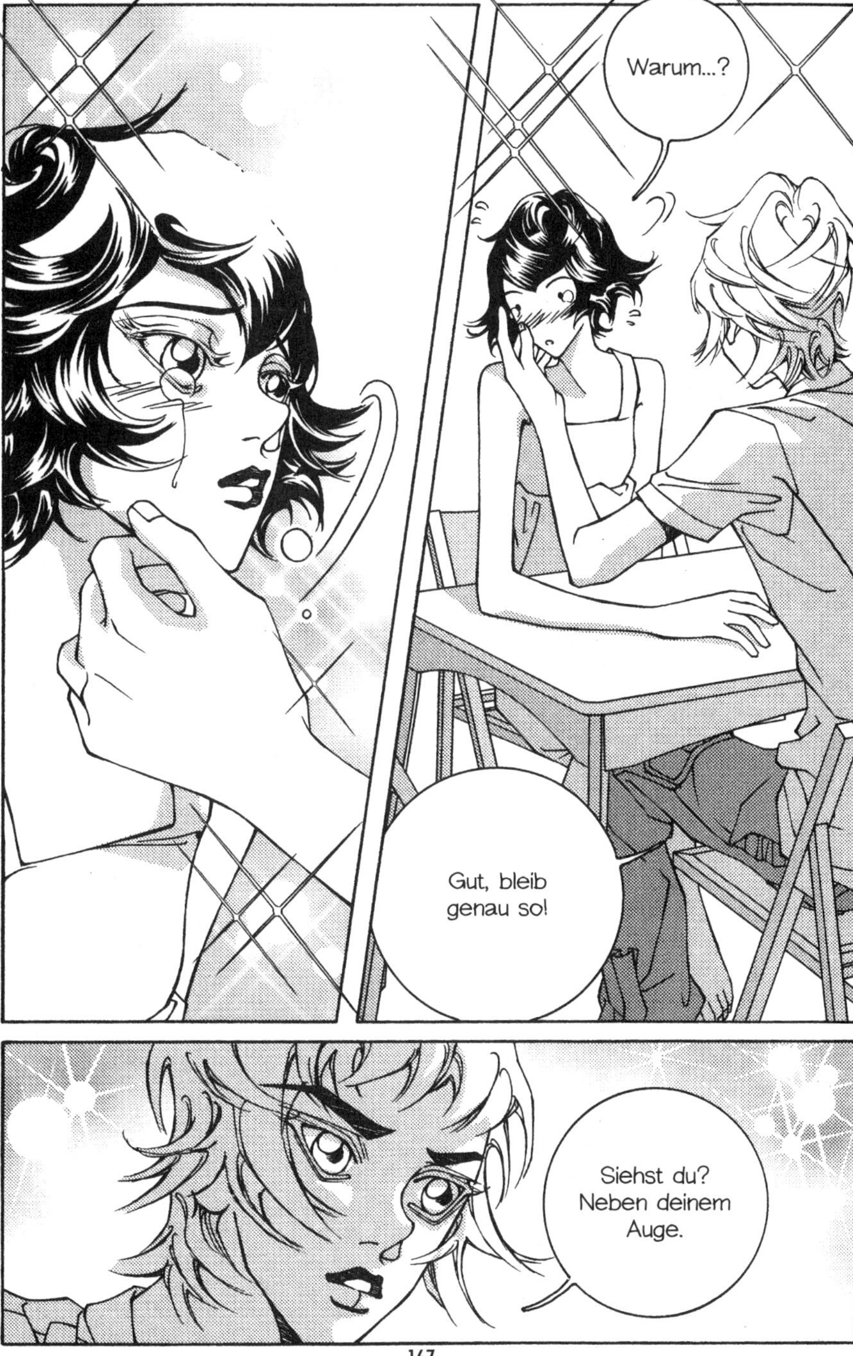
Warum...?
Gut, bleib genau so!
Siehst du? Neben deinem Auge.

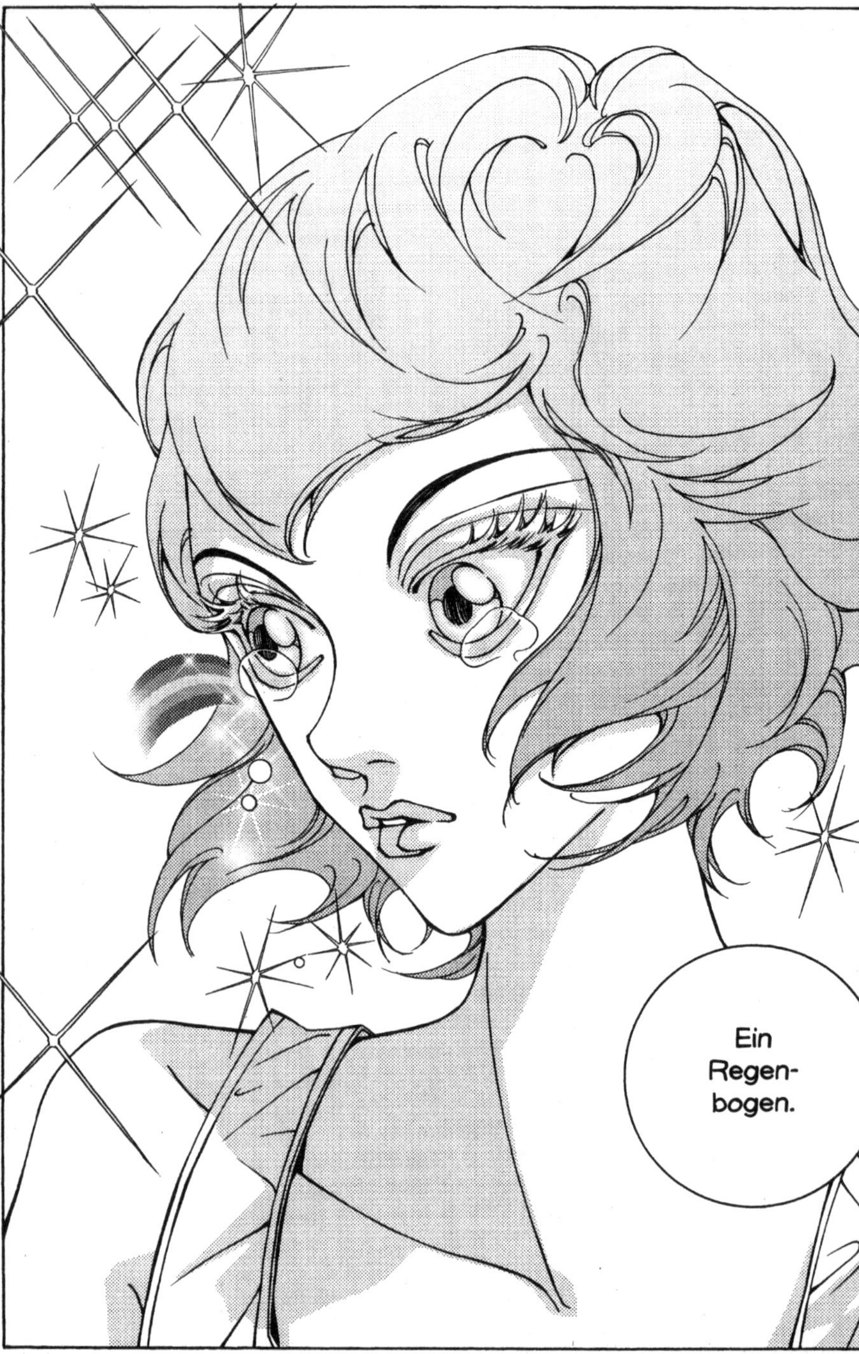
Ein Regen- bogen.

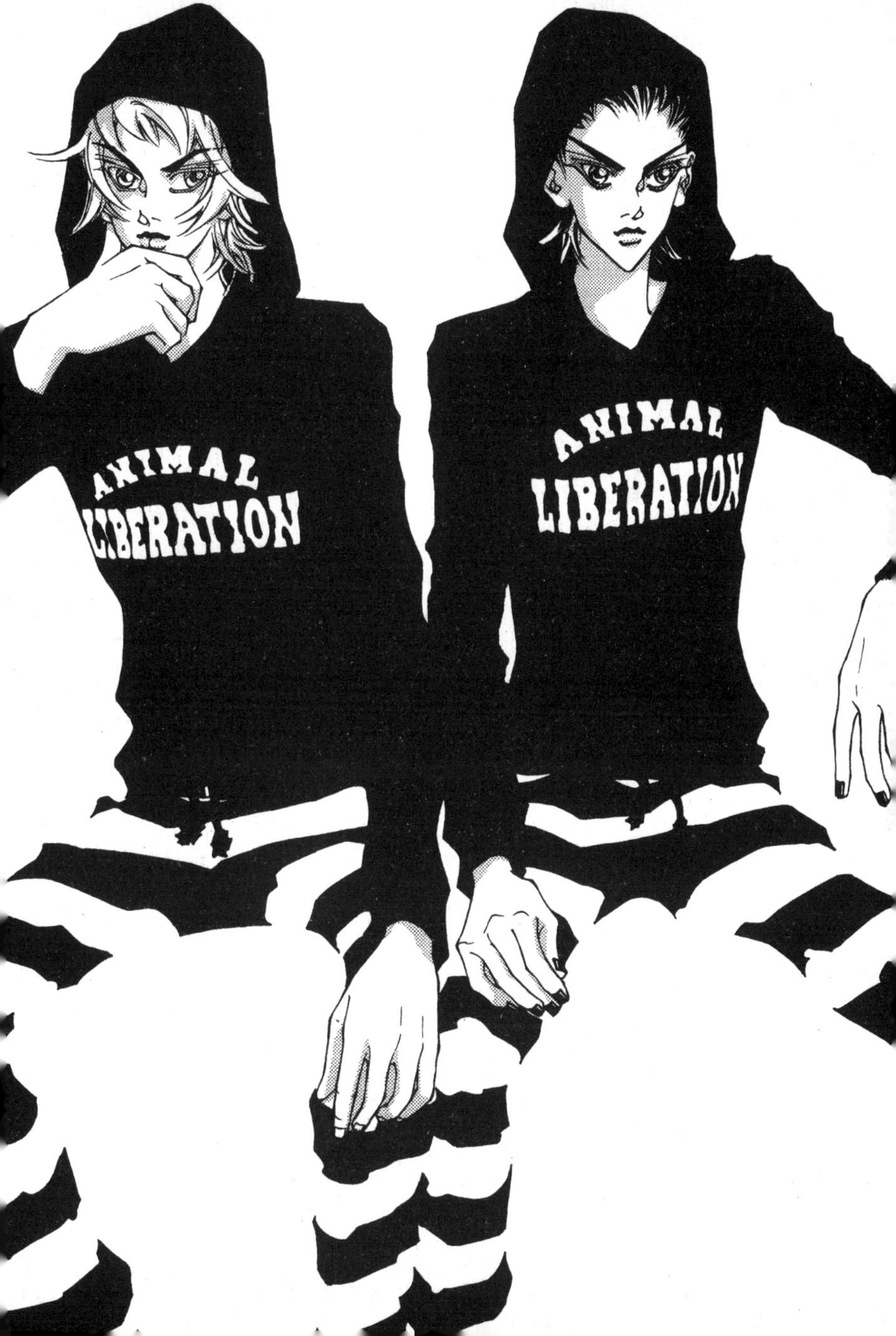
ANIMAL LIBERATION
ANIMAL LIBERATION

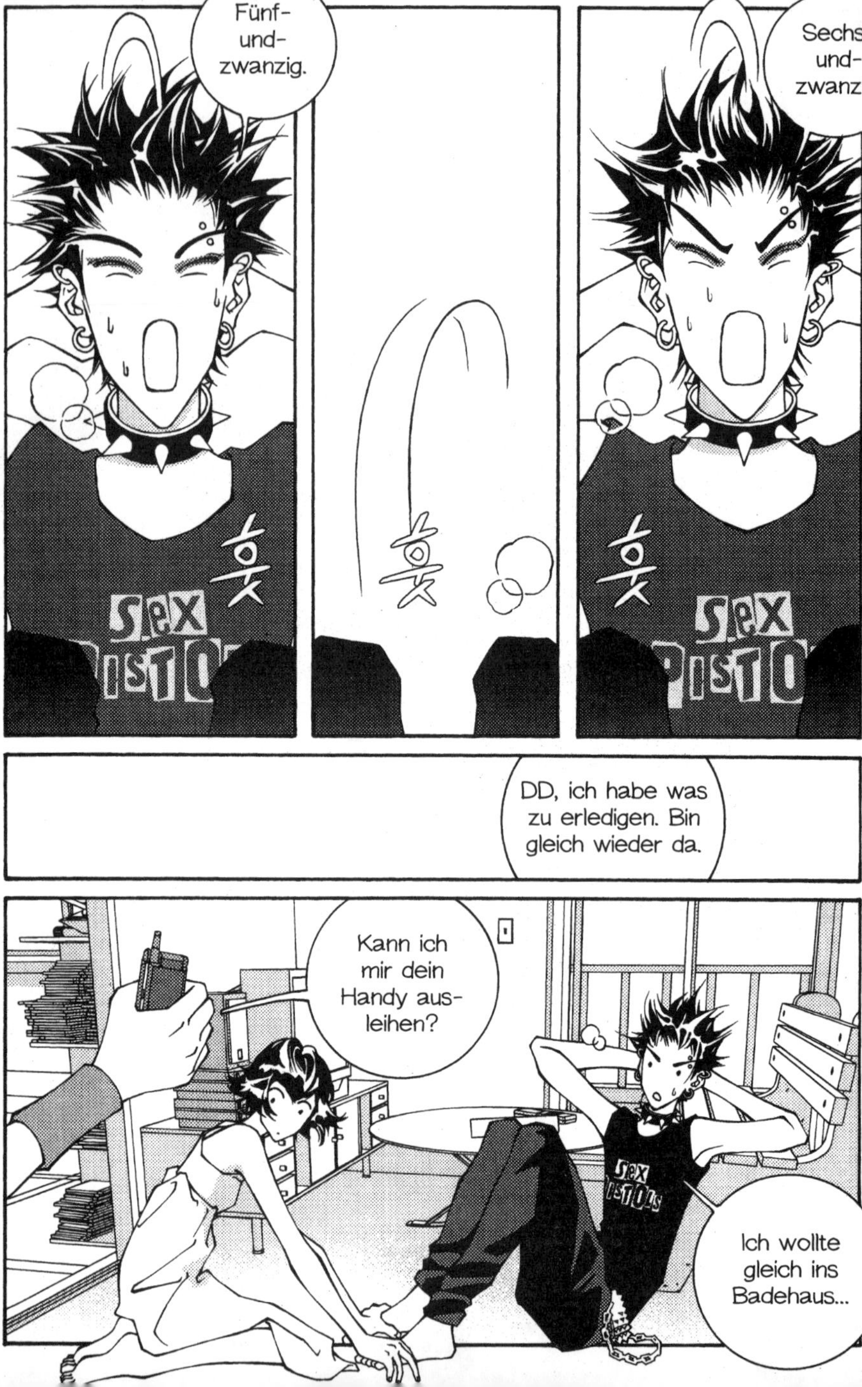
Fünf-und-zwanzig.
Sechs-und-zwanzig.
DD, ich habe was zu erledigen. Bin gleich wieder da.
Kann ich mir dein Handy aus-leihen?
Ich wollte gleich ins Badehaus...

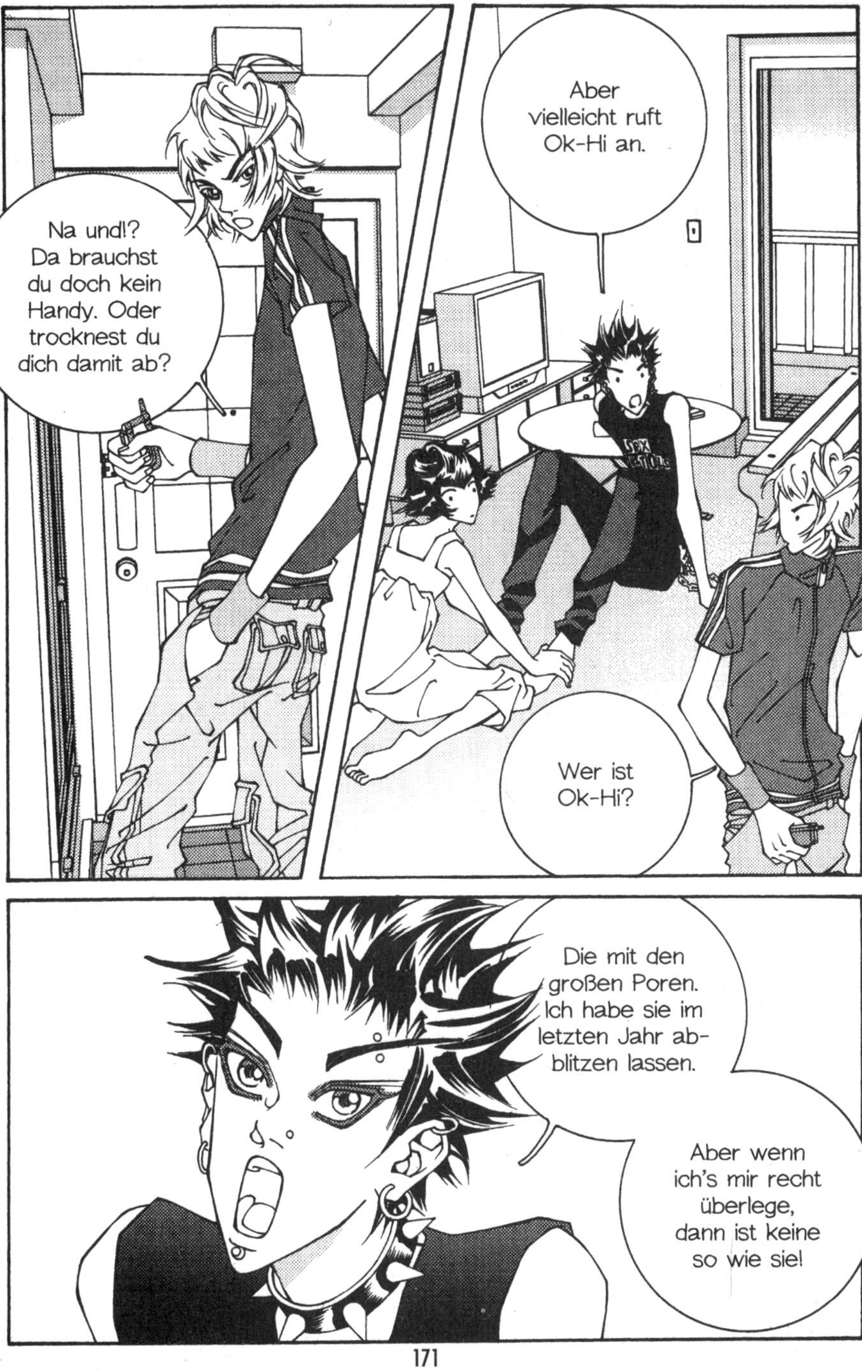
Na und!? Da brauchst du doch kein Handy. Oder trocknest du dich damit ab?
Aber vielleicht ruft Ok-Hi an.
Wer ist Ok-Hi?
Die mit den großen Poren. Ich habe sie im letzten Jahr ab-blitzen lassen.
Aber wenn ich's mir recht überlege, dann ist keine so wie sie!

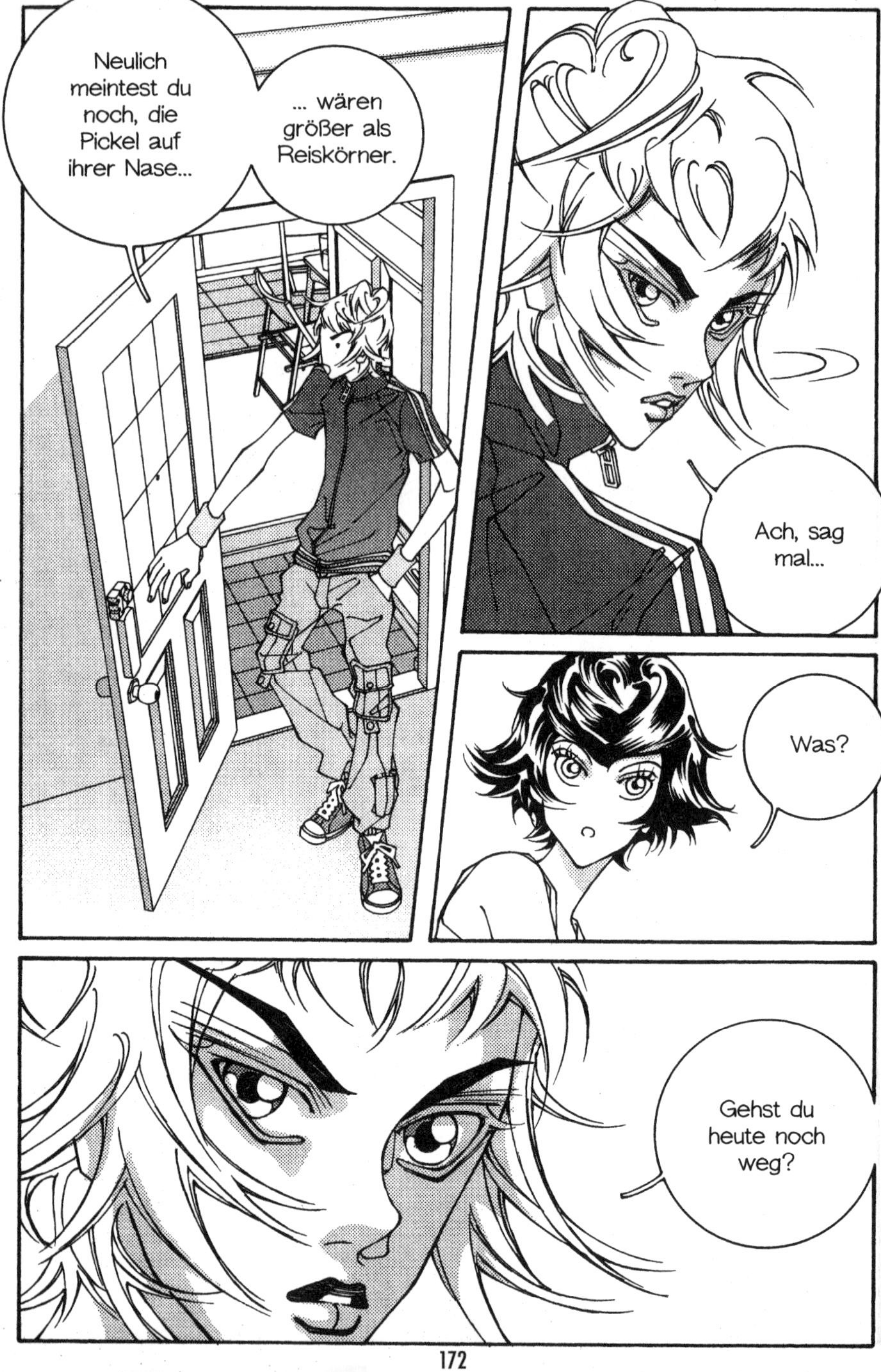
Neulich meintest du noch, die Pickel auf ihrer Nase...
... wären größer als Reiskörner.
Ach, sag mal...
Was?
Gehst du heute noch weg?

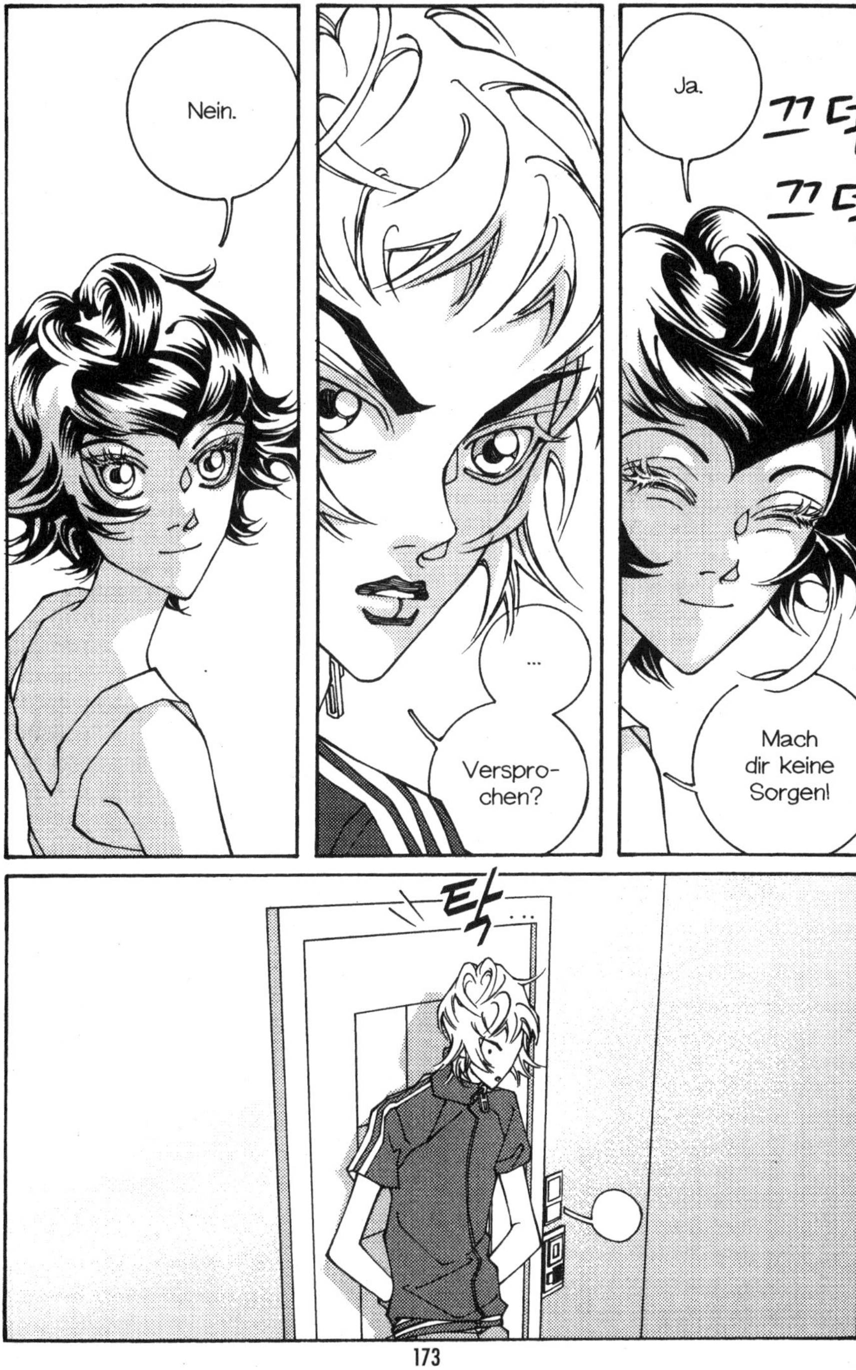

Nein.
...
Verspro-
chen?
Ja.
끄덕
끄덕
Mach
dir keine
Sorgen!
탁
...

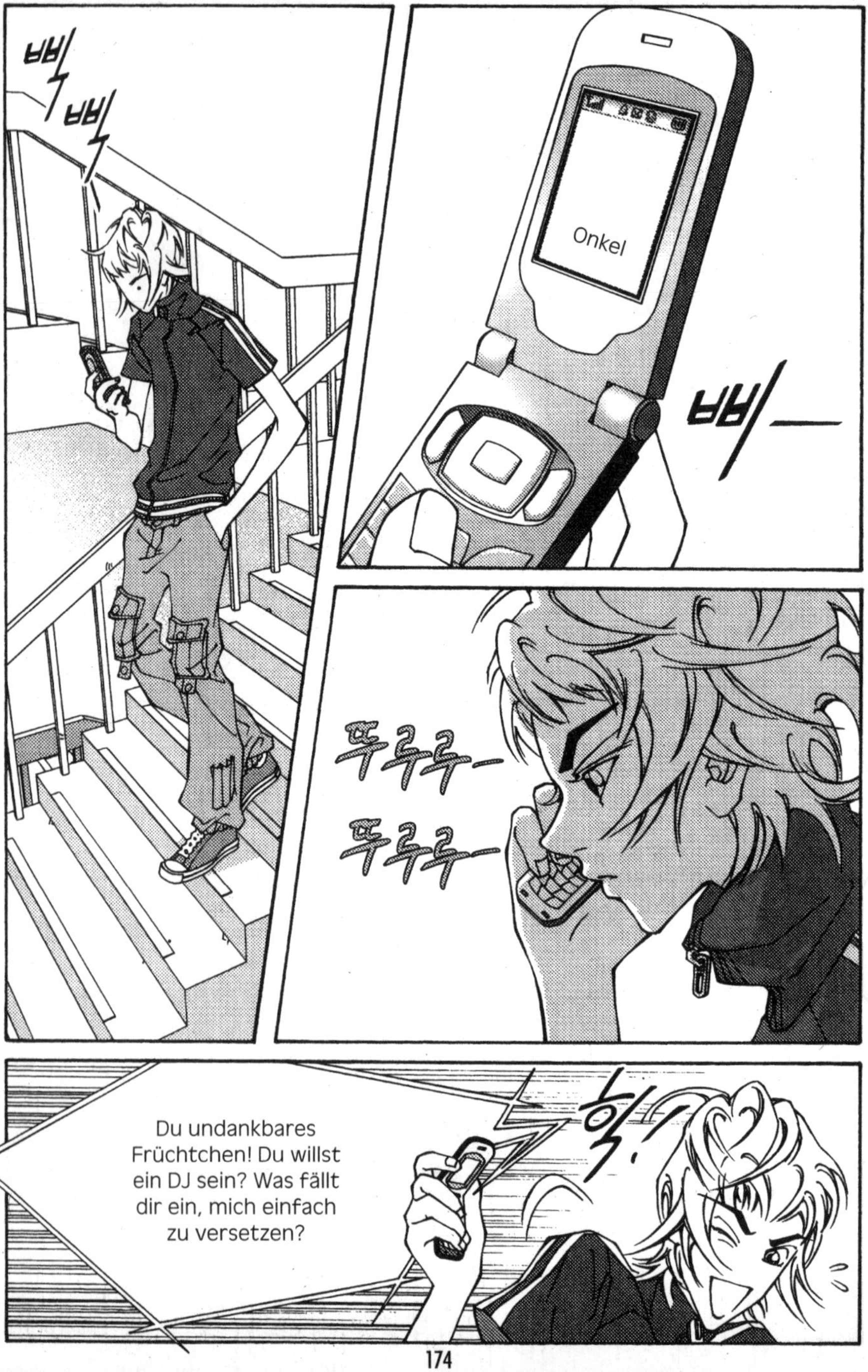

삑 삑
Onkel
삐—
뚜루루—
뚜루루—
헉!
Du undankbares Früchtchen! Du willst ein DJ sein? Was fällt dir ein, mich einfach zu versetzen?

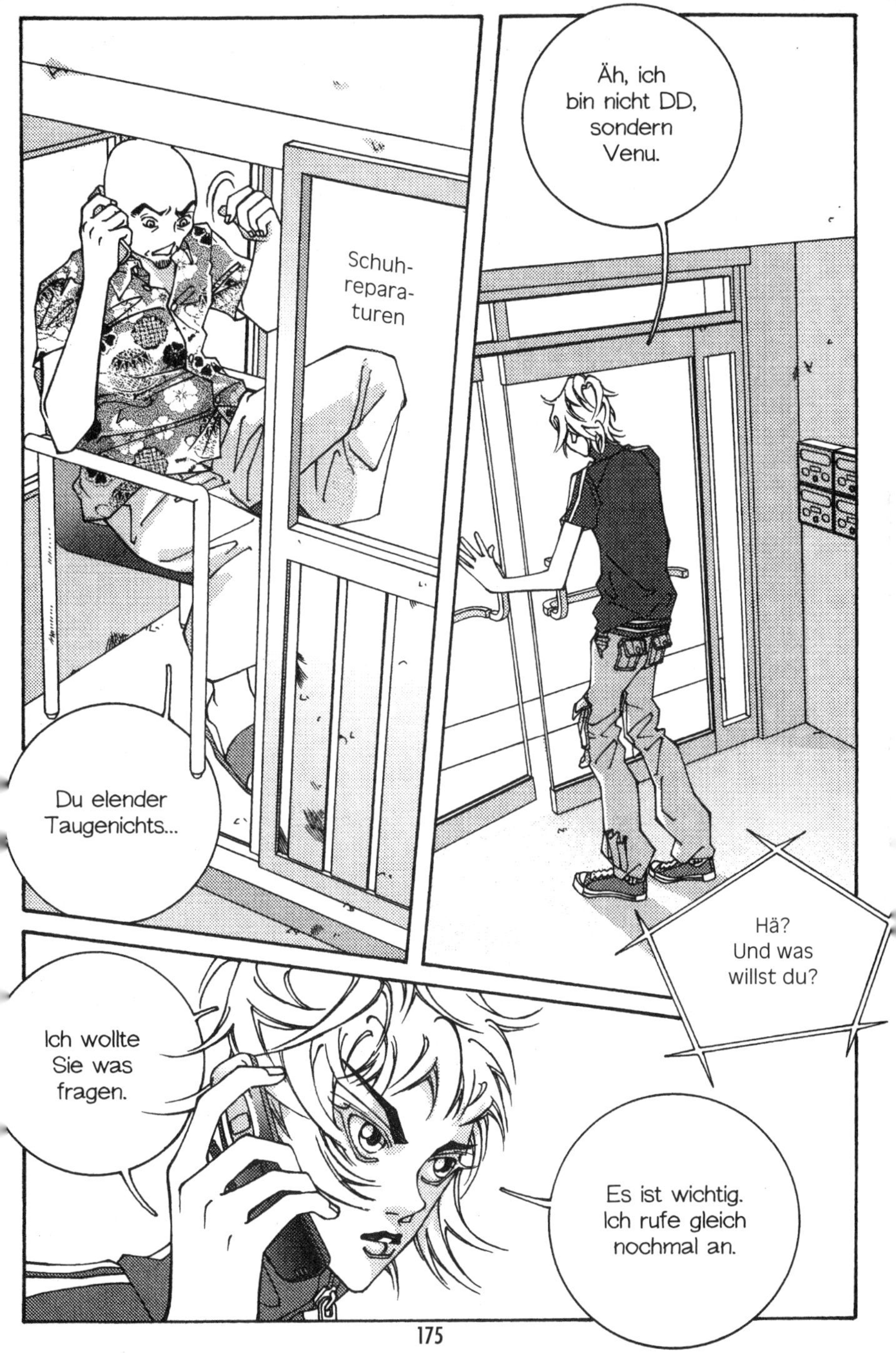
Schuh-
repara-
turen
Du elender Taugenichts...
Äh, ich bin nicht DD, sondern Venu.
Hä? Und was willst du?
Ich wollte Sie was fragen.
Es ist wichtig. Ich rufe gleich nochmal an.

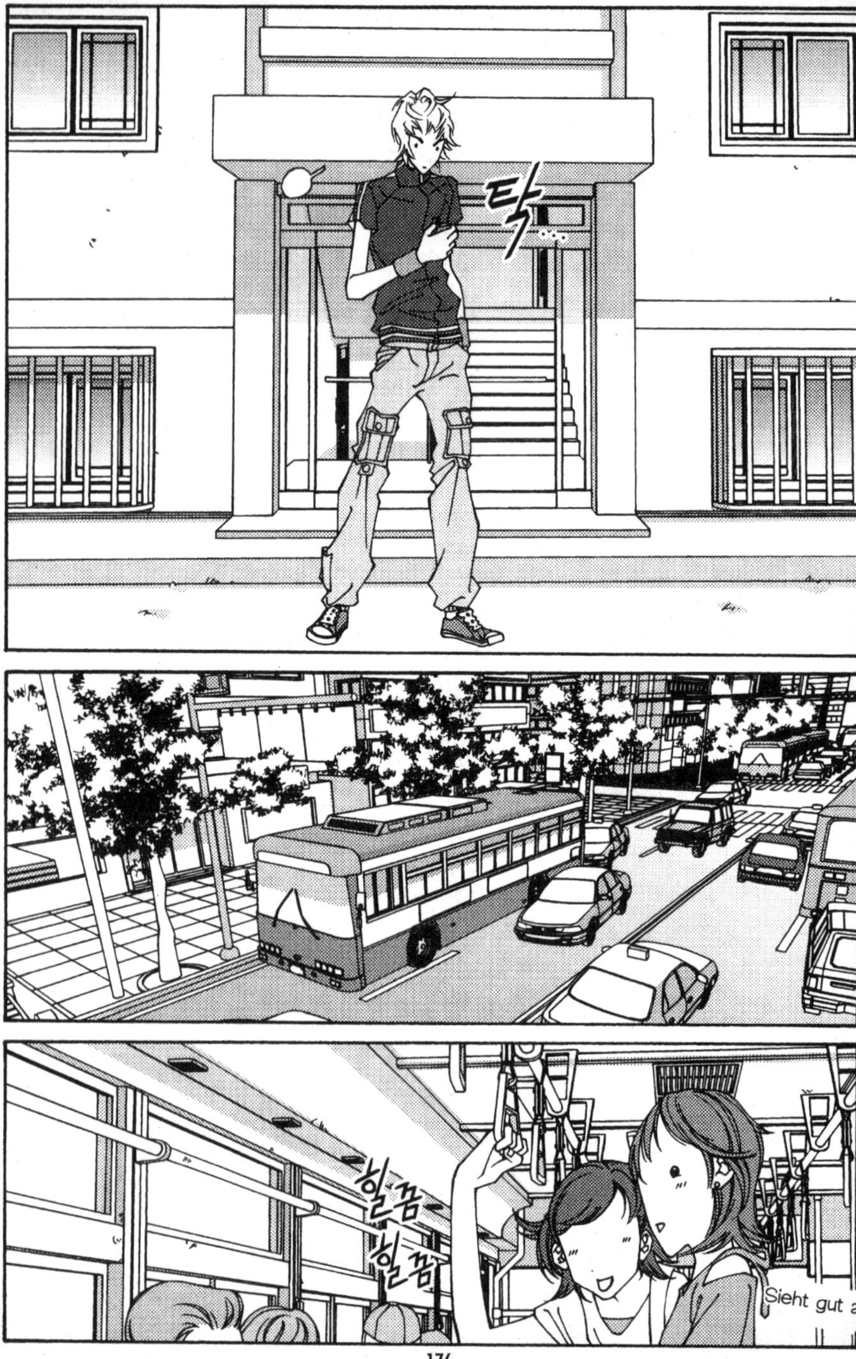
탁
힐끔
힐끔
Sieht gut au

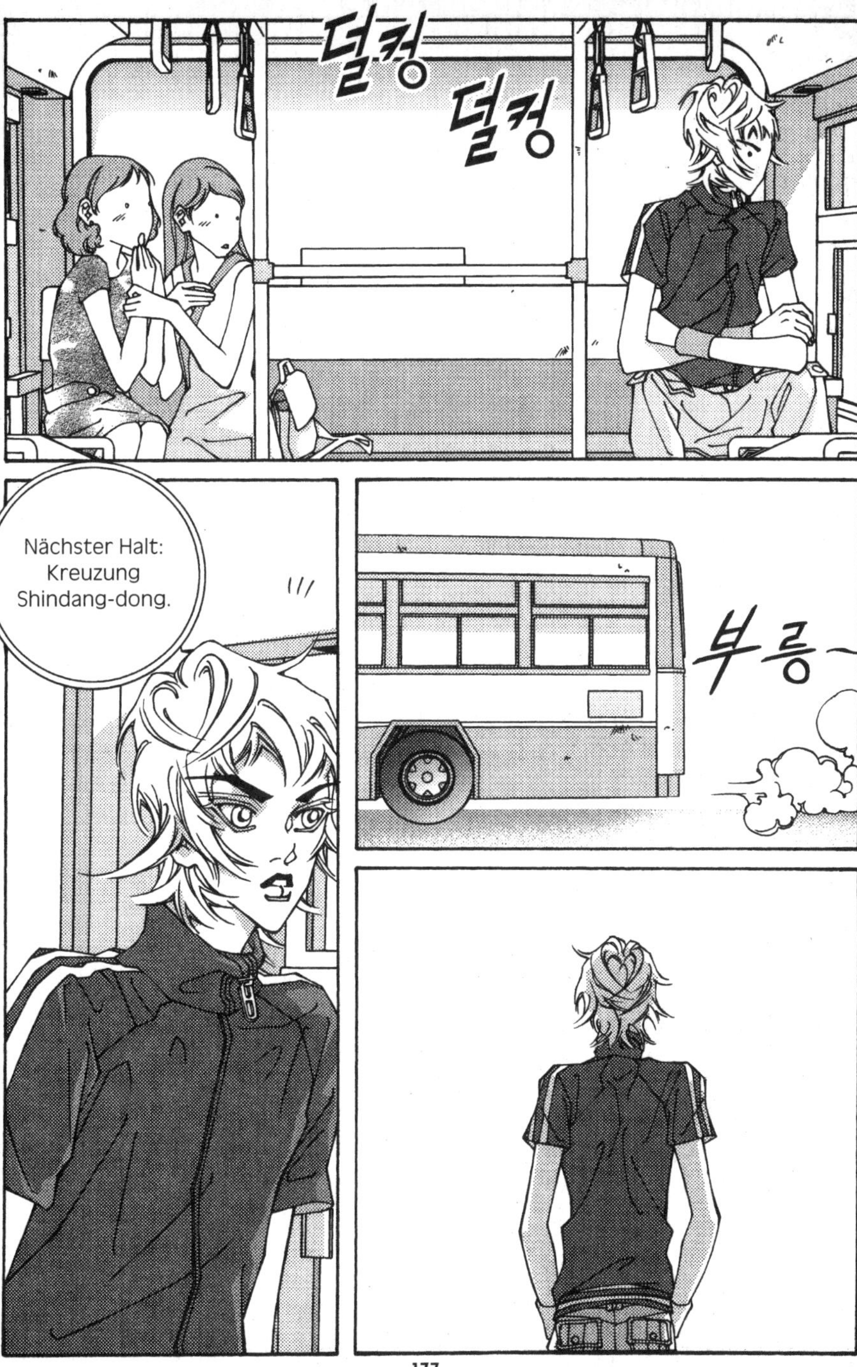
덜컹
덜컹
Nächster Halt: Kreuzung Shindang-dong.
부릉~

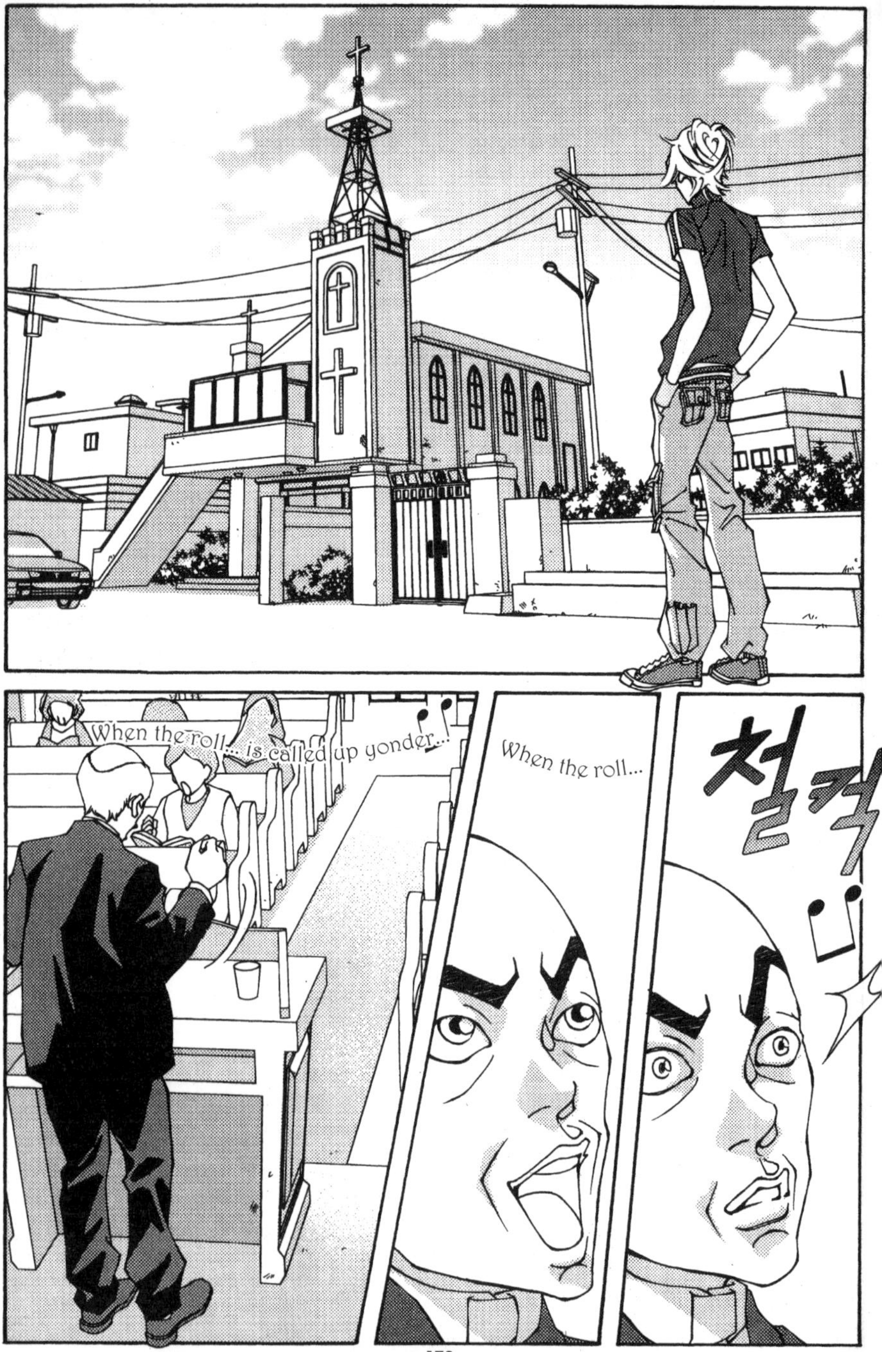

When the roll... is called up yonder...
When the roll...
철컥

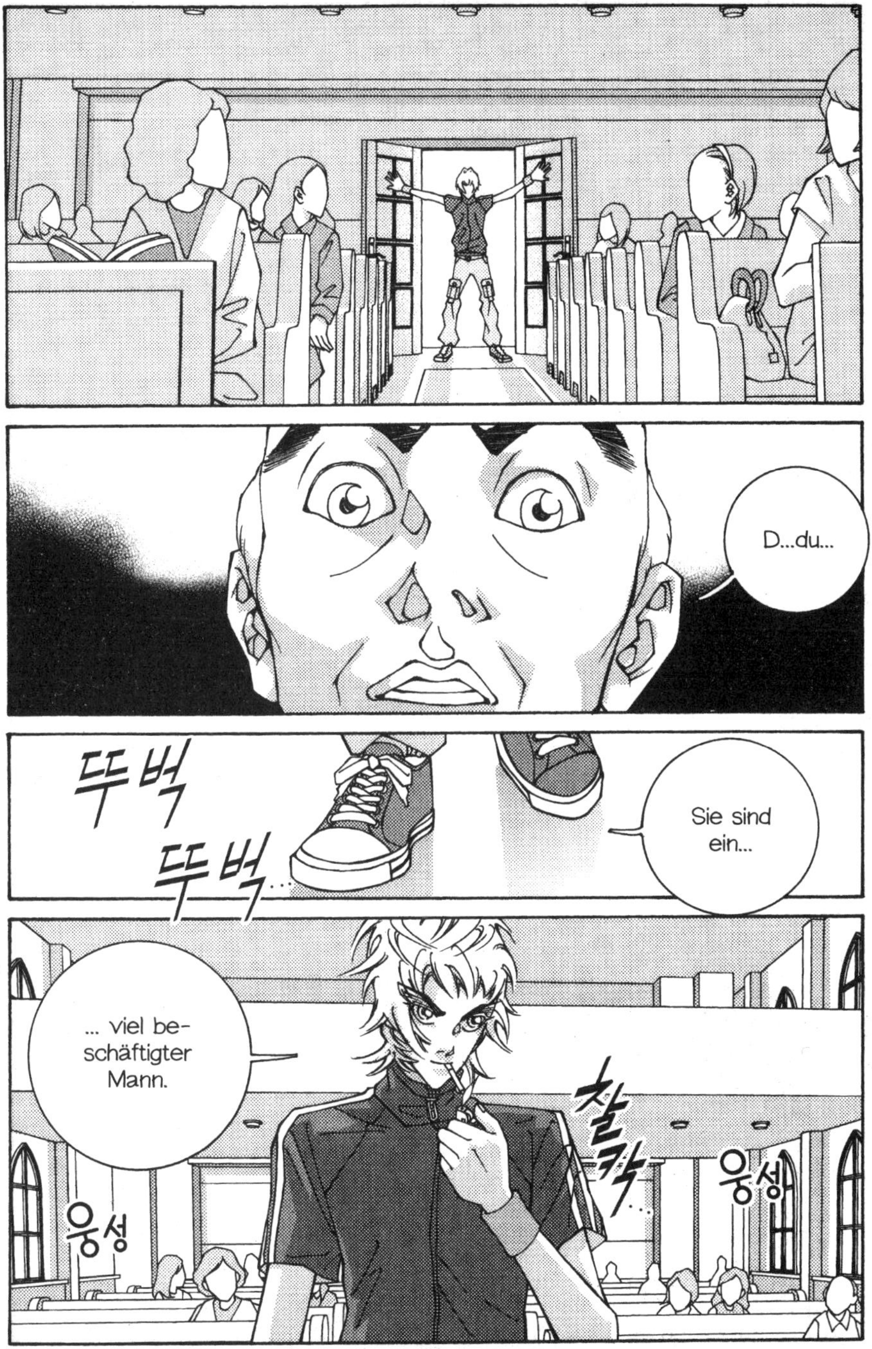
D...du...
뚜벅
뚜벅...
Sie sind ein...
... viel beschäftigter Mann.
찰칵...
웅성
웅성

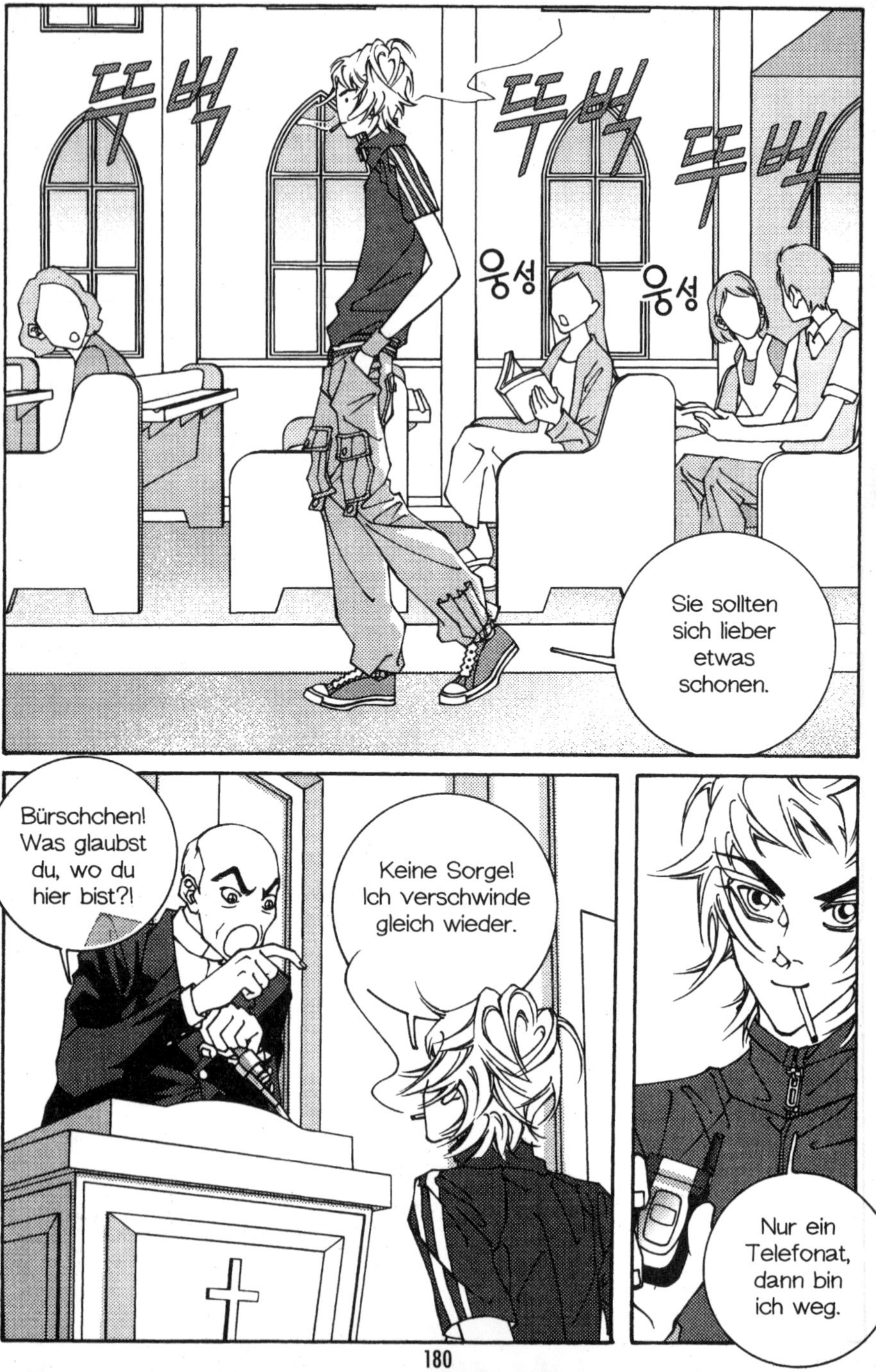
뚜벅 뚜벅 뚜벅
웅성 웅성
Sie sollten sich lieber etwas schonen.
Bürschchen! Was glaubst du, wo du hier bist?!
Keine Sorge! Ich verschwinde gleich wieder.
Nur ein Telefonat, dann bin ich weg.

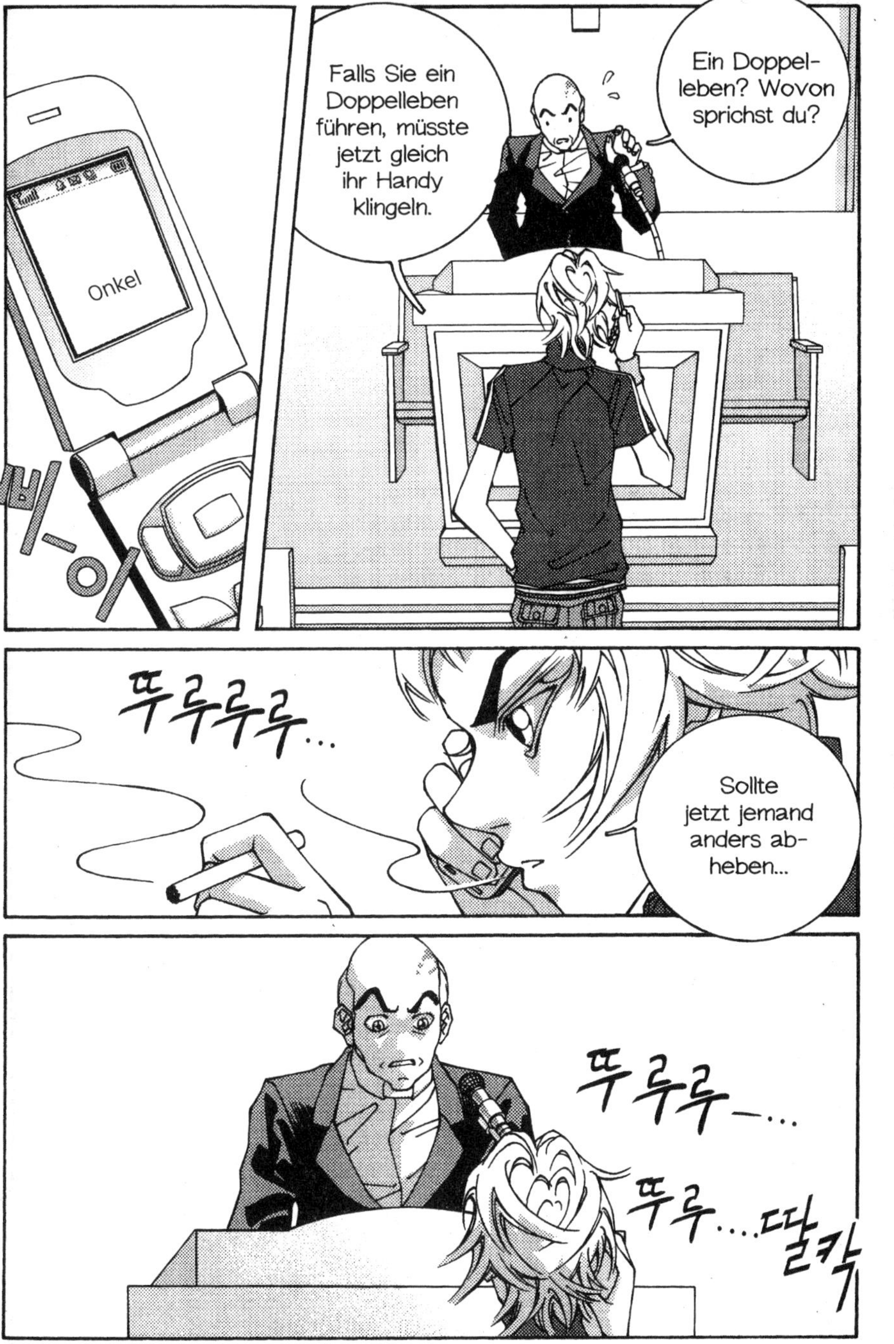
Onkel
삐-이
Falls Sie ein Doppelleben führen, müsste jetzt gleich ihr Handy klingeln.
Ein Doppel-leben? Wovon sprichst du?
뚜루루루...
Sollte jetzt jemand anders ab-heben...
뚜루루—...
뚜루....딸칵

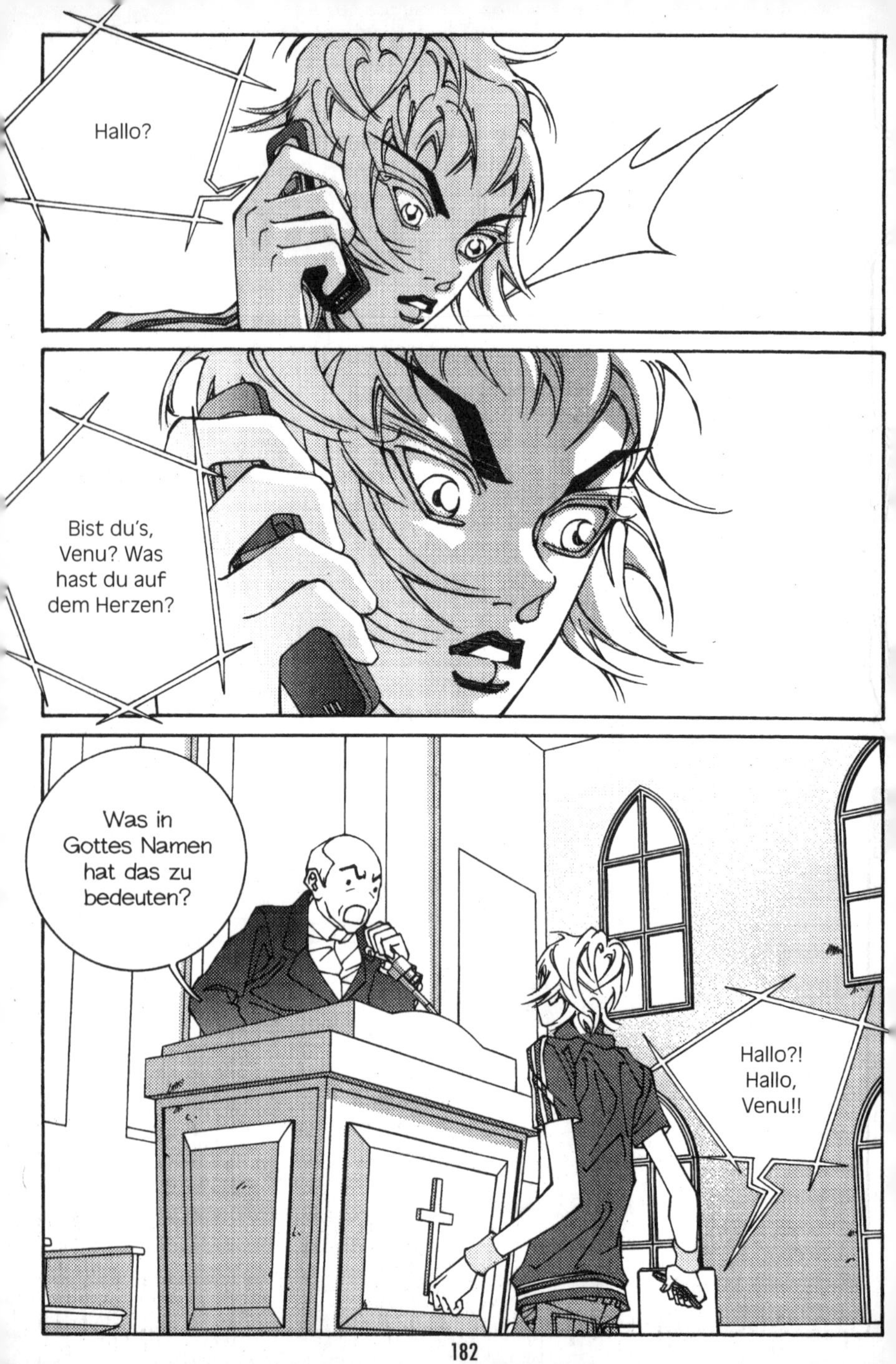
Hallo?
Bist du's, Venu? Was hast du auf dem Herzen?
Was in Gottes Namen hat das zu bedeuten?
Hallo?! Hallo, Venu!!

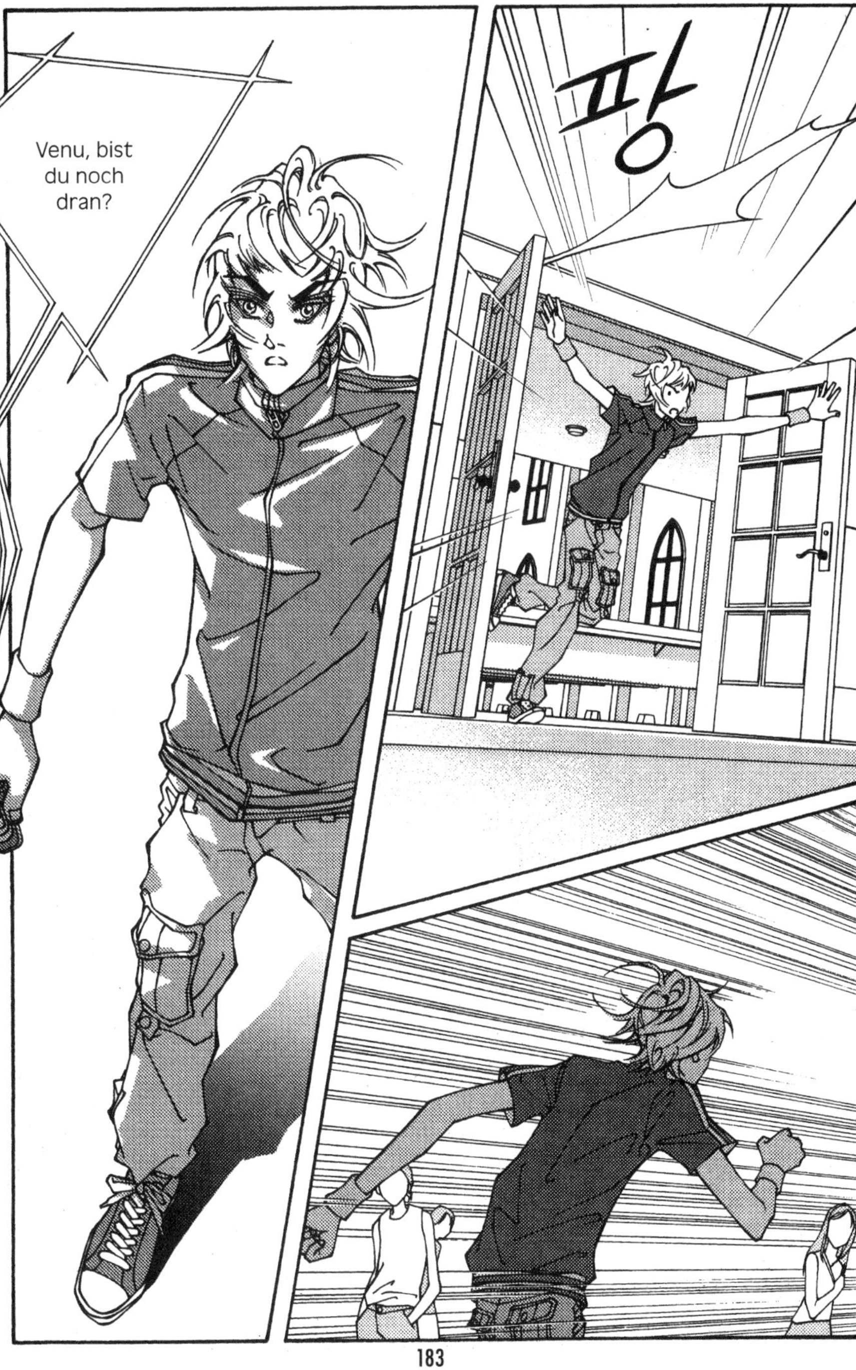
Venu, bist du noch dran?
팡

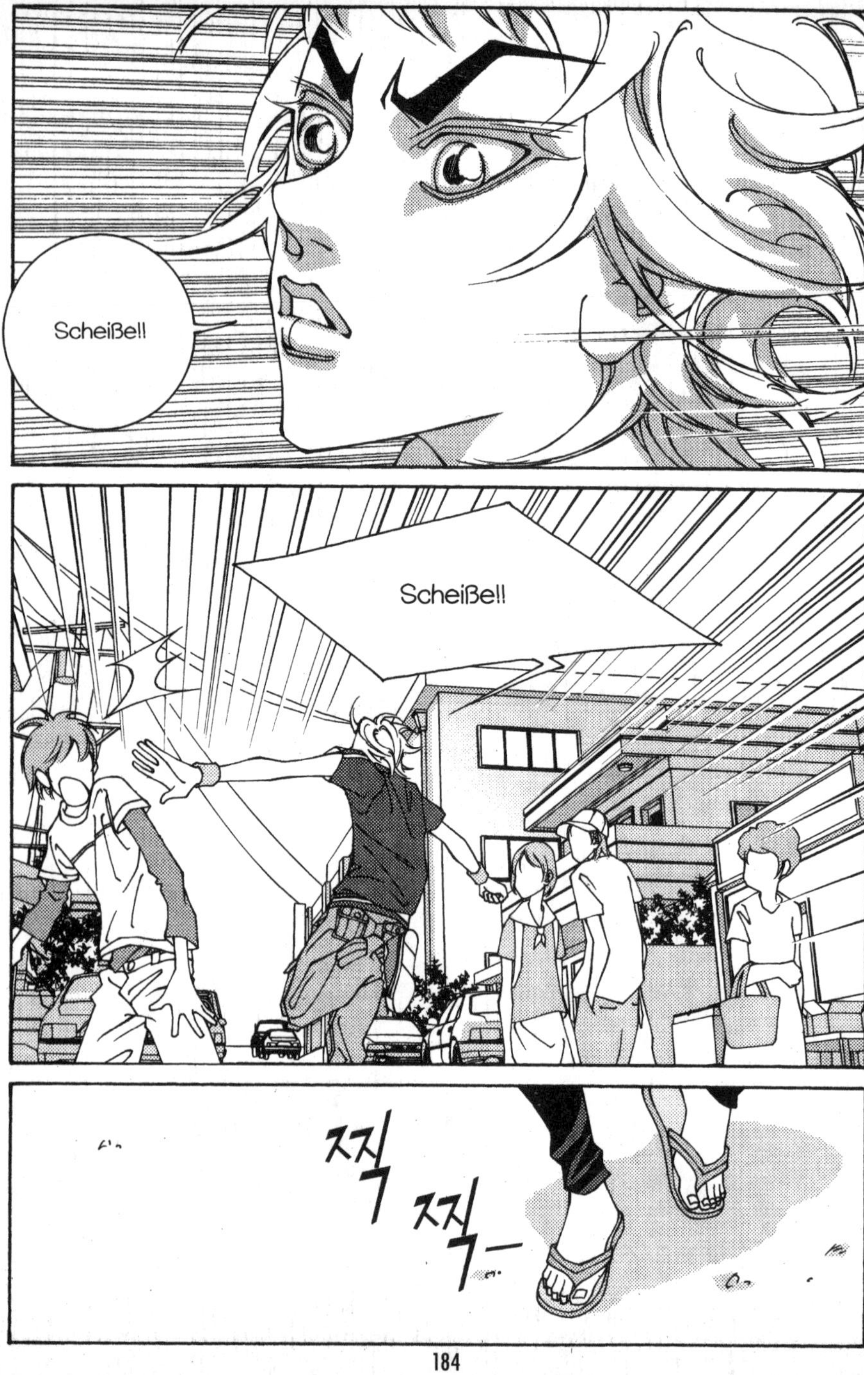
Scheiße!!
Scheiße!!
ㅈ직
ㅈ직—

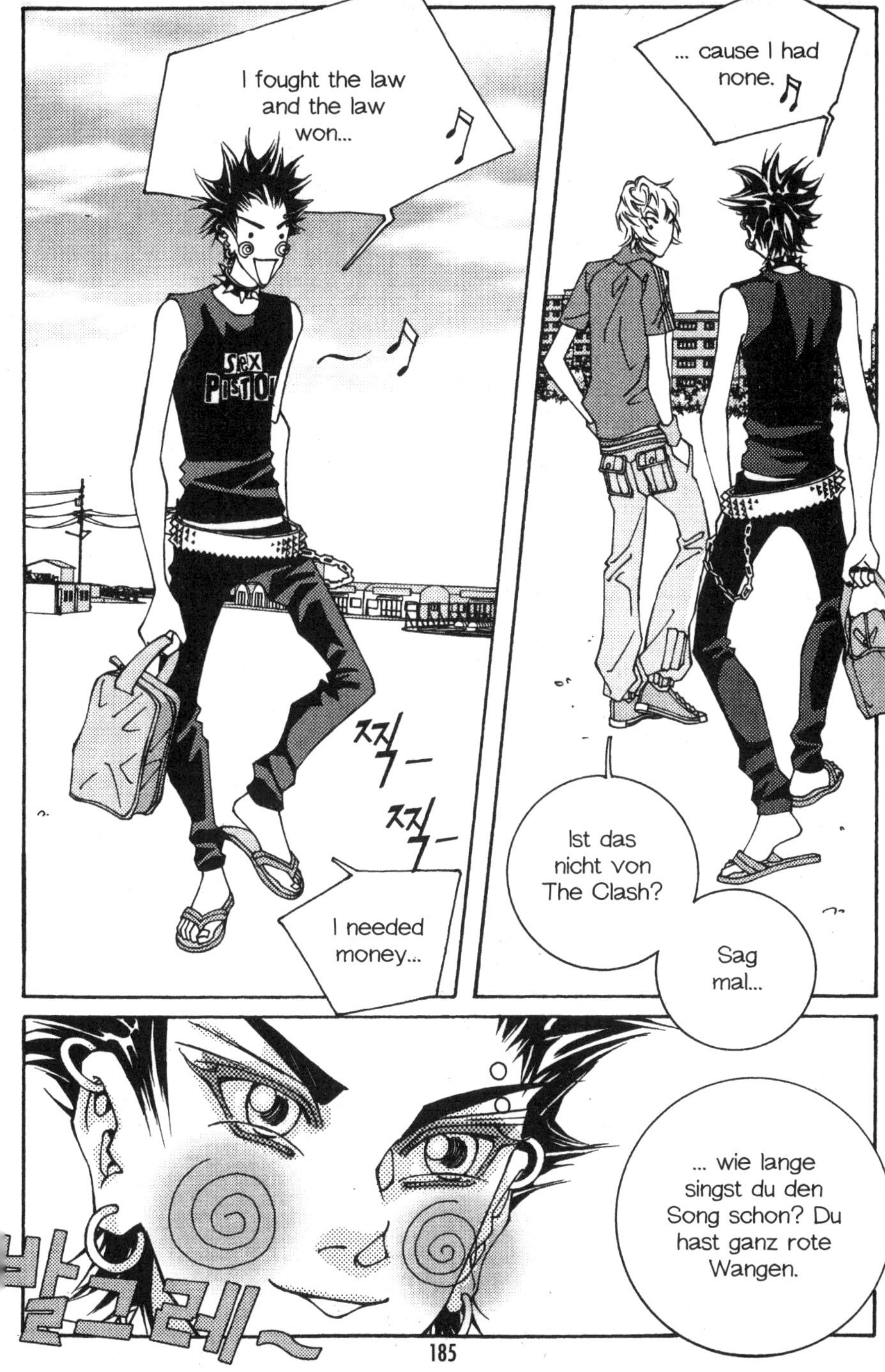

I fought the law and the law won...
즈직ㅡ
즈직ㅡ
I needed money...
... cause I had none.
Sag mal...
Ist das nicht von The Clash?
... wie lange singst du den Song schon? Du hast ganz rote Wangen.
발그레~

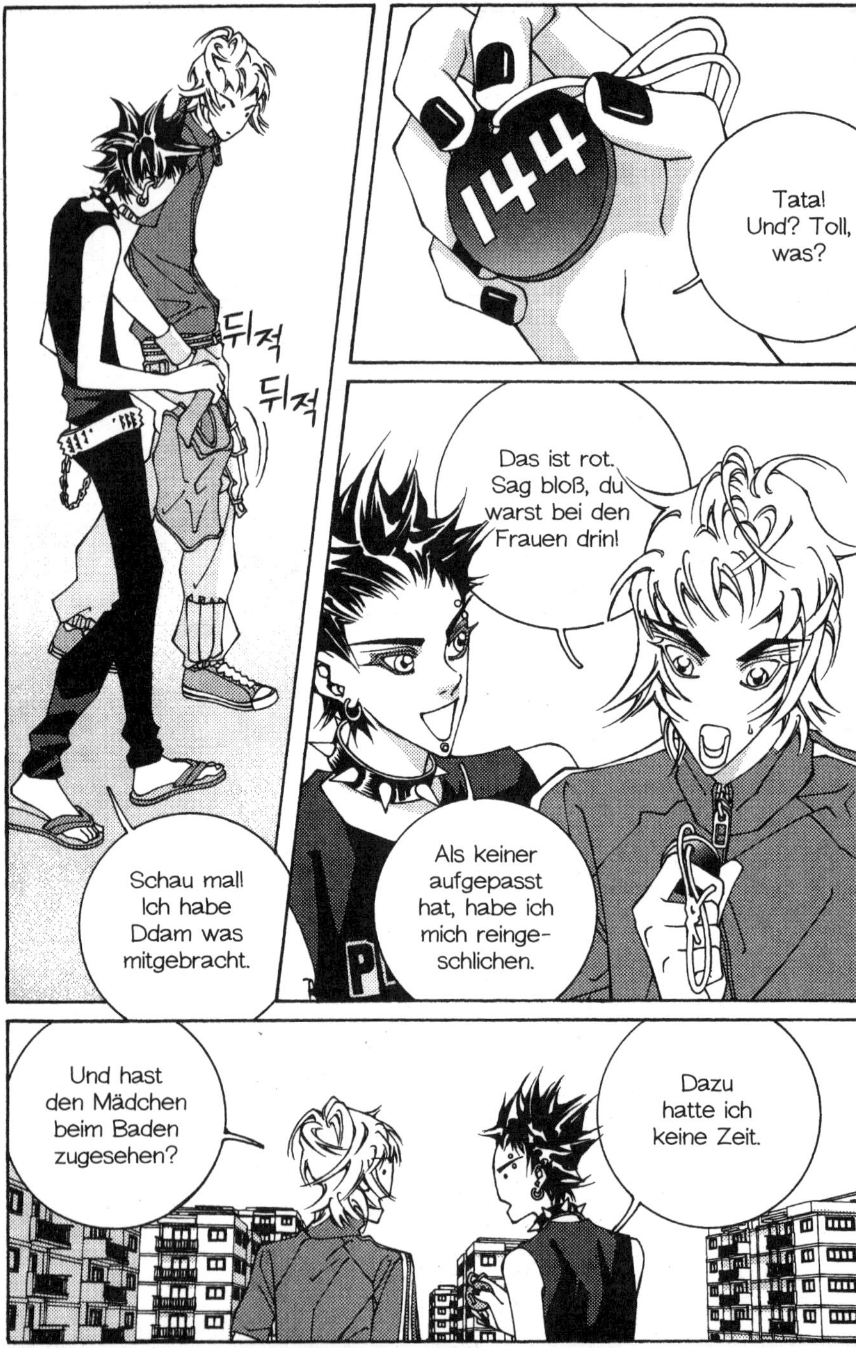
Tata! Und? Toll, was?
뒤적 뒤적
Schau mal! Ich habe Ddam was mitgebracht.
Das ist rot. Sag bloß, du warst bei den Frauen drin!
Als keiner aufgepasst hat, habe ich mich reinge-schlichen.
144
Dazu hatte ich keine Zeit.
Und hast den Mädchen beim Baden zugesehen?

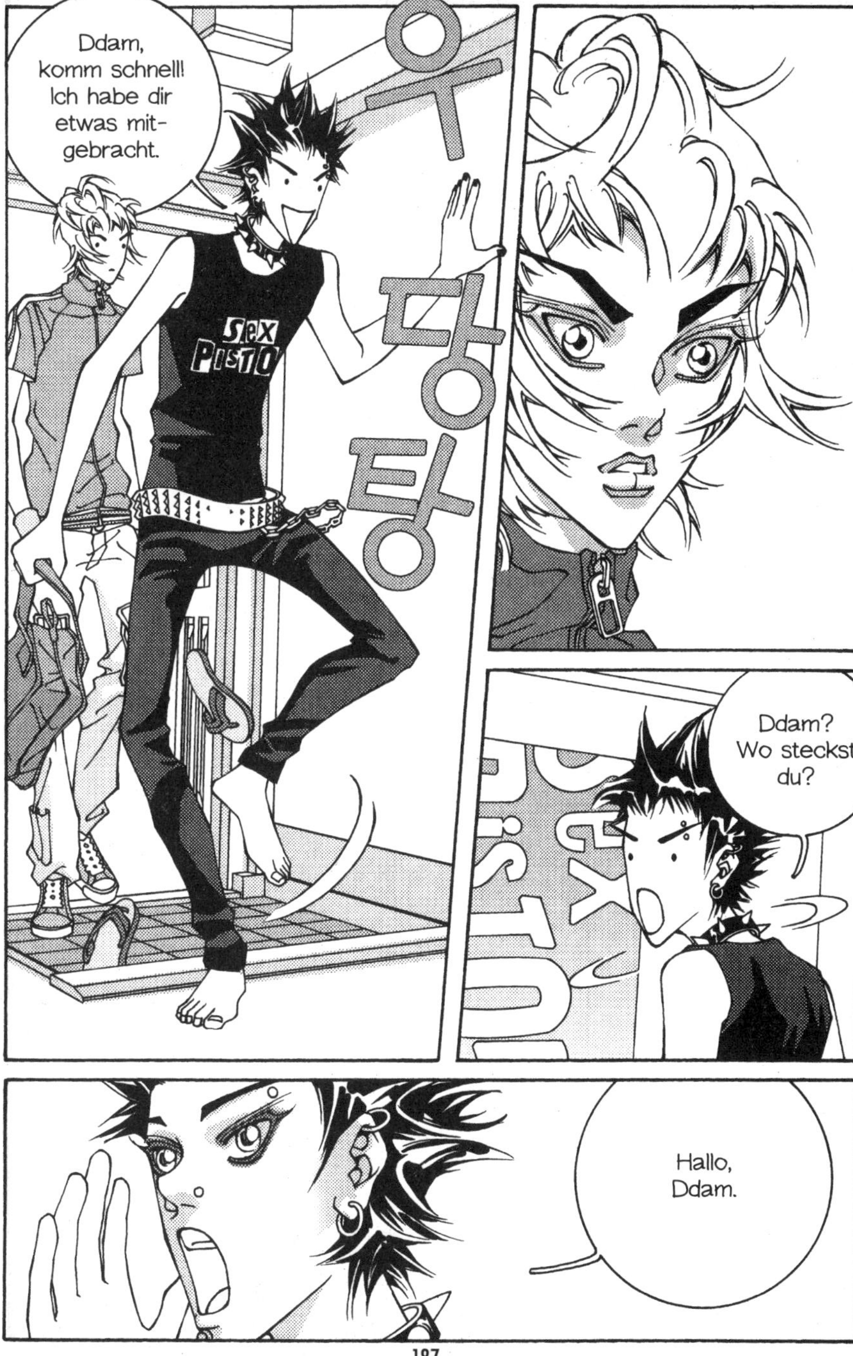
Ddam, komm schnell! Ich habe dir etwas mit-gebracht.
SEX PISTO
우당탕
Ddam? Wo steckst du?
Hallo, Ddam.

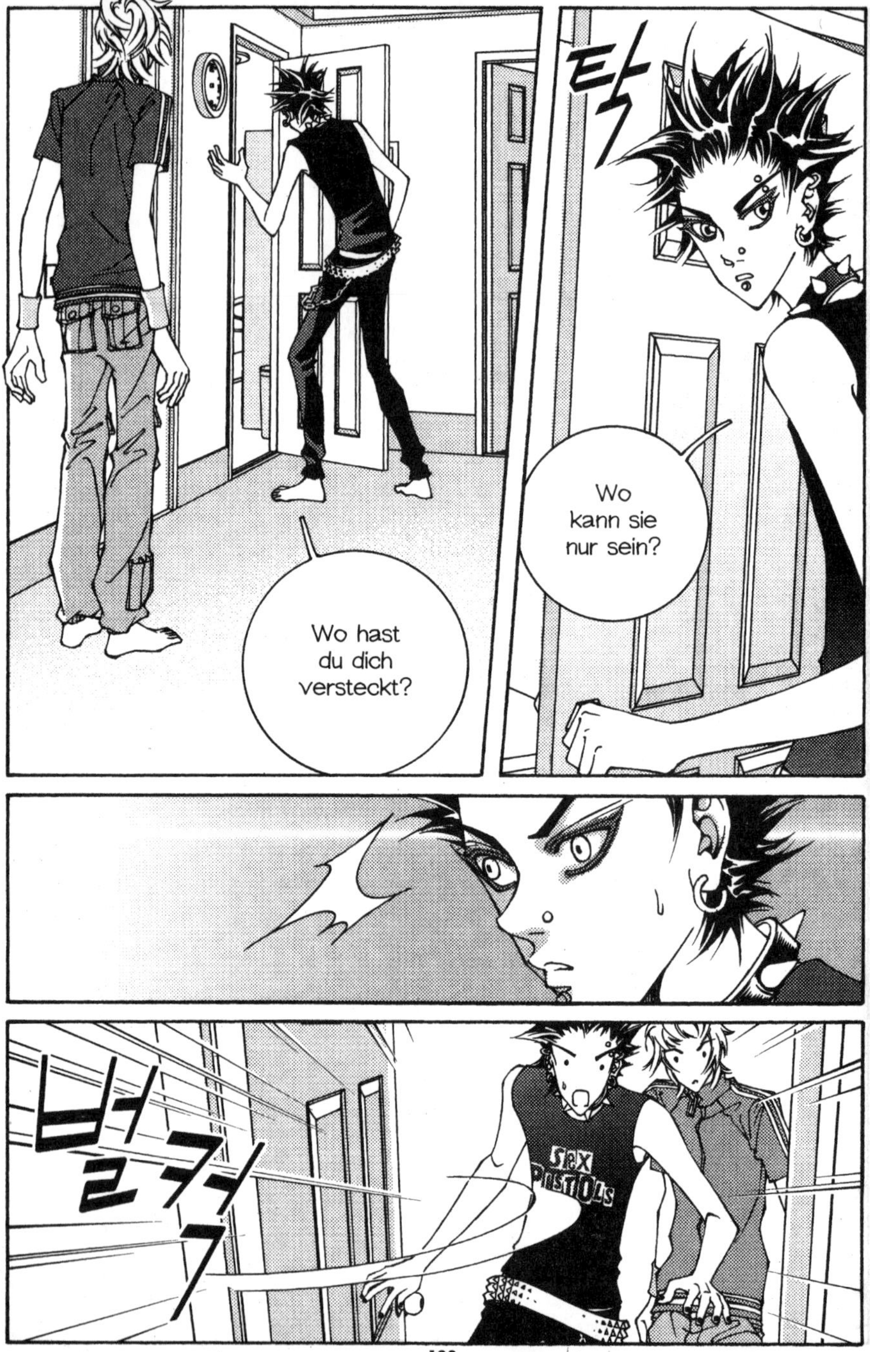
Wo hast du dich versteckt?
Wo kann sie nur sein?

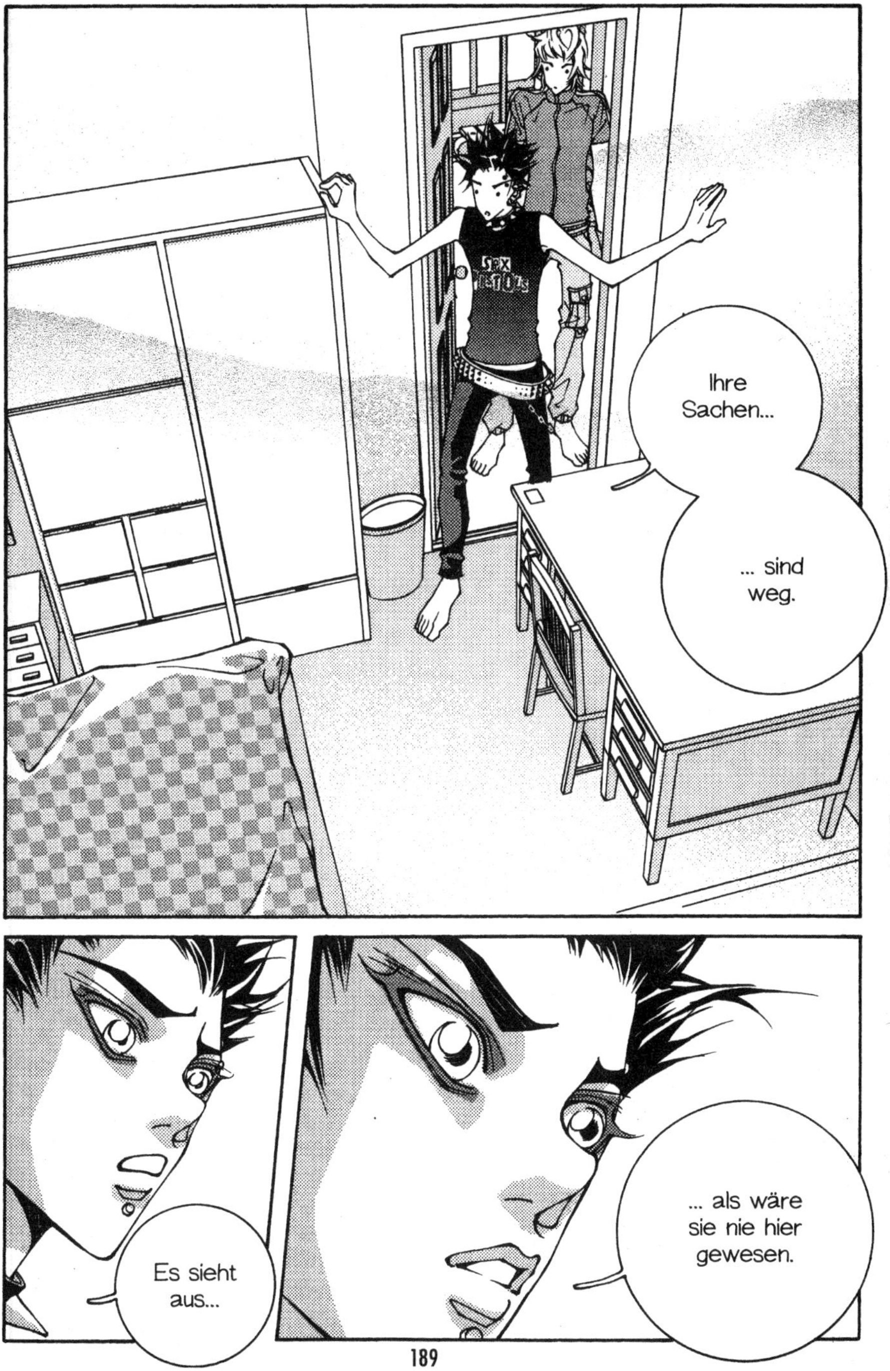
Ihre Sachen...
... sind weg.
... als wäre sie nie hier gewesen.
Es sieht aus...

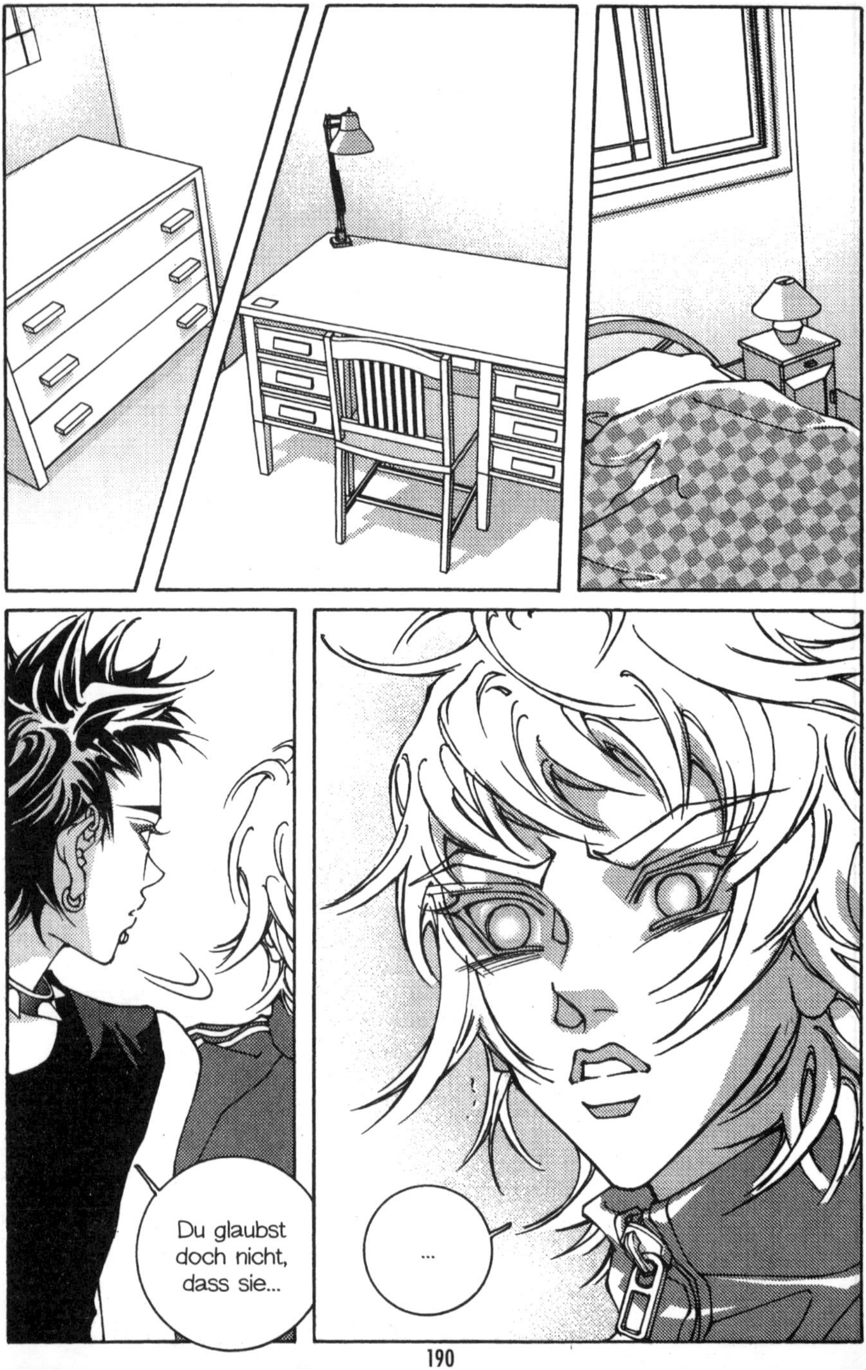
Du glaubst doch nicht, dass sie...
...

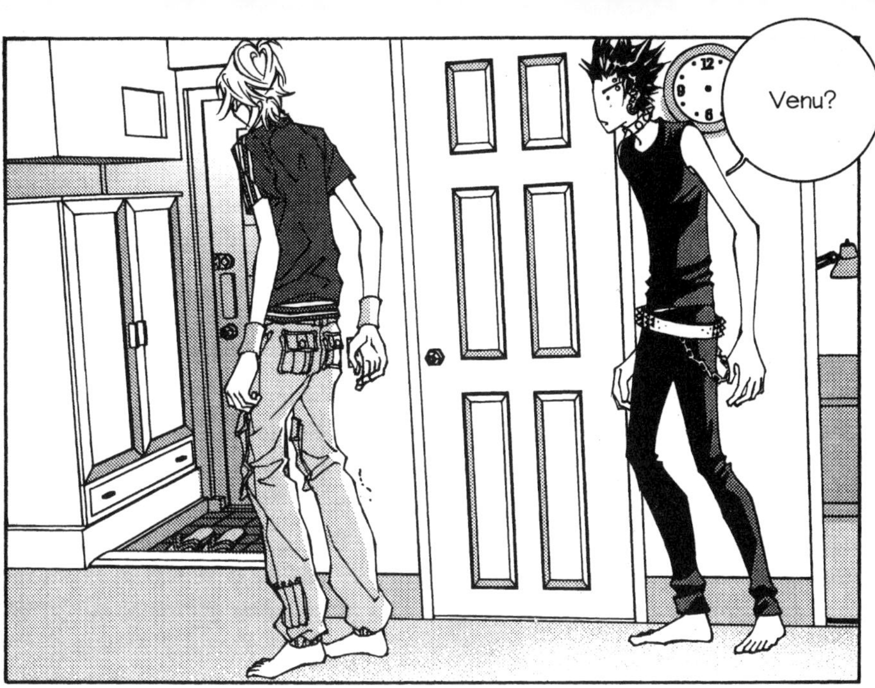
Venu?
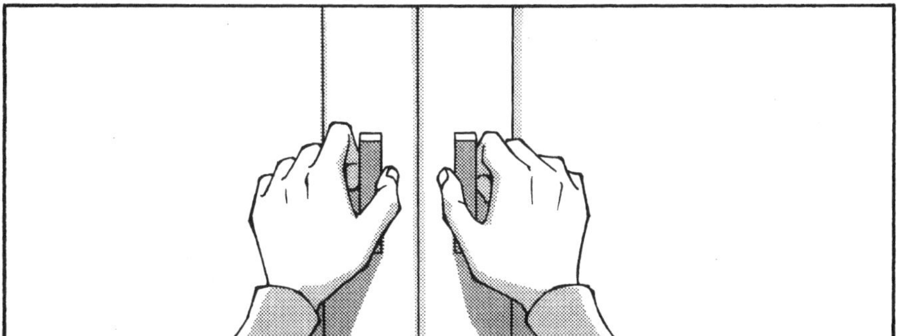
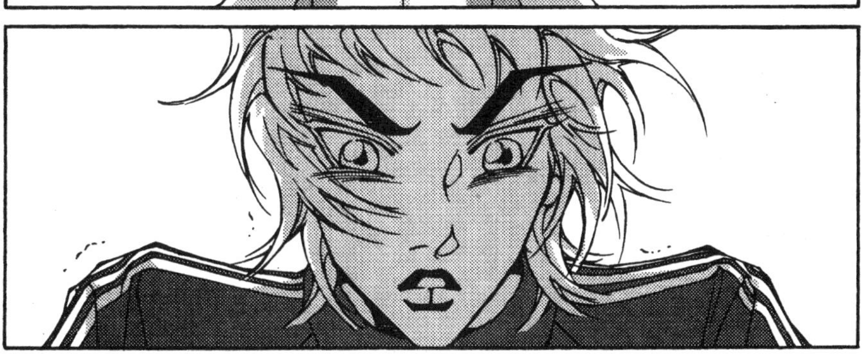

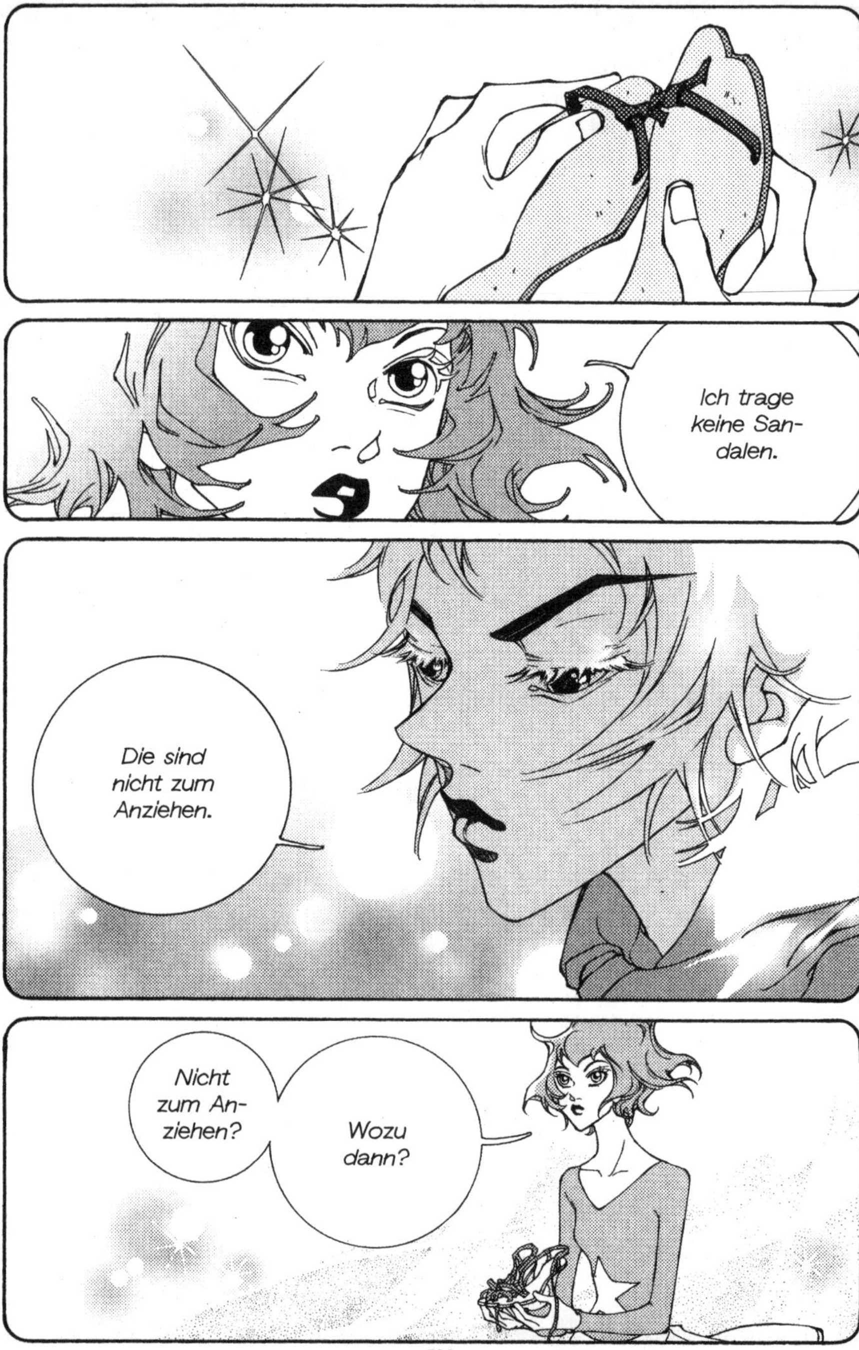
Ich trage keine Sandalen.
Die sind nicht zum Anziehen.
Nicht zum Anziehen?
Wozu dann?

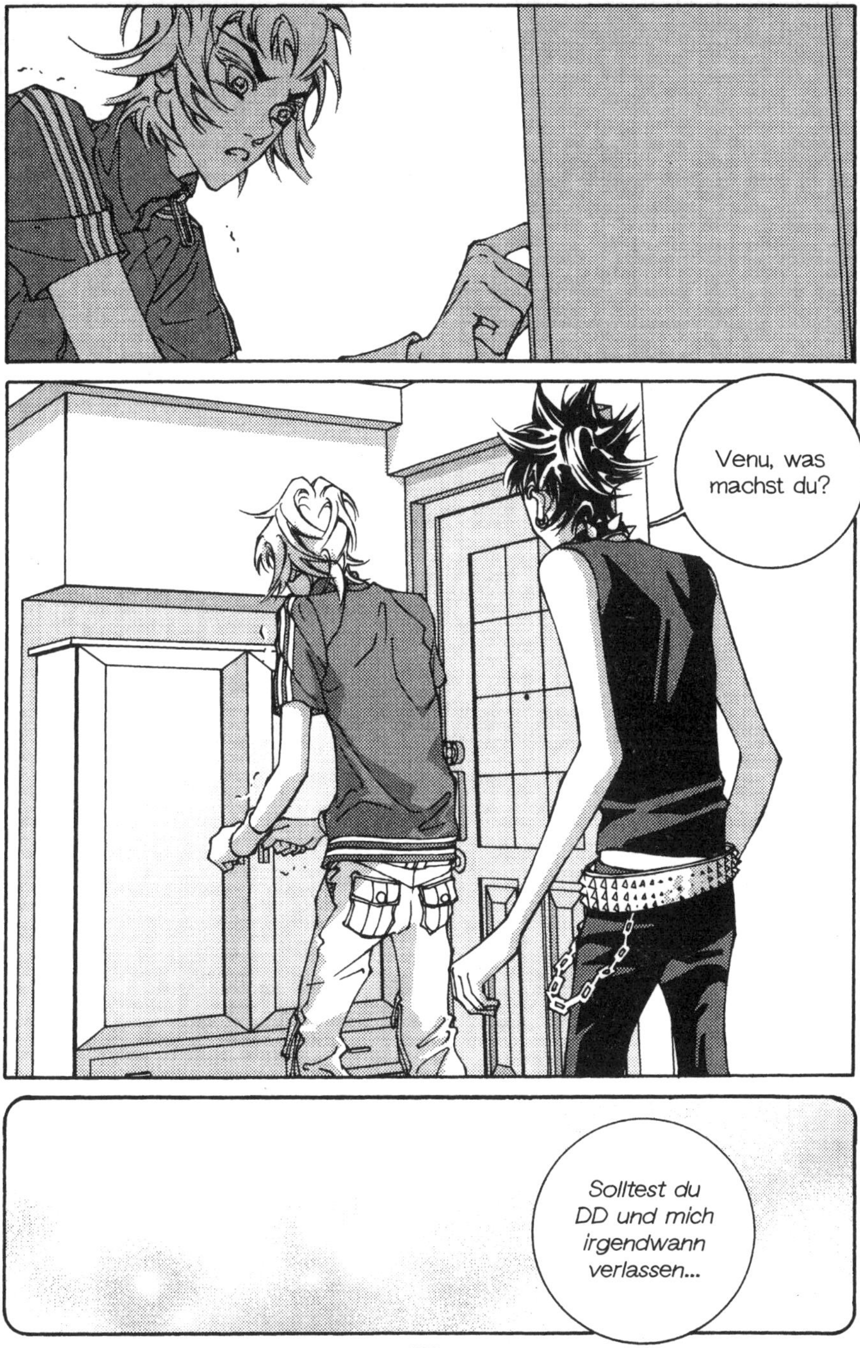
Venu, was machst du?
Solltest du DD und mich irgendwann verlassen...

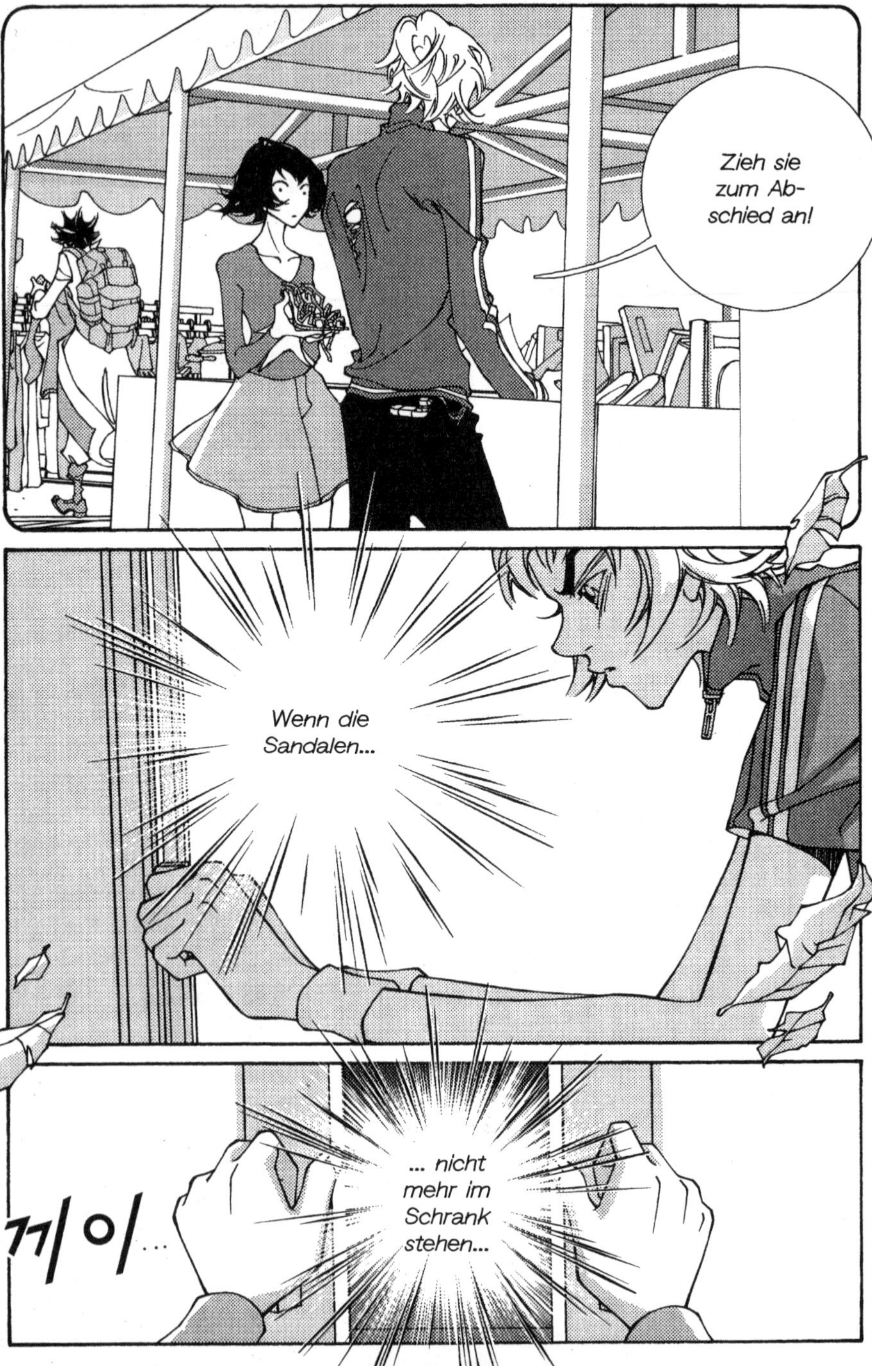
Zieh sie zum Abschied an!
Wenn die Sandalen...
... nicht mehr im Schrank stehen...
끼이...

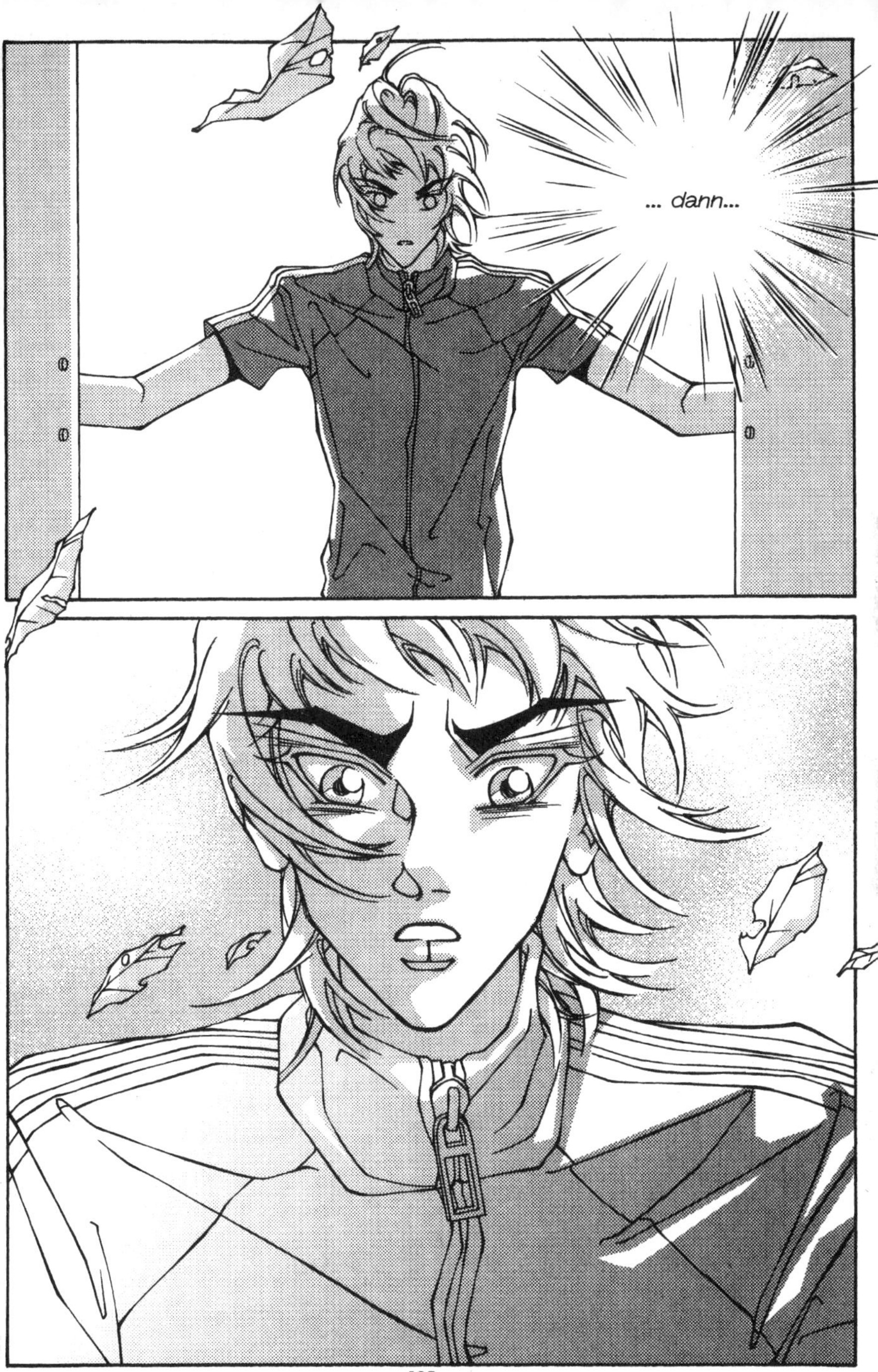
... dann...

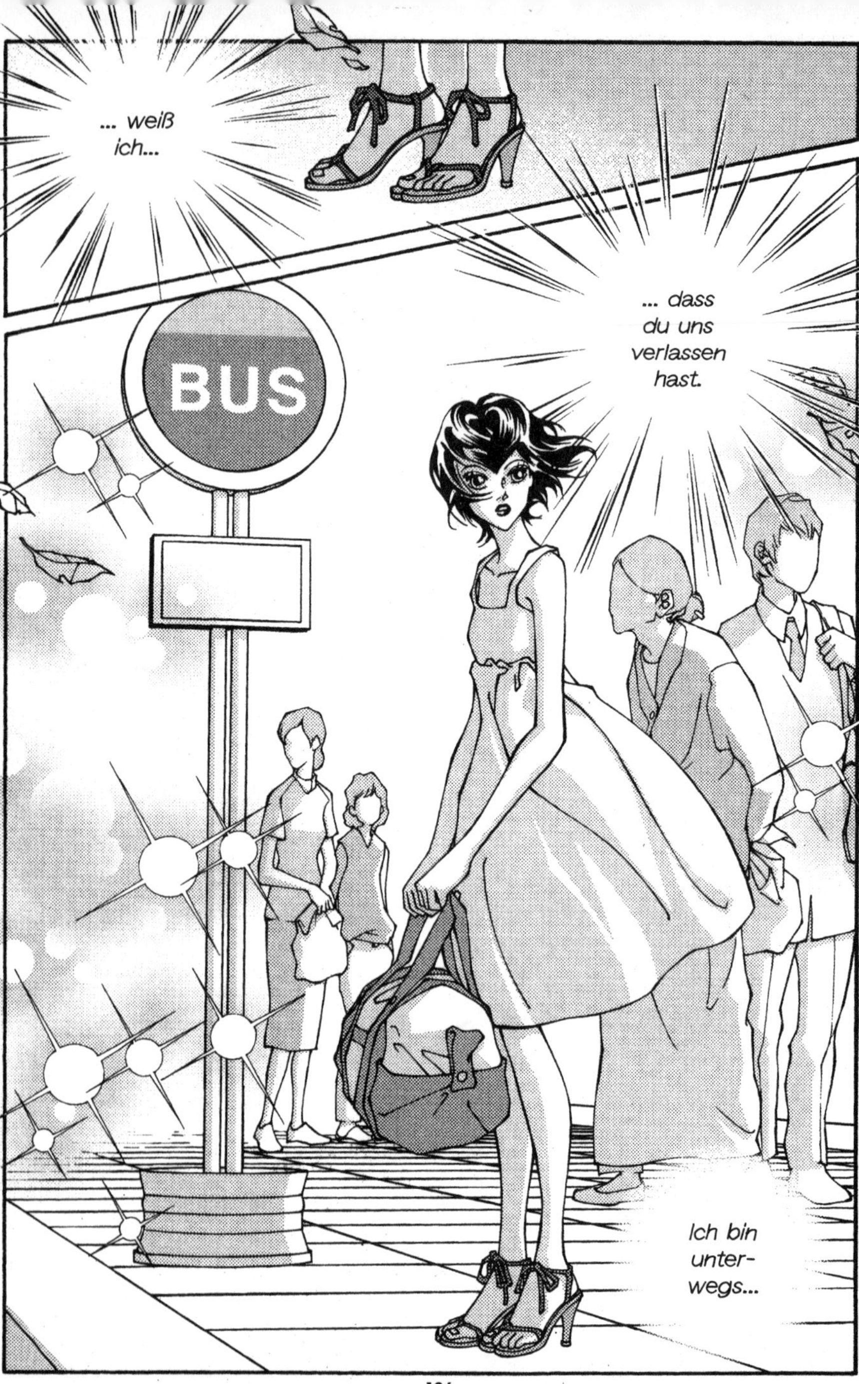
... weiß ich...
... dass du uns verlassen hast.
BUS
Ich bin unter-wegs...

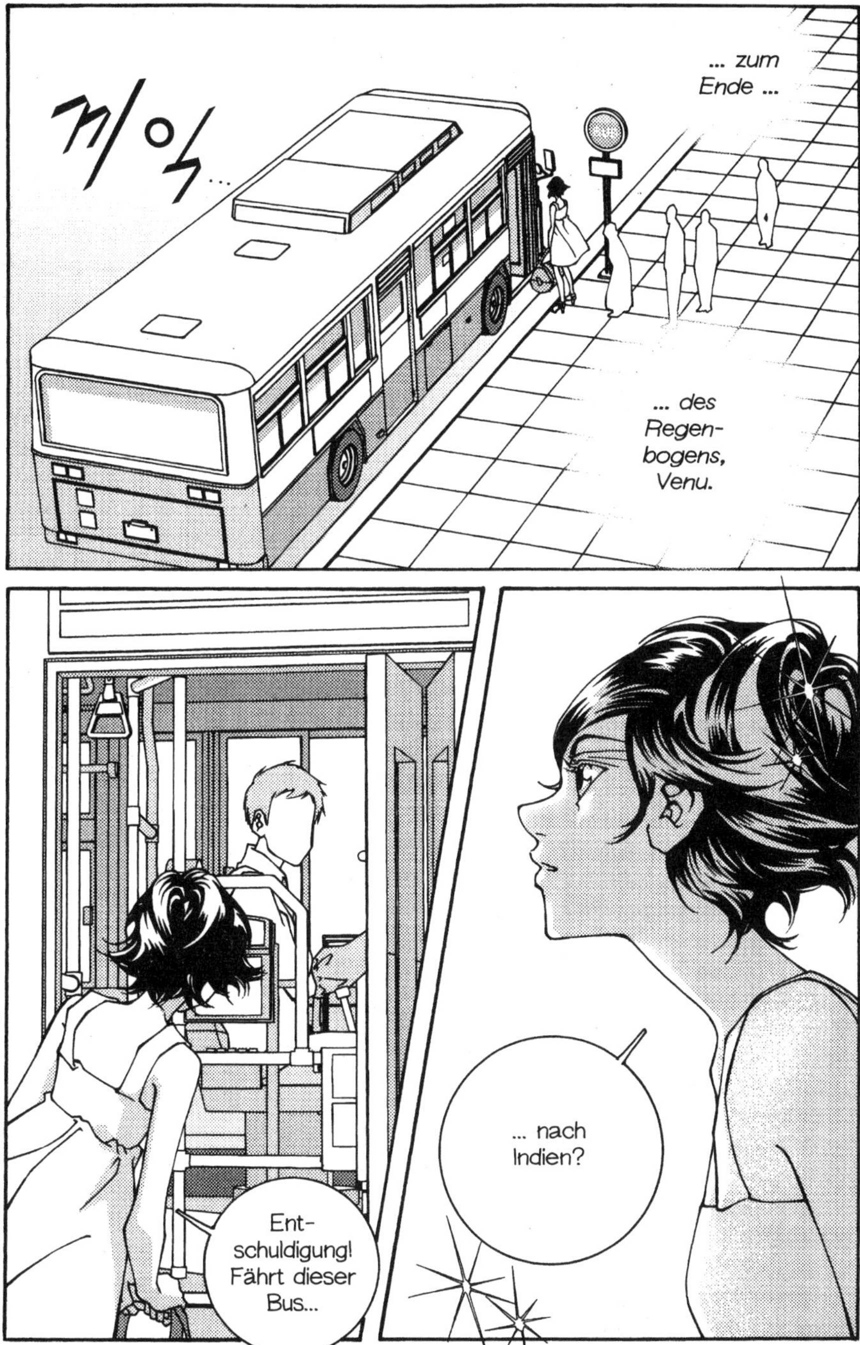
끼익...
... zum Ende ...
... des Regenbogens, Venu.
Ent-schuldigung! Fährt dieser Bus...
... nach Indien?

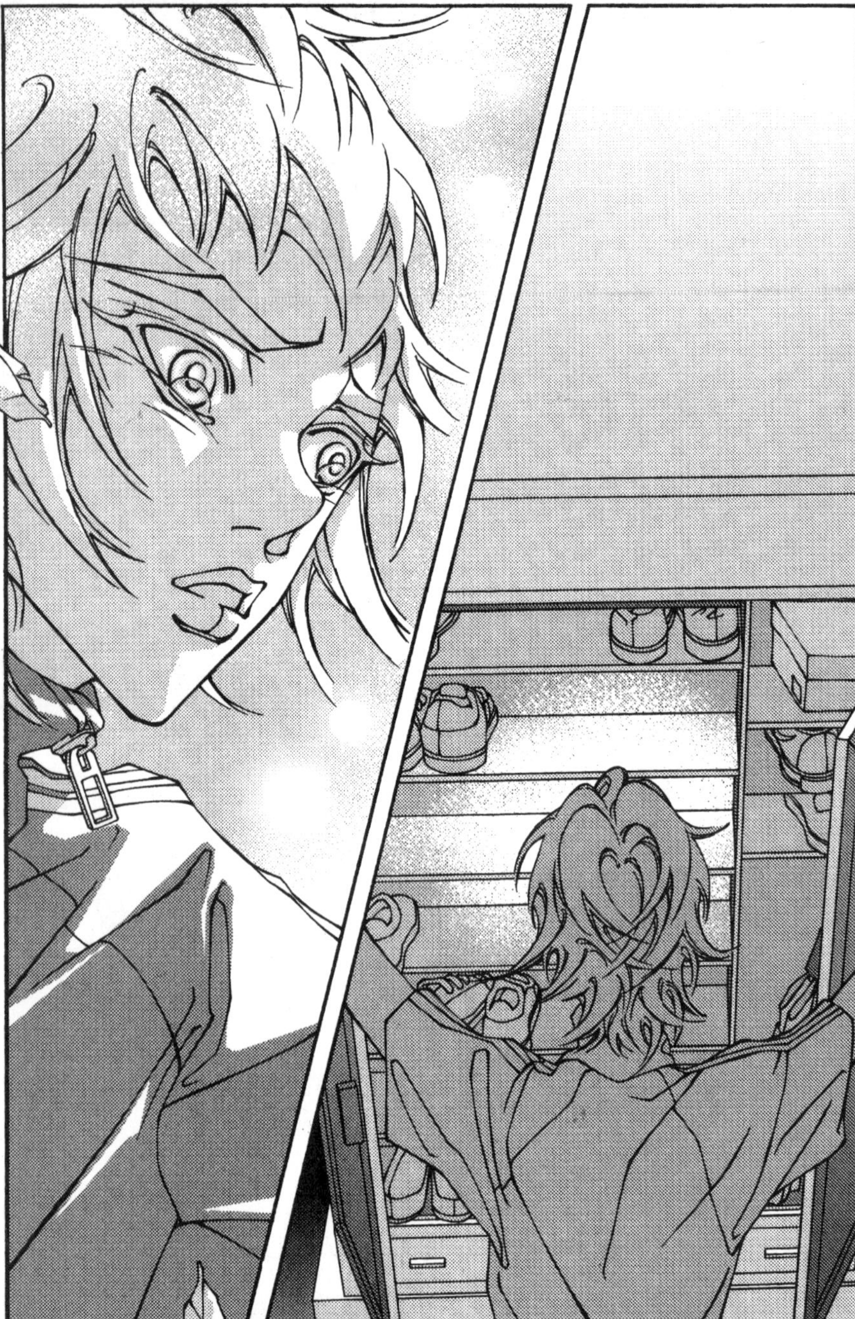

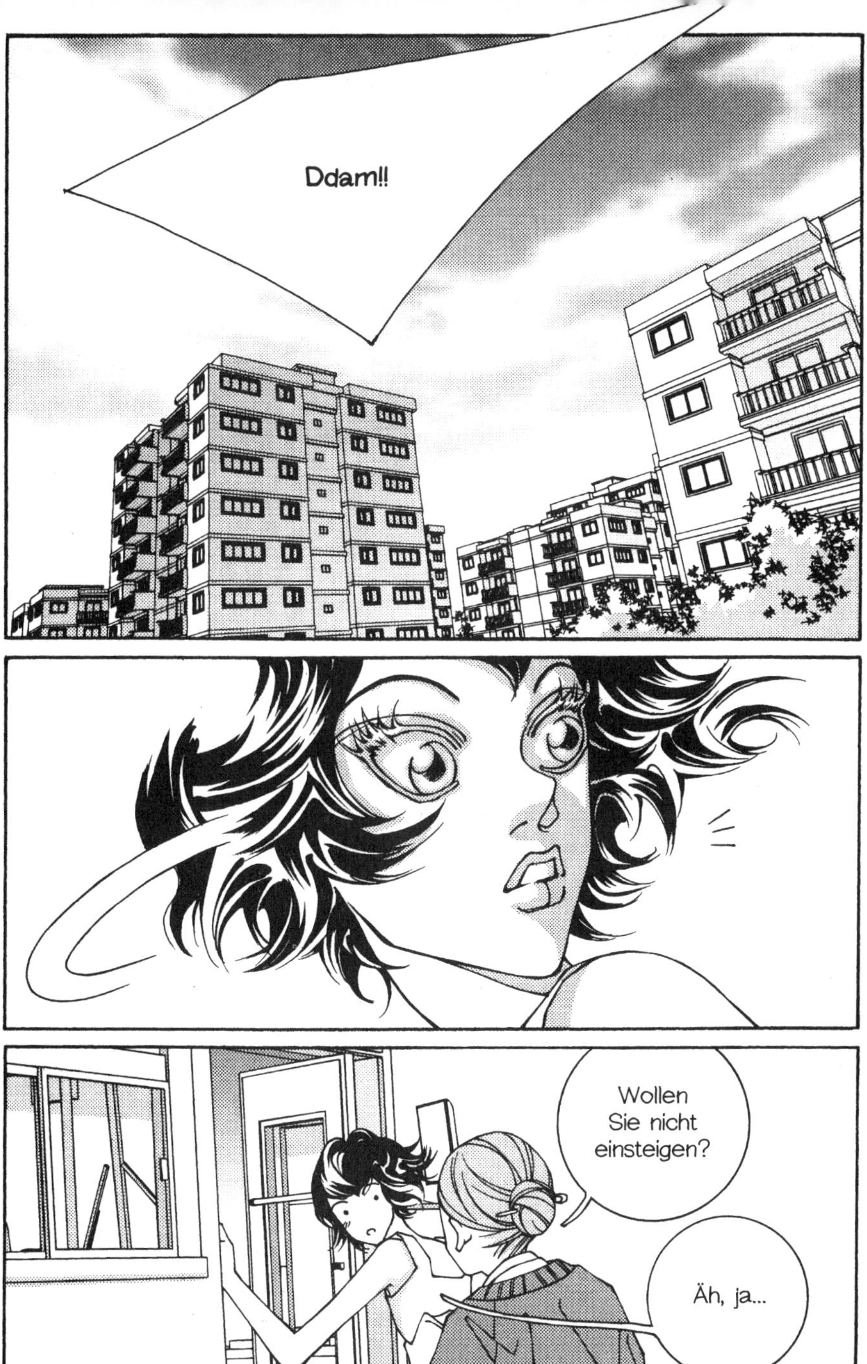
Ddam!!
Wollen Sie nicht einsteigen?
Äh, ja...

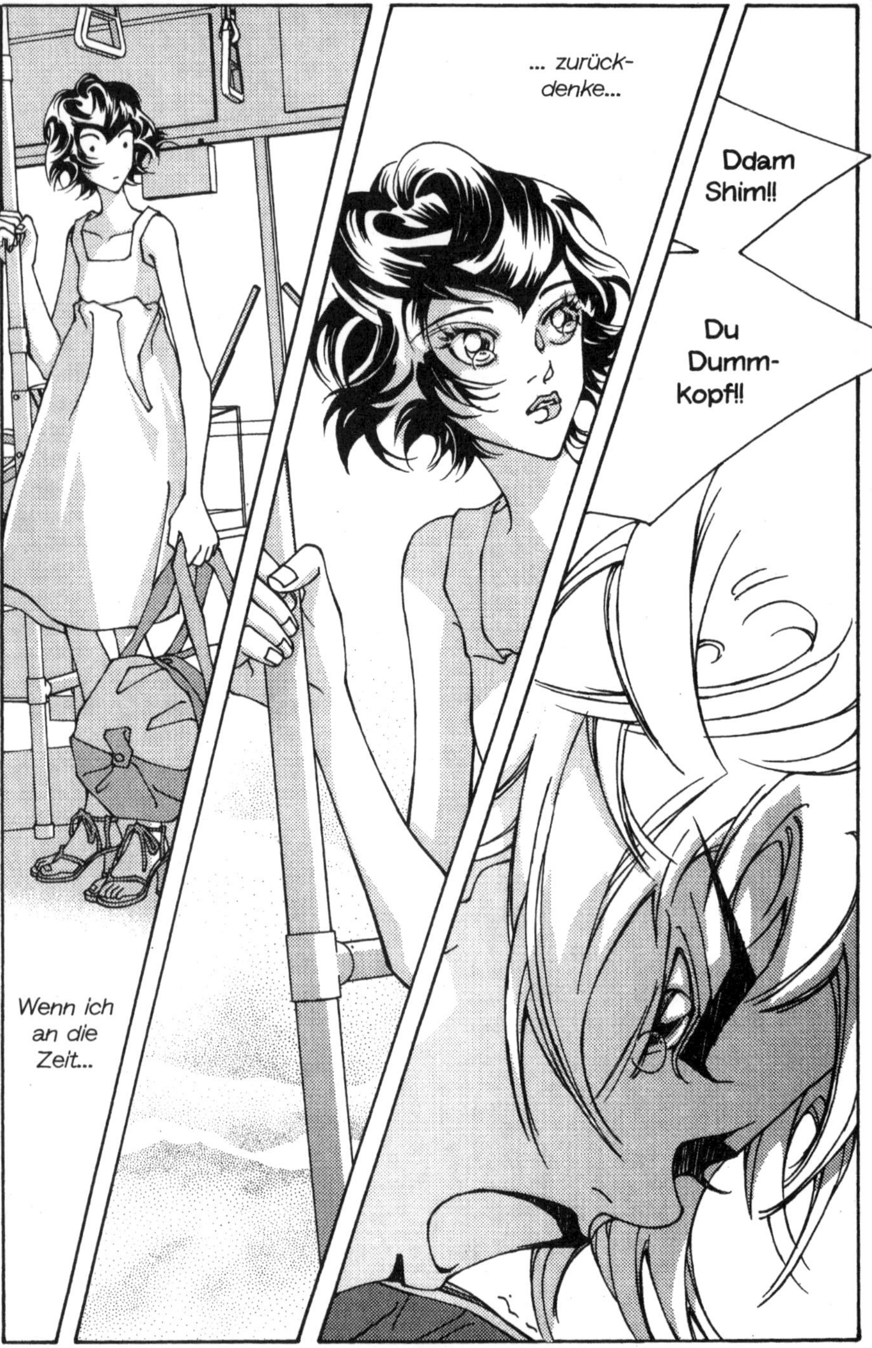

Wenn ich an die Zeit...
... zurückdenke...
Ddam Shim!!
Du Dummkopf!!

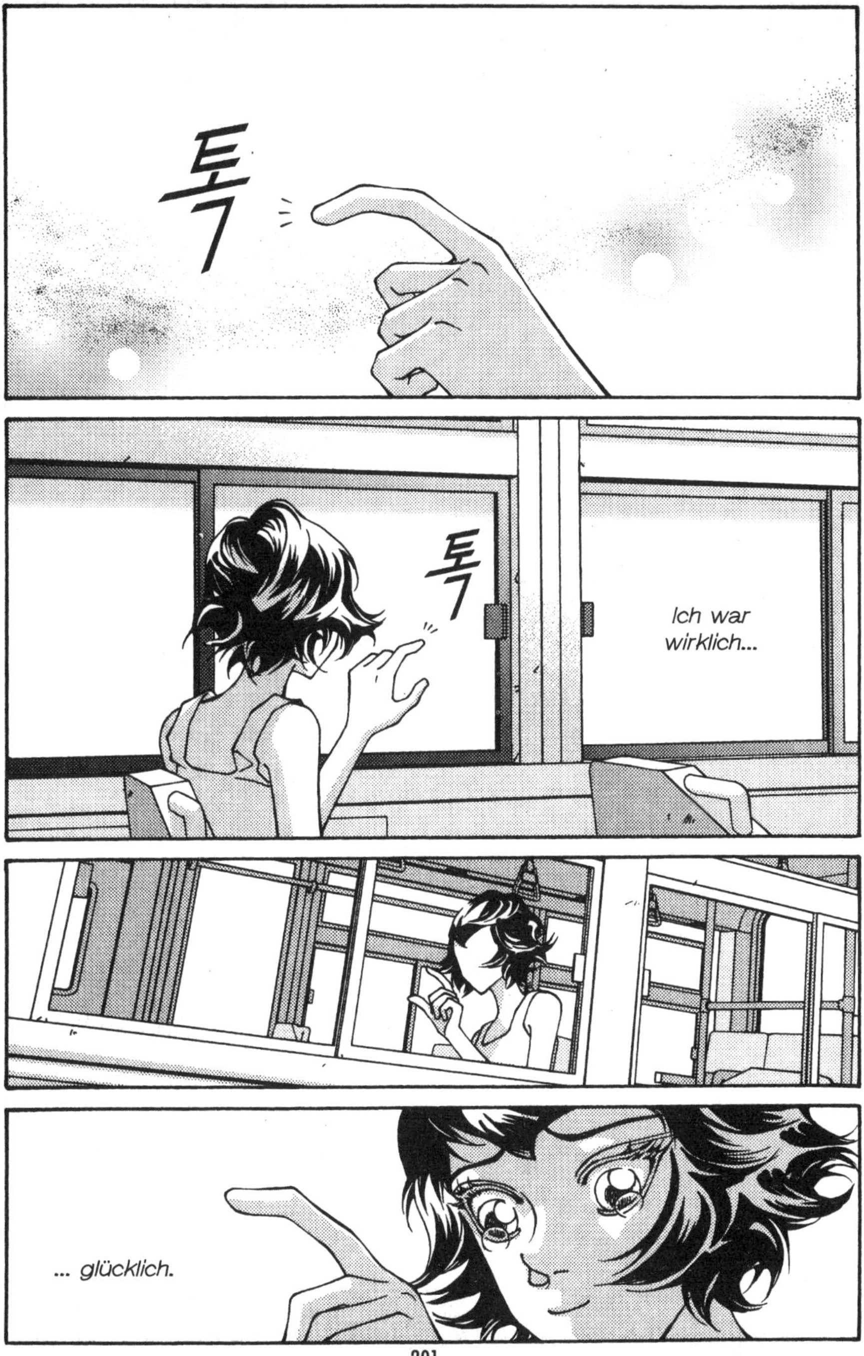
톡
톡
Ich war wirklich...
... glücklich.

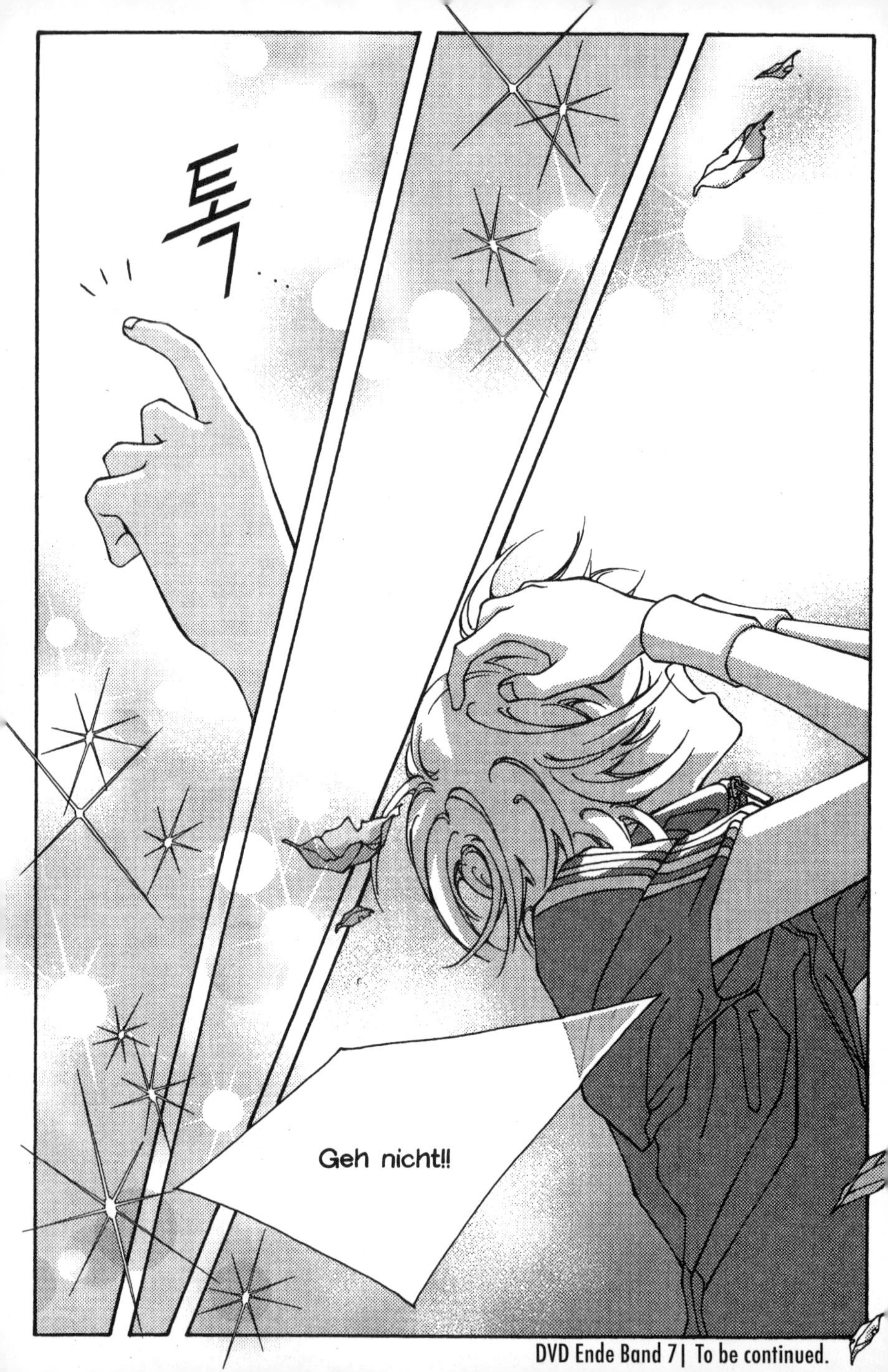

DVD Ende Band 7| To be continued.

Und das erwartet euch im nächsten Band von

D.V.D.

depressiv
verliebt
durchgeknallt

Venu eröffnet DD, dass er bereits seit geraumer Zeit gewusst hat, dass er, DD, eigentlich der große Schöpfer ist, und nicht nur Ddam, sondern auch ihn selbst und den Diskothek-Onkel erdacht hat.
Doch dann stellt sich heraus, dass auch DD nicht der letztendlich alles erschaffende Gott ist ... Seid dabei vom großen Finale von D.V.D. in Band 8!

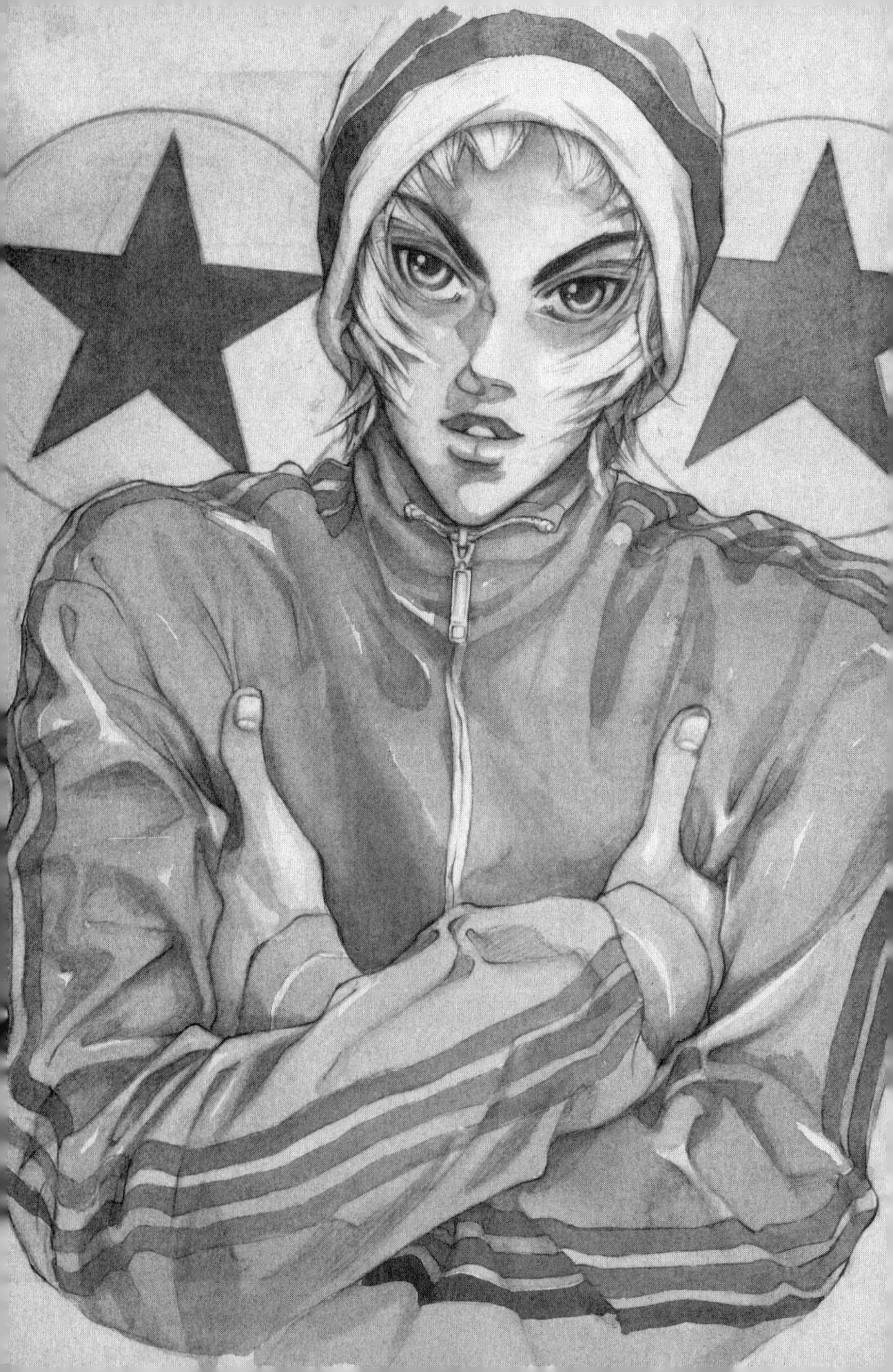

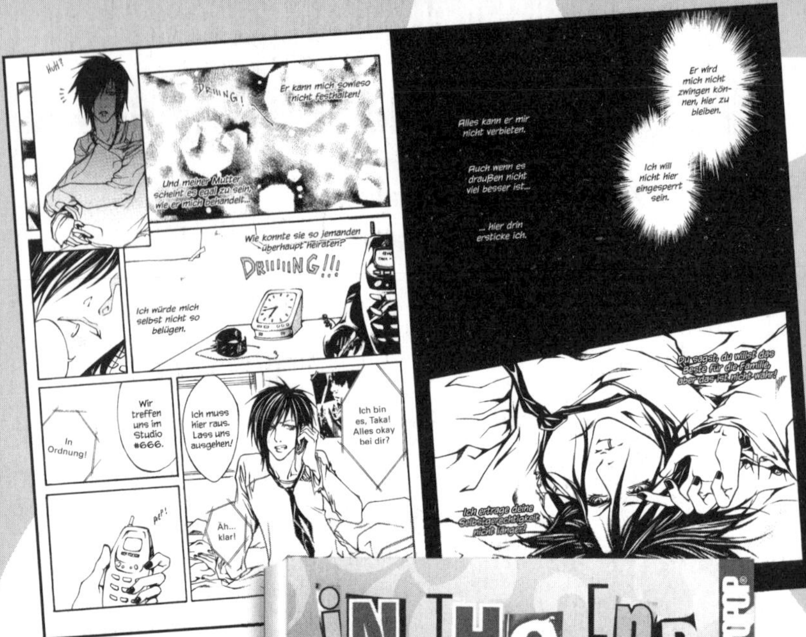
Er wird mich nicht zwingen können, hier zu bleiben.
Ich will nicht hier eingesperrt sein.
Alles kann er mir nicht verbieten.
Auch wenn es draußen nicht viel besser ist...
... hier drin ersticke ich.
Du sagst, du willst das Beste für die Familie, aber das ist nicht wahr!
Ich ertrage deine Selbstgerechtigkeit nicht länger!
Er kann mich sowieso nicht festhalten!
DRIIING!
Und meiner Mutter scheint es egal zu sein, wie er mich behandelt...
HUH?
Wie konnte sie so jemanden überhaupt heiraten?
DRIIIING!!!
Ich würde mich selbst nicht so belügen.
Ich bin es, Taka! Alles okay bei dir?
Ich muss hier raus. Lass uns ausgehen!
Äh... klar!
Wir treffen uns im Studio #666.
In Ordnung!

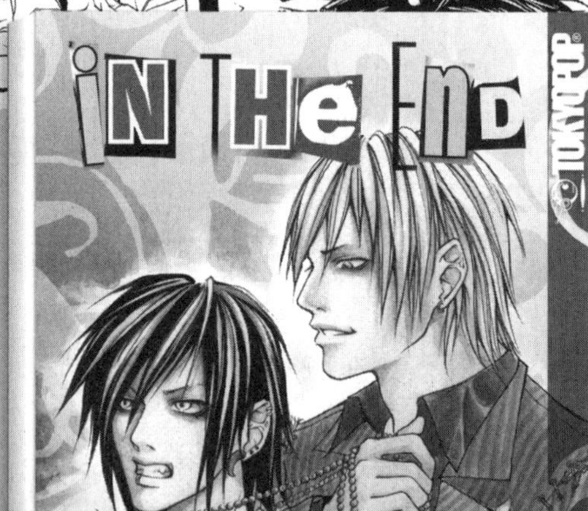
IN THE END
TOKYOPOP
PINK PSYCHO

IN THE END

Der Schüler Kaito Niikura gerät ständig in Konflikte mit seinem Vater, der keinerlei Verständnis für die Lebensweise seines Sohnes aufzubringen vermag. Derart allein gelassen sucht Kaito nach dem Sinn seines Lebens – bis er eines Tages dem Lehrer Ren Ando begegnet, der eine fast schon krankhaft erscheinende Liebe zu dem Schüler entwickelt ...

In the end basiert auf authentischen Äußerungen von Jugendlichen in diversen Internetforen, die Pink Psycho dramaturgisch bearbeitet hat. So spiegelt der Manga das Lebensgefühl einer Generation wider, die das Gefühl hat, keinen Platz in unserer Welt zu finden.

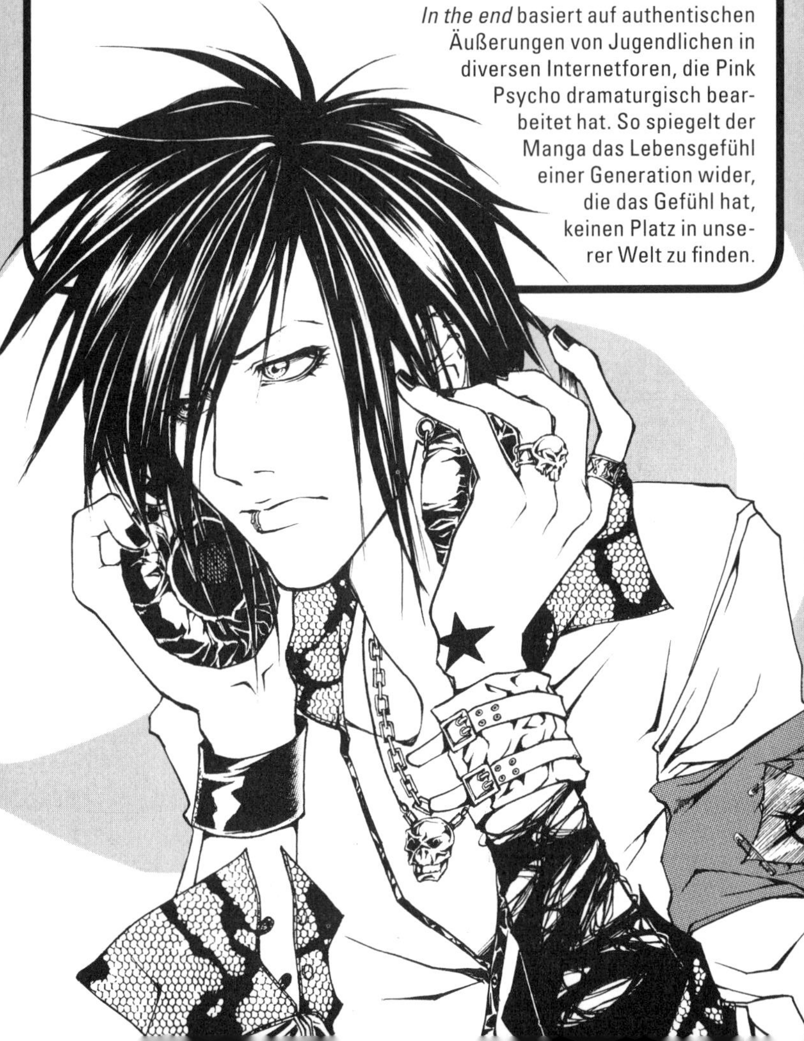

TOKYOPOP®